千家妙方

李春深◎编著

天津出版传媒集团

天津科学技术出版社

图书在版编目（CIP）数据

千家妙方 / 李春深编著 . -- 天津：天津科学技术出版社，2020.5

ISBN 978-7-5576-5926-4

Ⅰ. ①千… Ⅱ. ①李… Ⅲ. ①验方-汇编 Ⅳ. ①R289.5

中国版本图书馆 CIP 数据核字（2019）第 050953 号

千家妙方

QIANJIAMIAOFANG

责任编辑：李晓琳　孟祥刚

出　　版： 天津出版传媒集团
　　　　　　天津科学技术出版社

地　　址：天津市西康路 35 号

邮　　编：300051

电　　话：（022）23332390

网　　址：www. tjkjcbs. com. cn

发　　行：新华书店经销

印　　刷：三河市恒升印装有限公司

开本 670×960　1/16　印张 20　字数 500 000
2020 年 5 月第 1 版第 1 次印刷
定价：68.00 元

前　言

本书以科为纲，以症状和疾病为目，以方为主，内容涉及内科、外科、妇科、儿科、眼科、耳鼻喉科临床病科，既有常见病、多发病，又有疑难重病。所选内容为中医名家几十年临床实践的经验总结，疗效确切可靠，针对性强，有较高的使用价值及可信度。

医圣张仲景在《伤寒论》自述中说："当今居世之士，曾不留神医药，精究方术，上以疗君亲之疾，下以救贫贱之厄，中以保身长全，以养其生，而但竞逐荣势，企踵权豪，孜孜汲汲，唯名利是务，崇饰其末，忽弃其本，华其外而悴其内，皮之不存，毛将安附焉？"

鉴往知来，人食五谷及在今日的生活环境下，免不了生病，任何疾病皆有治疗痊愈的方法，只因限于医生个人的能力有一定的范围，现今大众迷惑于"假科学"的误导方向，以致一生都在为生病过日子，甚至倾家荡产，家破人亡，可见"医疗"本身还是需要中医疗法。

"妙方"，巧妙的方法。从严格意义上讲，"妙方"不属于医药学上的名词和概念。但是在祖国中医医药史上，有"古方"和"验方"两种医药的概念，该两种概念基本上是以时间的先后界定的，前者的界定时间一般为清朝以前的药和方，主要是指以古籍医药书籍记载的处方和药方开发出来的制药和诊断疾病的方法，且在中成制药上有丸剂、撒剂；后者的时间界定为清朝以后的药和方，主要是指从事中医药学者，在临床实践中总结出的制药药方、诊断疾病的方法和处方，且在中成制药上不但有丸剂和撒剂，还有胶囊。

我国民间流传有不少"祖传妙方"，这其中不乏行之有效甚至药到病除的奇方。严格地讲，祖传妙方是中医学发展过程当中遗留下来的一种宝贵的文化遗产，它应该是我们国家的国粹之一。因此对于祖传妙方，我们要对它进行挖掘、研究并利用。

中医学源远流长，绵延数千载，是世界科学史上具有独特理论体系和卓越临床疗效的一门自然科学，它曾为中华民族的繁荣昌盛和人类的文明做出了巨大贡献。时至今日，中医界同道在"继承不离古，发扬不离宗"精神指导下，面对新世纪的机遇和挑战，注重传承，勇于创新，涌现出一大批医德高尚，成绩卓著的名医名家。他们经过几十年的苦心研读和潜心实践，积累了大量的临床经验，并著书立说，留下宝贵的文献资料。这些文献既有丰富的中医理论，也有屡试屡爽的治病良方，为归纳整理这些珍贵文献，也为方便广大患者，我们组织人员编写了这本《千家妙方》，以求实现求全致用，造福人民的目的。

目　录

第三章　妇科疾病

第四章　儿科疾病

第五章　眼科疾病

第六章　耳鼻喉科疾病

第一章 内科疾病

一、急性上呼吸道感染

【概述】

急性上呼吸道感染系指自鼻腔至喉部之间的急性炎症的总称，是最常见的感染性疾病。90%左右由病毒引起，细菌感染常继发于病毒感染之后。本病四季、任何年龄均可发病，通过含有病毒的飞沫、雾滴，或经污染的用具进行传播。常于机体抵抗力降低时，如受寒、劳累、淋雨等情况，原已存在或由外界侵入的病毒或细菌，迅速生长繁殖，导致感染。本病预后良好，有自限性，一般 5~7 天痊愈。常继发支气管炎、肺炎、副鼻窦炎，少数人可并发急性心肌炎、肾炎、风湿热等。

该病属于中医"感冒""伤风感冒""时行感冒"之范畴，是感受风邪或时行病毒，引起肺卫功能失调，出现鼻塞、流涕、喷嚏、头痛、恶寒、发热、全身不适、脉浮等为主要临床表现的一种外感病证。

【治疗】

1. **风寒感冒证**

【主症】恶寒重、发热轻、无汗，头项疼痛、肢节酸痛，鼻塞、声重、喷嚏、流涕、咳嗽，苔薄白，脉浮紧。

【方一】荆防败毒散

【来源】《摄生众妙方》

【组成】荆芥5克，防风5克，淡豆豉9克，前胡5克，杏仁5克，桔梗5克，橘红5克，甘草3克，葱白3寸，生姜3片。

【功效】辛温解表，宣肺散寒。

【用法】葱白、生姜后下，余药先煮，水煎2次，共取200ml，分早、晚2次服。

【方解】荆芥、防风、淡豆豉、葱白、生姜驱散风寒；前胡、杏仁、桔梗、橘红、甘草宣肺止咳。

【按语】胃气不舒者，加苏叶、陈皮。

【方二】 羌活胜湿汤

【来源】《内外伤辨惑论》

【组成】羌活10克，独活10克，防风6克，藁本6克，川芎6克，川草15克，蔓荆子3克，甘草6克。

【功效】辛温解表，宣肺散寒，祛湿。

【用法】水煎服，每日一剂。

【方解】方中以羌活、独活为君药，散周身风湿，舒利关节而通痹；防风、藁本为臣药，祛太阳经风湿，且止痛。佐以川芎活血，祛风止痛；蔓荆子祛风止痛；川草以加强祛湿之力；使以甘草调和诸药。全方合用，共成祛风胜湿之功，并微发其汗，使风湿尽去，其痛自止。

【按语】表寒重者，加麻黄、桂枝；表湿重者，加羌活、独活；湿蕴中焦者，加苍术、厚朴、半夏；头痛者，加白芷、川芎；身热较著者，加柴胡、薄荷。

2. 风热感冒证

【主症】恶寒轻，或微恶风、发热较著，咽喉乳蛾红肿疼痛、鼻塞、喷嚏、流涕稠涕，咳嗽痰稠，舌边尖红、苔薄黄、脉浮数。

【方一】 银翘散

【来源】《温病条辨》

【组成】银花10克，连翘10克，薄荷6克，荆芥6克，豆豉6克，桔梗6克，芦根15克，竹叶6克，牛子10克，甘草6克。

【功效】辛凉解表，宣肺清热。

【用法】薄荷后下，余药先煮，水煎2次，共取200ml，分早、晚2次温服。

【方解】薄荷、荆芥、豆豉辛凉解表；银花、连翘、山栀清热解毒；桔梗、芦根、竹叶清热生津。牛子、桔梗、甘草利咽化痰。

【按语】口渴者，加花粉，麦冬。

【方二】 桑菊饮

【来源】《温病条辨》

【组成】桑叶9克，菊花9克，杏仁6克，连翘5克，薄荷3克，桔梗6克，芦苇根6克，生甘草3克。

【功效】辛凉解表，宣肺清热。

【用法】水煎服，每日一剂。

【方解】本方的桑叶、菊花清透肺络，散上焦风热；薄荷疏散风热，杏仁、桔梗肃肺止咳；连翘清热透邪；芦苇根生津止渴；甘草调和诸药。

【按语】应用本方时，重用银花、连翘，芦根鲜者佳，且煎汤候香气大出即可，勿过煮。汤剂每日可服1~2剂，煮散一昼夜服4次，每次煮服6~10克，勿过煮。头胀痛甚：加桑叶、菊花；咳嗽痰多：加贝母、前胡、杏仁；咯痰黄稠：加黄芩、知母、栝蒌皮。身热较著：加石膏、鸭跖草；乳蛾红肿疼痛：加枝黄花、土牛膝、玄参；时行感冒：加大青叶、蒲公英、草河车；热郁寒遏：加石膏合麻黄；风热化燥伤津：加沙参、花粉、梨皮。

3. 感冒夹湿证

【主症】发热、微恶风、汗少、汗出热不退、鼻塞流浊涕，头昏重胀痛，心烦口渴，小便短赤，苔薄黄腻，脉濡数。

【方一】新加香薷饮

【来源】《温病条辨》

【组成】香薷6克，扁豆花9克，厚朴6克，金银花9克，连翘9克。

【功效】清暑祛湿解表。

【用法】水煎2次，共取200ml，分早、晚2次温服。

【方解】香薷祛暑发汗解表；扁豆花、厚朴和中化湿；金银花、连翘、鲜荷叶、鲜芦根清暑解热。

【按语】暑热盛：加黄连、山栀、青蒿、黄芩；湿困卫表：加豆卷、藿香、佩兰。汗出多：去香薷。头痛：加桑叶、菊花、白芷；心烦、小便短赤：加竹叶、赤茯苓、六一散。呕恶：加陈皮、半夏、竹茹；胸闷加厚朴、砂仁；纳呆：加神曲、麦芽、鸡内金。

4. 中毒性流感

【主症】高热不退，神昏谵语，手足抽搐或颈项强直，舌质红绛，脉弦数。

【方一】清宫汤

【来源】《温病条辨》

【组成】元参9克，莲子心2克，竹叶卷心6克，连翘6克，犀角（水牛角代）30克，麦冬9克。

【功效】清心开窍，凉血熄风。

【用法】水煎服，每日一剂。

【方解】方中犀角（水牛角代）清营凉血，元参、麦冬养阴清热；竹叶心、连翘、莲子心、清心泄热解毒。全方共奏清心解毒，凉血息风之功。

【按语】送服：（1）高热用安宫牛黄丸，1丸，每日2次；（2）昏迷用至宝丹，每日1~2丸；（3）抽搐用紫雪丹，每次1管，每日1~2次。清开灵注射液20~40ml，加入液体中静滴。

5. 气虚感冒证

【主症】恶寒发热，无汗，或热势不高，鼻塞流涕，头痛身楚，咳嗽痰白，咳痰无力，平素神疲体倦，乏力，舌质淡，苔薄白，脉浮无力。

【方一】参苏饮

【来源】《太平惠民和剂局方》

【组成】人参6克，茯苓6克，炙甘草4克，苏叶6克，葛根6克，前胡6克，桔梗4克，半夏6克，枳壳4克，木香4克。

【功效】益气解表，调和营卫。

【用法】加生姜七片、枣一个，水煎。微热服，不拘时。

【方解】风寒外袭，则肺气闭郁，故病人恶寒发热，表现为无汗，头痛，鼻塞，咳嗽；气郁痰阻，故胸膈满闷；脉浮表明病人正气不足。治疗应采用益气解表，理气化痰之法。本方中紫苏叶、葛根解表祛邪；桔梗、前胡、法夏止咳化痰；陈皮、枳壳、木香醒脾行气，宽胸；人参、云苓、甘草健脾补气，有扶正祛邪之功。

【按语】若表虚自汗，易感风邪者，可用玉屏风散加减。

【方二】玉屏风散

【来源】《医方类聚》

【组成】防风30克，黄芪60克，（蜜炙）白术60克。

【功效】益气固表。

【用法】上为末，每服三钱（9克），用水一盏半，加大枣一枚，煎至七分，去滓，食后热服。（现代用法：研末，每日2次，每次6~9克，大枣煎汤送服；亦可作汤剂，水煎服，每日一剂，用量按原方比例酌减）

【方解】本方主治卫气虚弱，不能固表之证。卫虚腠理不密，则易为风邪所袭，故时自恶风而易于感冒；表虚失固，营阴不能内守，津液外泄，则常自汗；面色㿠白，舌淡苔薄白，脉浮虚皆为气虚之象。治宜益气实卫，固表止汗。方中黄芪甘温，内可大补脾肺之气，外可固表止汗，为君药。白术健脾益气，助黄芪以加强益气固表之力，为臣药。两药合用，使气旺表实，则汗不外泄，外邪亦难内侵。佐以防风走表而散风御邪，黄芪得防风，则因表而不留邪；防风得黄芪，则祛风而不伤正。对于表虚自汗，或体虚易于感冒者，用之有益气固表，扶正祛邪之功。方名玉屏风者，言其功用有似御风屏障，而又珍贵如玉之意。

【按语】若气虚较甚者，亦可用补中益气汤加味。

二、支气管炎

【概述】

支气管炎分为急性和慢性两种，多数是由细菌或病毒感染引起，粉尘、烟雾和刺激性气体也能引起支气管炎。急性支气管炎以流鼻涕、发热、咳嗽、咳痰为主要症状，并有声音嘶哑、喉痛、轻微胸骨后摩擦痛。初期痰少，呈粘性，以后变为脓性。烟尘和冷空气等刺激都能使咳嗽加重。慢性支气管炎是指气管、支气管黏膜及其周围组织的慢性非特异性炎症。临床上以咳嗽、咳痰或伴有喘息及反复发作的慢性过程为特征。病情若缓慢进展，常并发阻塞性肺气肿，甚至肺动脉高压、肺源性心脏病。它是一种常见病，尤以老年人多见。

本病属于中医"咳嗽"及"喘症"之范畴。《素问·咳论》篇谓："五脏六腑皆令人咳，非独肺也。"可见咳嗽不仅由肺之病变而致，五脏六腑之功能失调，皆可影响于肺发生咳嗽之症。

【治疗】

1. 风寒袭肺证

【主症】咽痒、咳嗽声重、气急，咳痰稀薄色白，鼻塞流清涕，头痛，肢体酸楚，恶寒发热无汗，苔薄白，脉浮紧。

【方一】①三拗汤合②止嗽散

【来源】①《太平惠民和剂局方》②《医学心悟》

【组成】①三拗汤：麻黄5克，杏仁5克，甘草5克。
②止嗽散：桔梗10克，荆芥6克，陈皮10克，甘草6克，紫菀10克，百部15克，白前10克。

【功效】疏风散寒，宣肺止咳。

【用法】加生姜5片，水煎服，每日一剂。

【方解】三拗汤宣肺散寒，止嗽散润肺止咳。

【按语】两方均能宣肺化痰止咳，但前方以宣肺散寒为主，用于风寒闭肺；后方以疏风润肺为主，用于咳嗽迁延不愈或愈而复发者。

【方二】 杏苏散

【来源】《温病条辨》

【组成】 苏叶10克，半夏10克，茯苓10克，甘草3克，前胡6克，苦桔梗6克，枳壳10克，生姜2克，橘皮10克，大枣去核2个，杏仁10克。

【功效】 轻宣凉燥，宣肺化痰。

【用法】 水煎服，每日一剂。

【方解】 苏叶轻宣凉燥，配前胡，一者取其辛散之性，助苏叶发散表邪，二者用其降气消痰，令宣肺化痰之药以为用。配杏仁宣利肺气，桔梗开宣肺气，既利于发散表邪，又能利肺化痰。半夏温燥化痰，茯苓健脾利湿，以祛生痰之源，枳壳，橘皮皆能理气宽胸，合苏叶之芳香行气，共呈畅利胸膈之效。用姜枣者，调和营卫，甘草调和诸药。

【按语】 本方用于热燥咳嗽严重者。

2. 风热犯肺证

【主症】 咳喘，夜间喘甚，吐黄痰，身体疼痛，纳呆，大便两日未下，舌苔黄腻，脉象浮数或浮滑。

【方一】 何氏自拟方

【组成】 前胡3克，薄荷3克，桔梗3克，杏仁3克，紫苑5克，白茅根15克，生川军3克。

【来源】《何世英儿科医案》

【功效】 宣肺解表，泄热定喘。

【用法】 生川军后下，水煎服，每日一剂。

【方解】 方中前胡、桔梗、紫苑和杏仁化痰止咳平喘；薄荷疏散风热、利咽止咳；白茅根清热利尿止血；生川军有泻热通便的功效。

【按语】 咽痛明显：加玄参、马勃。

【方二】 桑菊饮

【来源】《温病条辨》

【组成】 桑叶10克，菊花10克，薄荷6克，甘草10克，芦根30克。

【功效】 疏风清热，宣肺止咳。

【用法】 水煎服，每日一剂。

【方解】 方中以桑叶、菊花、薄荷、连翘辛凉轻透，宣散风热；桔梗、杏仁、甘草宣降肺气，利咽止咳；芦根清热生津。

【按语】 津伤者可加麦冬、五味子。

3. 风燥伤肺证

【主症】干咳，连声作呛，咽喉干痛，唇鼻干燥，口干，无痰或痰少而粘连成丝，不宜咳出，舌质红干而少津，苔薄白或薄黄，脉浮数或小数。

【方一】桑杏汤

【来源】《温病条辨》

【组成】桑叶3克，豆豉3克，杏仁5克，象贝3克，山栀3克，沙参6克，梨皮3克。

【功效】疏风清肺，润燥止咳。

【用法】水煎服，每日一剂。

【方解】本方治证是因温燥外袭，肺阴受灼所致身热头痛，口渴、干咳无痰，舌红、苔燥脉浮数之外感温燥之症候。方中桑叶轻宣燥热，杏仁苦辛温润、宣利肺气，共为主药；淡豆豉助桑叶轻宣解表，沙参、梨皮生津润肺，同为辅药；栀皮清泄肺热，象贝母止咳化痰，为佐使药。共奏"以辛凉甘润之方，气燥自平而愈"之效。

【按语】表证较重：加薄荷、连翘、蝉蜕、荆芥；津伤较甚：加麦冬、玉竹；咽痛明显：加玄参、马勃；鼻衄：加生地、白茅根。

【方二】杏苏散

【来源】《温病条辨》

【组成】苏叶10克，半夏10克，茯苓10克，甘草3克，前胡6克，苦桔梗6克，枳壳10克，生姜2克，橘皮10克，大枣去核2个，杏仁10克。

【功效】轻宣凉燥，宣肺化痰。

【用法】水煎服，每日一剂。

【方解】苏叶轻宣凉燥，配前胡，一者取其辛散之性，助苏叶发散表邪，二者用其降气消痰，令宣肺化痰之药以为用。配杏仁宣利肺气，桔梗开宣肺气，既利于发散表邪，又能利肺化痰。半夏温燥化痰，茯苓健脾利湿，以祛生痰之源，枳壳，橘皮皆能理气宽胸，合苏叶之芳香行气，共呈畅利胸膈之效。用姜枣者，调和营卫，甘草协和诸药。

【按语】本方适用于燥证与风寒并见的凉燥证。

4. 痰湿蕴肺证

【主症】咳嗽反复发作，咳声重浊，痰黏腻，或稠厚成块，痰多易咳，早晨或食后咳甚痰多，进甘甜油腻物加重，食少，体倦，大便时溏，苔白腻，脉濡滑。

【方一】①二陈汤合②三子养亲汤

【来源】①《太平惠民和剂局方》②《韩氏医通》

【组成】二陈汤：半夏 10 克，茯苓 10 克，白术 10 克，陈皮 10 克，甘草 6 克，厚朴 10 克。

三子养亲汤：白芥子 6 克，苏子 9 克，莱菔子 9 克。

【功效】健脾燥湿，化痰止咳。

【用法】水煎服，每日一剂。

【方解】半夏、茯苓燥湿化痰；白术、陈皮、甘草理气和中；厚朴、白芥子，温肺祛痰；苏子降气行痰，使气降则痰不逆；莱菔子，消食化痰，使气行则痰行。

【按语】前方燥湿化痰，理气和胃，用于咳而痰多，痰质稠厚，胸闷脘痞，苔腻者。后方降气化痰，用于痰浊壅肺，咳逆痰涌，胸满气急，苔浊腻者。痰湿咳嗽，常易伤及肺脾之气，应配合补脾益肺之品，以免久延导致肺气虚寒，寒饮伏肺的咳喘。痰较重（痰黏白如泡沫，怯寒背冷）加细辛、干姜；脾虚加党参、白术；兼有表寒者加紫苏、荆芥、防风。病情稳定后服香砂六君子汤以资调理。

【方二】六君子汤

【来源】《校注妇人良方》

【组成】人参 10 克，白术 10 克，茯苓 10 克，炙甘草 6 克，陈皮 12 克，半夏 12 克。

【功效】健脾益气化痰。

【用法】加大枣二枚，生姜三片，水煎服，每日一剂。

【方解】方中人参补气健脾为君药；脾喜燥恶湿，故以白术健脾燥湿为臣药，参、术相合，健脾之力更宏；茯苓淡渗，健脾利湿，半夏燥湿化痰，陈皮理气健脾，三药合用，理气燥湿化痰，共为佐药；甘草健脾和中，调和诸药为使。

【按语】病情平稳后，可用该方。

5. 痰热壅肺证

【主症】咳喘不能平卧，烦躁咽痛口渴，咯白痰，舌红，脉弦滑。

【方一】麻杏石甘汤加减

【来源】《伤寒论》

【组成】炙麻黄 3 克，杏仁 10 克，生石膏 30 克，甘草 6 克，黄芩 12 克，双花 25 克，桑白皮 15 克，百部 12 克，桔梗 6 克，川贝 3 克，地丁 30

克，败酱草 30 克，鱼腥草 30 克，莱菔子 12 克。

【功效】清热化痰，宣肺定喘。

【用法】川贝粉冲服，余药水煎，每日一剂。

【方解】麻杏石甘汤有辛凉宣泄，清肺平喘的作用；加黄芩清热燥湿；双花、地丁、败酱草、鱼腥草清热解毒；桑叶、百部、桔梗和川贝止咳平喘；莱菔子降气化痰，全方共起清热化痰、宣肺定喘之功效。

【按语】此为痰热哮喘，治以麻杏石甘汤宣肺定喘，加桑白皮，桔梗宣肺，贝母化痰止咳，百部清热养阴，地丁、败酱草、鱼腥草清热消炎，用于喘息性支气管炎白细胞偏高者效果较好。

【方二】清金化痰丸

【来源】《统旨方》

【组成】桑白皮 15 克，黄芩 10 克，山栀子 10 克，知母 10 克，川贝 10 克，瓜蒌 15 克，桔梗 10 克，麦冬 10 克，橘红 10 克，茯苓 12 克，甘草 10 克。

【功效】清热化痰，宣肺止咳。

【用法】水煎服，每日一剂。

【方解】方中用黄芩、山栀、知母、桑白皮清泄肺热；茯苓、贝母、栝楼、桔梗、陈皮、甘草化痰止咳；麦冬养阴润肺以宁咳。

【按语】本方用于痰热较轻者。

6. 肺阴亏耗证

【主症】干咳、咳声短促，痰少黏白，或痰中带血，口干咽燥，或声音逐渐嘶哑，手足心热，午后潮热，颧红，形瘦神疲，舌红，少苔，脉细数。

【方一】沙参麦冬汤加减

【来源】《温病条辨》

【组成】沙参 9 克，麦冬 9 克，玉竹 6 克，天花粉 4.5 克，银柴胡 6 克，青蒿 6 克，鳖甲 6 克，扁豆 6 克，甘草 6 克，山药 6 克，茯苓 5 克，桑叶 4.5 克，川贝 3 克，知母 6 克，杏仁 6 克。

【功效】滋阴润肺，化痰止咳。

【方解】本方适用于燥热伤阴，导致肺胃津液亏损。方中沙参、麦冬甘寒，滋阴生津，清养肺胃；玉竹、天花粉合用能生津止渴，养阴益胃；白扁豆、甘草二药入脾，补中健脾，以增强生津血之源，佐以桑叶辛凉轻散，宣清凉肺。诸药合用，共成清润肺胃、生津止咳之功效。

【用法】水煎服，每日一剂。

【按语】本方甘寒养阴，润肺生津，用于阴虚肺燥，干咳少痰。咳嗽较甚加紫菀、冬花、百部；痰黏难咯加海蛤粉、海浮石、栝楼、黄芩；痰中带血加丹皮、山栀、藕节、白茅根；潮热骨蒸加银柴胡、青蒿、地骨皮、功劳叶。

【方二】 二冬二母汤

【来源】《脉因证治》

【组成】 天冬9克，麦冬9克，知母6克，川贝9克，沙参12克，百合9克，生地10克，甘草3克，桔梗6克。

【功效】 养阴润肺，宁嗽止咳。

【用法】 水煎服，每日一剂。

【方解】 天冬、麦冬、沙参滋阴润燥，百合、生地养阴清热，润肺凉血，知母、贝母清润止咳，桔梗、甘草宣肺宁嗽。

【按语】 咳嗽较甚加紫菀、冬花、百部；痰粘难咯加海蛤粉、海浮石、栝楼、黄芩。

三、肺源性心脏病

【概述】

慢性肺源性心脏病是指慢性肺胸疾病或肺血管慢性病变，逐渐引起肺动脉高压，进而造成右心室肥大，最后发生心力衰竭的一类心脏病，是常见病，多发病。患病年龄多在40岁以上，随年龄增长而患病率增高。寒冷地区、高原地区、农村患病率高。其原发病以慢性支气管炎、肺气肿最常见。急性发作以冬春季多见，常因呼吸道感染而诱发肺、心功能不全。临床表现为肺原发性疾病的症状，肺气肿和右心功能不全的体征及肺性脑病等。心电图、X线检查有且诊断。治疗以控制感染，改善通气，合理氧疗为主，必要时可应用利尿、扩血管药或慎用小量强心剂。

本病属于祖国医学"咳喘""痰饮""心悸""水肿"等病范畴。本病临床除有肺的咳、痰、喘三大症之外，并有心、脾、肾等其他脏腑的症状，如心悸、气短、紫绀、纳差、腹胀、浮肿、尿少等症状，病机多为本虚标实。急性发作期，为新感引动外邪，使病情严重发展。

【治疗】

1. 外寒内饮证

【主症】 咳喘，不能平卧，痰白而黏不易咳出，唇舌青紫，苔黄白，脉细数。

【方一】 小青龙汤加减

【来源】《伤寒论》

【组成】党参 18 克，桂枝 10 克，细辛 3 克，干姜 6 克，白芍 12 克，麻黄 5 克，五味子 6 克，瓜楼 12 克，白果 10 克，桑白皮 12 克，款冬花 10 克，紫菀 12 克，生石膏 20 克，甘草 6 克。

【功效】益气散寒，止咳平喘。

【用法】水煎服，每日一剂。

【方解】麻黄发汗解表，利水平喘，配伍桂枝增强宣散之力；桂枝配伍芍药起调和营卫之效；干姜、细辛散寒温肺、化痰涤饮；加瓜蒌清肺化痰，利气宽胸；桑白皮泻肺平喘，行水消肿；款冬花、紫苑润肺下气，化痰止嗽；白果化痰、止咳、补肺；生石膏清热；甘草调和诸药。

【按语】此咳喘为慢性喘息性气管炎、肺气肿、肺心病而致。痰多重不得平卧、邪实正虚，易外感，生病时兼夹风寒，故益气散寒为本，止咳平喘为标，标本兼治，收到增强体质，平喘止咳之功效。卫气固，外感亦少，再佐以活血和胃之品，调理善后，巩固疗效，配合适当的体力锻炼，使病人恢复正常工作。

【方二】 射干麻黄汤

【来源】《金匮要略》

【组成】射干 10 克，麻黄 8 克，干姜 10 克，细辛 3 克，半夏 10 克，紫菀 10 克，冬花 10 克，五味子 6 克，大枣 10 克。

【功效】温肺散寒，豁痰平喘。

【用法】水煎服，每日一剂。

【方解】射干、麻黄，宣肺平喘，豁痰利咽；苏子、沉香，直折逆气；干姜、细辛、半夏温肺蠲饮降逆；蝉蜕、僵蚕开肺闭、降逆气；紫菀、冬花化痰止咳；五味子、大枣敛肺补肺。

【按语】气虚者可加党参、白术。

2. 痰热阻肺证

【主症】素有痰饮，近加外感，咳嗽气急口渴，自觉内热，四末欠温，二足浮肿，苔薄白腻，脉小数促。

【方一】 张氏经验方

【来源】《张伯臾医案》

【组成】麻黄 4.5 克，杏仁 9 克，生石膏 24 克，炙甘草 3 克，党参 9 克，熟附子 9 克，炙苏子 9 克，开金锁 30 克，鱼腥草 30 克，防己 12 克，泽泻 18 克。

【功效】 益心气清化痰热。

【用法】 水煎服，每日一剂。

【方解】 方中用麻杏石甘清热化痰；加党参、附子补益心气；防己、泽泻利水化饮；鱼腥草清热解毒；炙苏子除气平喘、止咳化痰。

【按语】 此为外感引动宿痰、肺病及心的重症。凡痰饮皆津液所化，而所以成痰饮者，责之于肺、心、脾、肾。患者素有咳痰，乃肺气虚而痰饮内停，病久则必及心，心气亦弱。虚人复加外感，则实其实，虚其虚，遂致咳喘脉促，饮溢经络而肿，本虚而标实也；口渴、自觉内热，四末欠温等症，为寒热错杂之象。据张老经验，凡治痰饮久疾，必探其本而标本兼治之，方能获救，若一味治标，必伤其正，非其治也。方用麻杏石甘等味清化痰热之时，又用参、附等品补益心之气，标本兼顾，药效卓著。

【方二】 麻杏石甘汤

【来源】 《伤寒论》

【组成】 麻黄 12 克，杏仁 10 克，甘草 6 克，石膏 30 克。

【功效】 清热化痰，宣肺平喘。

【用法】 水煎服，每日一剂。

【方解】 本方重用辛寒之生石膏，合麻黄共奏清里达表、宣肺平喘之效；杏仁、甘草化痰利气。

【按语】 可加薏苡仁、冬瓜仁、苇茎、地龙清热化痰定喘。

3. 痰瘀心肺证

【主症】 咳嗽，气喘，痰多，胸闷，心悸，下肢浮肿，尿量减少，大便四日未行，唇舌黯紫少苔，脉弦滑。

【方一】 化痰祛瘀汤

【组成】 桃仁 12 克，杏仁 12 克，广地龙 15 克，昆布 15 克，全瓜蒌 15 克，白术 15 克，琥珀 3 克，檀香 6 克，海浮石 18 克。

【来源】 [朱良春，新中医；1983；(11)：18]

【功效】 消痰行瘀。

【用法】 水煎服，每日一剂。

【方解】 桃仁破血行瘀，润燥滑肠；杏仁祛痰止咳，平喘；广地龙清热通络，平喘利尿；瓜蒌润肺化痰；白术健脾化痰；琥珀镇静安神；檀香理气和胃；海浮石清肺火，化老痰。

【按语】 唇舌黯紫，辨证属瘀血无疑。痰热瘀血阻于肺，气道壅塞，故咳喘；肺失通调水道，则见水肿，心悸。大便闭结主因在肺，盖肺与大肠相表里，治以宣肺化瘀，消痰利水。

【方二】血府逐瘀汤

【来源】《医林改错》

【组成】川芎5克，桃仁12克，红花9克，赤芍6克，柴胡3克，桔梗5克，枳壳6克，牛膝9克，当归9克，生地9克，甘草6克。

【功效】活血化瘀，通络散结。

【用法】水煎服，每日一剂。

【方解】因瘀血停滞于胸，使气机受阻、气滞血瘀、肝失柔和；若瘀血化热，则会瘀热上冲、胃气上逆。本方中当归、赤芍、川芎、桃仁、红花活血化瘀；柴胡疏肝解郁；枳壳、桔梗开胸行气；牛膝引热下行；生地清热养阴；甘草调和诸药。

【按语】本方为王清任治疗瘀血积于胸中，气机受阻所致，配伍得当，疗效确切。也可选用桃红四物汤。

4. 阳虚水泛证

【主症】心悸，喘咳不能平卧面浮，下肢浮肿，甚则一身尽肿，腹部胀满有水尿少，怕冷面唇青紫，舌胖质黯，苔白滑，脉沉细。

【方一】真武汤

【来源】《伤寒论》

【组成】附子10克，茯苓10克，白术10克，白芍10克，生姜3片。

【功效】温肾健脾，化饮利水。

【用法】水煎服，每日一剂。

【方解】因脾肾阳虚，水气内停，气化失常，故小便不利；水气溢于肌肤，故肢体浮肿；湿邪下注，故腹痛不利；筋脉失养，故身体震动。水停三焦是本方证的主要病机，治宜温壮肾阳，兼以健脾利湿。方中熟附子温肾助阳；云苓、白术健脾燥湿制水；生姜宣散水气；白芍敛阴护阴，缓急止痛，利小便。

【按语】赵锡武名老中医经验方：生石膏12克，麻黄3克，甘草9克，云苓12克，白术9克，白芍9克，附子6克，生姜9克，车前子15克，白茅根30克，杏仁9克，大枣9克；水肿势剧，心悸，喘满，依息不得卧：加沉香、黑白丑、椒目、葶苈子。

【方二】苓桂术甘汤

【来源】《伤寒论》

【组成】茯苓 30 克，桂枝 12 克，猪苓 16 克，泽泻 16 克，白术 10 克。

【功效】振奋心阳，化气行水。

【用法】水煎服，每日一剂。

【方解】方中茯苓为君，取其健脾利水，渗湿化饮，非但消已聚之饮，且可祛饮邪之源。饮为阴邪，非温不化，故臣以辛温之桂枝温阳降冲。与茯苓合用，既可温阳以助化饮，又可化气以资利水，尤能平冲降逆。苓桂相伍，一利一温，通阳化气，利湿化饮，对于水饮留滞而偏寒者，实有温化渗利之卓功。湿源于脾，脾阳不足，则湿从中生，故又佐以白术，健脾燥湿，助脾运化，脾气健运，水湿自除；佐使以甘草，一者调和诸药，益气和中，一者以复脾胃升降转输之权。药仅四味，配伍严谨，温而不热，利而不峻。

【按语】气虚可加人参、党参。

四、支气管哮喘

【概述】

支气管哮喘（简称哮喘），是一种以嗜酸粒细胞、肥大细胞反应为主的气道变应性炎（AAI）和气道高反应性（BHR）为特征的疾病。易感者对此类炎症表现为不同程度的可逆性气道阻塞症状。临床上表现为反复发作性伴有哮鸣音的呼气性呼吸困难、胸闷或咳嗽，可自行或治疗后缓解。若长期反复发作可使气道重建，导致气道增厚与狭窄，成为阻塞性肺气肿。

支气管哮喘属于祖国医学"喘促""上气""喘息"等范畴。《素问·尺奇论》曰："肺之壅，喘而两胁满。"哮喘病理主要在肺、肾。《素问·至真要大论》曰："诸气膹郁，皆属于肺。"《灵枢·经脉》曰："肾足少阴之脉，是动则病……喝喝而喘。"素体肾虚，或病久肺肾两虚，则肾不纳气而发哮喘。

【治疗】

1. 风寒外感证

【主症】呼吸急促，喉中哮鸣如水鸣声，痰色白、稀薄而有泡沫，或呈黏沫状，苔白滑，脉弦紧或浮紧。

【方一】射干麻黄汤

【来源】《金匮要略》

【组成】射干 9 克，麻黄 9 克，生姜 6 克，细辛 6 克，紫菀 6 克，款冬花 6 克，大枣 3 枚，半夏 9 克，五味子 3 克。

【功效】温肺散寒，化痰平喘。

【用法】九味，以水一斗二升，先煮麻黄两沸，去上沫，内诸药，煮取三升，分温三服。

【方解】本方适用于寒饮袭肺、肺失宣降，肺气上逆之喘咳。方中射干开痰结；麻黄宣肺散寒；紫菀、款冬花、半夏以助射干降气化痰；生姜、细辛助麻黄以散寒化饮，以防耗散太过，有伤正气，故以五味子，收敛肺气，大枣安中，调和诸药，使散中有收，邪去而不伤正，为寒饮咳喘常用有效之方剂。

【按语】本方用于寒饮症。

【方二】小青龙汤
【来源】《伤寒论》
【组成】麻黄 10 克，桂枝 10 克，芍药 10 克，干姜 10 克，甘草 6 克，五味子 10 克，半夏 15 克。

【功效】解表散寒，温肺化饮。

【用法】水煎服，每日一剂。

【方解】麻黄发汗解表，利水平喘，配伍桂枝增强宣散之力；桂枝配伍芍药起调和营卫之效；干姜、细辛散寒温肺、化痰涤饮；甘草调和诸药。

【按语】痰壅喘逆不得卧：加合三子养亲汤、皂荚，表寒里饮，寒象明显：小青龙汤加苏子、杏仁、白芥子、橘皮等。咽干口燥，痰涩稠黏，咯吐困难：加服祛痰灵。

2.　痰热壅肺证
【主症】咳喘不能平卧，心悸，头晕，咳嗽，吐白黏痰，量不多，纳差，腹满，小便短赤，大便稀，舌质微红，舌苔白腻，脉细稍微。

【方一】①二陈汤合②三子养亲汤
【来源】①《太平惠民和剂局方》②《韩氏医通》
【组成】二陈汤：半夏 10 克，茯苓 10 克，陈皮 10 克，甘草 6 克。
三子养亲汤：白芥子 6 克，苏子 9 克，莱菔子 9 克。

【功效】宣肺定喘，清热化痰。

【用法】水煎服，每日一剂。

【方解】半夏、茯苓燥湿化痰；陈皮、甘草理气和中；厚朴、白芥子温肺祛痰；苏子降气行痰，使气降则痰不逆；莱菔子消食化痰，使气行则痰行。

【按语】哮喘治法为"发时治肺，平时治肾"，张景岳谓"实喘者有邪",故先治标以宣肺定喘,清热化痰,麻杏石甘汤加减,麻黄、石膏、杏仁、五味子宣肺定喘,瓜蒌、桑白皮、黄芩清热祛痰,葶苈子清热,生姜、半夏和胃化痰,加细辛反佐以防清热太过。

3. 气阴两虚证

【主症】突发性阵咳,咳则喘,咯黏液样白沫痰,至痰咯出而气道无阻始渐平息,不能平卧,面浮,舌苔白腻,脉虚弱无力,左关浮细而弦。

【方一】 延年半夏汤
【来源】《岳美中医案》
【组成】清半夏9克,炙鳖甲12克,前胡6克,苦桔梗4.5克,人参6克,炒枳实3克,吴茱萸9克,槟榔4.5克,生姜9克。
【功效】益气育阴祛痰。
【用法】水煎服,每日一剂。
【方解】半夏降逆止呕;鳖甲滋阴;前胡、桔梗止咳化痰;人参补气健脾;枳实理气化痰;吴茱萸温肾暖脾,固肠止泻;槟榔消积化痰;生姜止呕。
【按语】该方为岳老治喘经验方。

【方二】 生脉散
【来源】《内外伤辨惑论》
【组成】人党参15克,麦冬10克,五味子6克。
【功效】益气养阴。
【用法】加生姜三片,大枣2枚,水煎,空腹服。
【方解】方中人参甘温,益元气,补肺气,生津液,是为君药。麦门冬甘寒养阴清热,润肺生津,用以为臣。人参、麦冬合用,则益气养阴之功益彰。五味子酸温,敛肺止汗,生津止渴,为佐药。三药合用,一补一润一敛,益气养阴,生津止渴,敛阴止汗,使气复津生,汗止阴存,气充脉复,故名"生脉"。
【按语】药理研究具有增强免疫作用。

4. 肺脾气虚证

【主症】平时自汗怕风,易于感冒,每因气候变化而诱发,发前喷嚏、鼻塞流清涕,气短声低,咯痰清稀色白,喉中常有哮鸣音,面色㿠白,舌苔淡白,脉象虚细。

【方一】 六君子汤
【来源】《医学正传》

【组成】 人参9克，白术9克，茯苓9克，炙甘草6克，陈皮3克，半夏4.5克。

【功效】 健脾益气，补土生金。

【用法】 加大枣二枚，生姜三片，水煎服，每日一剂。

【方解】 方中人参补气健脾为君药；脾喜燥恶湿，故以白术健脾燥湿为臣药，参、术相合，健脾之力更宏；茯苓淡渗，健脾利湿，半夏燥湿化痰，陈皮理气健脾，三药合用，理气燥湿化痰，共为佐药；甘草健脾和中，调和诸药为使。

【按语】 表虚自汗：加炙黄芪、浮小麦、大枣；畏风、怕冷、易于感冒：加桂枝、白芍、附子；痰多：加前胡、杏仁。

【方二】 补中益气汤

【来源】 《东垣十书》

【组成】 黄芪30克，党参15克，白术10克，当归12克，柴胡9克，升麻9克，陈皮10克，甘草6克。

【功效】 健脾益气，补土生金。

【用法】 水煎服，每日一剂。

【方解】 方中生黄芪用量最多，甘温质轻，入脾肺二经，补中气，升清阳，益肺气，实皮毛，故重用以为君药。辅以党参、白术、炙甘草甘温补中健脾，脾为营卫气血生化之源，脾旺则正气自充。人参、白术、炙甘草三药益气健脾，助黄芪共建补中益气之功，是方中主要部份。脾胃气虚则营血亦不足，补气自能生血，更以当归养血调营以和之。清浊相干，气乱于胸中，故用橘皮理气醒脾，中焦气机畅通，既能助清阳之气上升，又使诸甘药补而不滞。清气在下，必加升麻、柴胡引导升提，扭转中气下陷之势。升麻引阳明清气上腾，柴胡引少阳清气上行，俾下陷之清阳上升而复其本位，又引黄芪、人参、甘草甘温之气味上升，益气升阳，补卫气而固表，使卫外固摄，则恶寒、自汗可除。张元素谓升麻"补脾胃之药，非此为引，不能取效"，升麻、柴胡既然作引经之用，其量当小。

【按语】 本方补脾化痰，用于脾虚食少，痰多脘痞，倦怠乏力，大便不实等症。表虚自汗：加炙黄芪、浮小麦、大枣；畏风、怕冷；易于感冒：加桂枝、白芍、附子；痰多：加前胡、杏仁。

5. 肺肾两虚证

【主症】 平素短气喘息，动则为甚，吸气不利，痰吐起沫，或痰少质黏，脑转耳鸣，腰酸腿软，心慌，劳累后易发，心悸，或畏寒肢冷、自汗、面色苍白，舌淡苔白，质胖嫩，脉沉细；或颧红，五心烦热，汗出粘手，舌质红少苔，脉细数。

【方一】 生脉地黄汤

【来源】 ［张茂祥，中华医药杂志，2003，（3）2］

【组成】 熟地9克，山萸肉6克，胡桃肉6克，人参9克，麦冬9克，五味子6克，茯苓15克，甘草6克，半夏6克，陈皮10克。

【功效】 补益肺肾，纳气平喘。

【用法】 水煎服，每日一剂。

【方解】 方中生脉汤益气养阴；熟地、山茱萸、胡桃肉滋阴补肺，纳气；茯苓利水健脾；半夏、陈皮止咳化痰；甘草调和诸药。

【按语】 肾阳虚：金匮肾气丸加减；肾阴虚：七味都气丸加麦冬、当归、龟板胶、参蛤散。肺气阴两虚：加黄芪、沙参、百合；肾阳虚为主：加补骨脂、仙灵脾、鹿角片、制附子、肉桂；肾阴虚为主：加生地黄、冬虫夏草，并常服紫河车粉。

6. 瘀血阻肺证

【主症】 喘不得卧欲呕吐，气短心悸，腹疼腹张，咳痰满闷，肋胁刺痛，面色黧黑，呼吸气促，动则喘甚，舌淡红，边有瘀点，苔白腻，脉弦细涩。

【方一】 桃红四物汤加减

【来源】 《医宗金鉴》

【组成】 桃仁10克，红花12克，生地10克，川芎10克，白芍10克，当归10克，川贝15克。

【功效】 宣肺化痰平喘，佐以活血通瘀。

【用法】 水煎服，每日一剂。

【方解】 桃仁、红花活血化瘀，四物汤养血活血。

【按语】 可辨证加丹参、赤芍。

【方二】 血府逐瘀汤

【来源】 《医林改错》

【组成】 川芎5克，桃仁12克，红花9克，赤芍6克，柴胡3克，桔梗5克，枳壳6克，牛膝9克，当归9克，生地9克，甘草6克。

【功效】 活血通瘀。

【用法】 水煎服，每日一剂。

【方解】 因瘀血停滞于胸，使气机受阻、气滞血瘀、肝失柔和；若瘀血化热，则会瘀热上冲、胃气上逆。本方中当归、赤芍、川芎、桃仁、红花活血化瘀；柴胡疏肝解郁；枳壳、桔梗开胸行气；牛膝引热下行；生地清热养阴；甘草调和诸药。

【按语】唐宗海在《血证论》中云："盖人身气道，不可壅滞，内有瘀血，则阻碍气道，不得升降，是以壅而为咳……痰饮为瘀血所阻，则益冲犯肺经。"久病致瘀，颜面黧黑，痰带瘀血，舌见瘀斑，脉细涩等，故宣肺化痰，平喘通瘀。

五、肺结核

【概述】

肺结核是由结核分枝杆菌引起肺部感染的传染性疾病，临床主要表现为咳嗽，咳痰，咯血，胸痛，潮热，盗汗及身体逐渐消瘦等。本病大致可分四种类型：原发性肺结核、粟粒性肺结核、浸润性肺结核和空洞性肺结核。原发性肺结核是指初次感染结核杆菌引起的疾病，80%~90%是通过呼吸道感染肺部的。原发性肺结核常无明显体征，有的伴有轻度全身症状如倦怠、低热、食欲减退等，如能及时彻底治疗，一般预后良好。粟粒性肺结核是由于结核杆菌的血液散播引起的，病情严重。浸润性肺结核一般认为是原发结核的发展，多见于受过结核感染的成年人。空洞性肺结核是由于诊断延误，治疗不彻底所致。

本病属于中医"肺痨"范畴。因病位在肺，治疗着重在肺。本病初期症状不明显，或仅乏力，其病情的轻重进退，与肾、脾、肝三者密切相关，而肾阴虚损又是肺阴不足，肝火偏胜，脾胃受克而致正不胜邪的总机枢。《明医杂著·痨瘵》："色欲过度，损伤精血，必生阴虚火动之病，睡中盗汗，午后发热，哈哈咳嗽，倦怠无力，饮食少进，甚则痰涎带血，咯吐出血，或咳血、吐血、身热脉沉数，肌肉消瘦，此名痨瘵，最重难治。"

【治疗】

1. **肺阴亏损证**

【主症】干咳，咳声短促，或咯少量黏白痰，痰中带血丝或血点，色鲜红，胸部隐痛，午后手足心热，皮肤干灼，口干咽燥，或轻微盗汗，疲倦乏力，纳食不香，舌边尖红，苔薄白，脉细数。

【方一】九仙散

【来源】《医学正传》

【组成】人参（另炖）2克，款冬花2克，桔梗2克，桑白皮2克，五味子2克，阿胶2克，贝母2克，乌梅6克，罂粟壳6克。

【功效】滋阴润肺。

【用法】水煎服，每日一剂。

【方解】方中罂粟壳功专敛肺止咳，人参补气益肺，并为君药；阿胶养阴益肺，五味子、乌梅敛肺止咳，五味子并助人参益肺气，合为臣药；款冬花、贝母止咳化痰，并能降气平喘，桑白皮止咳平喘，并能清肺；桔梗止咳化痰，并能载诸药上行入肺，共为佐使药。诸药合用，功专敛肺止咳，兼能补益气阴，则诸症自除。

【按语】肺痨要以肺脾肾三脏治疗为本，由以补脾为根本。

【方二】月华丸

【来源】《医学心悟》

【组成】沙参10克，麦冬10克，天冬10克，生地15克，熟地10克，百部15克，川贝10克，阿胶10克，三七10克，茯苓12克，山药15克，玉竹10克，百合15克，白及10克。

【功效】滋阴润肺。

【方解】沙参、麦冬、天冬养肺阴；阿胶、生、熟地黄滋肾阴；三七化瘀止血（无痰血胸痛不用）；桑叶、菊花、百部、川贝母清肺润肺止咳；茯苓、山药健脾燥湿，补益脾肺；白及收敛止血；玉竹、百合滋阴润肺。

【用法】水煎服，每日一剂。

【按语】滋阴为本病基础治法，有滋肺阴与滋肾阴之别，由于金水相生，故早期应滋养肺阴，也滋养肾阴；中晚期滋养肾阴为主，也兼养肺阴。脾为后天之本，气血生化之源，肺痨是一消耗性疾病，故无论哪一阶段，均须重视脾的功能。历代治疗肺痨名方，无不以调补肺、脾、肾三脏为重点。

2. 虚火灼肺证

【主症】咳呛气急，痰少质黏，或吐痰黄稠量多，时时咯血，血色鲜红，午后潮热，骨蒸颧红，五心烦热，盗汗量多，心烦失眠，性急易怒，胸胁掣痛，男子遗精，女子月经不调，形体日渐消瘦。

【方一】百合固金汤

【来源】《医方集解》

【组成】百合12克，熟地9克，生地9克，当归9克，白芍6克，甘草3克，桔梗6克，玄参3克，贝母6克，麦冬9克。

【功效】滋阴降火。

【用法】水煎服，每日一剂。

【方解】方中以二地为君，滋阴补肾，生地黄又能凉血止血；以麦冬、百合、贝母为臣，润肺养阴，且能化痰止咳；佐以玄参滋阴凉血清虚火，当归养血润燥，白芍养血宜阴，桔梗宣利肺气而止咳化痰；使以甘草调和诸药，与桔梗合用，更利咽喉，合而用之，虚火自清，肺肾得养，诸症自消。

【按语】咯血严重者应用本方。

3. 气阴耗伤证

【主症】咳嗽无力，气短声低，咯痰清稀色白，量较多，偶或夹血，或咯血，血色淡红，午后潮热、盗汗、颧红、舌质淡红，脉细数，怕风、畏冷、神倦、自汗、纳少、腹胀、便溏、面色㿠白，舌边有齿痕。

【方一】①保真汤合②参苓白术散

【来源】①《十药神书》②《太平惠民和剂局方》

【组成】①柴胡6克，黄芪10克，甘草6克，天冬10克，麦冬10克，生地10克，熟地10克，当归10克，白芍10克，地骨皮9克，黄柏9克，知母15克，厚朴10克；②党参15克，白术15克，茯苓15克，扁豆12克，陈皮10克，莲心9克，薏苡仁9克，砂仁6克，山药15克。

【功效】益气养阴。

【用法】加大枣3枚，水煎服，每日一剂。

【方解】保真汤主治三阴交亏，气阴两伤，形瘦体倦，咳而短气，劳热骨蒸等。方中人参、茯苓、白术、甘草、黄芪补益肺脾之气，培土生金；当归、芍药、熟地滋阴养血；天冬、麦冬养阴退热；柴胡、地骨皮、知母、黄柏清热除蒸；五味子敛肺补肾，莲子心清心除烦，薏苡仁、白扁豆健脾渗湿，止泻；砂仁、陈皮理气宽胸，桔梗为药引，引药上行。

【按语】本症属于疾病的中后期，处方用药时应以补益药为主，加养阴药为辅。

4. 阴阳两虚证

【主症】咳逆喘息，少气，咯痰色白有沫，或夹血丝，血色暗淡，声嘶或失音，面浮肢肿，肢冷，五更泄泻，心悸、唇紫、口舌生糜，大肉尽脱，男子滑精、阳痿，女子经少、经闭，舌质光淡隐紫，少津，脉微细而数，或虚大无力。

【方一】补天大造丸

【来源】《医学心悟》

【组成】黄芪 15 克，白术 15 克，茯苓 15 克，山药 15 克，当归 18 克，白芍 9 克，熟地 9 克，枸杞子 9 克，麦冬 12 克，生地 12 克，阿胶 15 克，山萸肉 15，紫河车 10 克，龟板 9 克，鹿角 6 克，远志 9 克，枣仁 15 克。

【功效】滋阴补阳。

【用法】水煎服，每日一剂。

【方解】补天大造丸，温养精气，培补阴阳，用于肺痨五脏俱伤，真气亏损之。方中人参、黄芪、白术、茯苓、山药补益肺脾之气，五味子、当归、白芍、熟地、枸杞子培育阴精，麦冬、生地、阿胶、山萸肉、紫河车、龟板、鹿角阴阳并补，厚味填精。

【按语】本方用于病变后期。

【方二】金匮肾气丸

【来源】《金匮要略》

【组成】附子 6 克，肉桂 15 克，干地黄 40 克，山茱萸 20 克，山药 15 克，丹皮 12 克，泽泻 10 克，茯苓 10 克，

【功效】滋阴补阳。

【用法】水煎服，每日一剂。

【方解】方中以附子、肉桂温补肾阳，引火归元；六味地黄三补三泻，滋养肾阴，阴中求阳，协调阴阳。

【按语】本证属于肺痨后期，正气耗竭，阴阳并亏，治疗大法虽为滋阴补阳，平调气血，但处方用药时应掌握以下三个原则：①本着"有胃气则生，无胃气则死"的原则，注意患者的食纳情况，分别采取平补或峻补。应佐以健脾和胃之品，如陈皮、砂仁、谷麦芽等。②补剂既要持平，又要有所侧重。如阴虚为主者，补阳药宜减，以防虚火上浮；阳气虚者，滋阴药应减，以免阴气虚陷而洞泄。③勿忘祛邪，同时抗痨杀虫。

六、冠心病

【概述】

冠状动脉粥样硬化性心脏病是指冠状动脉粥样硬化使血管腔阻塞导致心肌缺氧而引起的心脏病，它和冠状动脉功能性改变（痉挛）一起，统称冠状动脉性心脏病，简称冠心病。冠心病多发生于 40 岁以后，男性多于女性。临床上冠心病可分隐匿型冠心病、心绞痛型冠心病、心肌梗塞型冠心

病、心力衰竭型冠心病和猝死型冠心病五种类型。

本病当属中医的"胸痹"范畴，是一种由于胸中痹阻不通而引起的，临床上表现为胸部及心前区憋闷疼痛，甚则痛引肩背的病症。《素问·脏气法时论》曰："心病者，胸中痛，胁支满，胁下痛，膺背肩胛间痛，两臂内痛。"《素问·厥论》曰："真心痛，手足青至节，心痛甚，旦发夕死，夕发旦死。"

【治疗】

1. 心血瘀阻证

【主症】心胸疼痛，如刺如绞，痛有定处，入夜为甚，心痛彻背，背痛彻心，或痛引肩背，暴怒或劳累后加重，胸闷舌质紫暗，有瘀斑，苔薄，脉弦涩，或结、代。

【方一】血府逐瘀汤

【来源】《医林改错》

【组成】川芎 5 克，桃仁 12 克，红花 9 克，赤芍 6 克，柴胡 3 克，桔梗 5 克，枳壳 6 克，牛膝 9 克，当归 9 克，生地 9 克，甘草 6 克。

【功效】活血化瘀，通脉止痛。

【用法】水煎服，每日一剂。

【方解】因瘀血停滞于胸，使气机受阻、气滞血瘀、肝失柔和；若瘀血化热，则会瘀热上冲、胃气上逆。本方中当归、赤芍、川芎、桃仁、红花活血化瘀；柴胡疏肝解郁；枳壳、桔梗开胸行气；牛膝引热下行；生地清热养阴；甘草调和诸药。

【按语】活血化瘀是治疗胸痹的重要治法，但不可不加辨证，一味地活血化瘀。其瘀血的形成有多种原因，如寒凝、气滞、痰浊、气虚、阳虚等，故临床当注意在活血化瘀中配伍散寒、理气、化痰、益气、温阳等药物。注意选用养血活血之品，慎用破血攻伐之品，以防伤正气。

【方二】桃红四物汤

【来源】《医宗金鉴》

【组成】桃仁 10 克，红花 12 克，生地 10 克，川芎 10 克，白芍 10 克，当归 10 克。

【功效】活血化瘀，通脉止痛。

【用法】水煎服，每日一剂。

【方解】桃仁、红花活血化瘀，四物汤养血活血。

【按语】本证在临床上可选用如下活血化瘀药物：三七、川芎、丹参、当归、红花、苏木、赤芍、泽兰、牛膝、桃仁、鸡血藤、益母草、水蛭、王不留行、山楂、丹皮等；并据临床情况配伍益气、温阳散寒、化痰、理气药物。

2. 气滞心胸证

【主症】 心胸满闷，隐痛阵作痛无定处，遇情志不遂时诱发或加剧，脘胀嗳气，时欲太息，或得嗳气、矢气则舒，苔薄或薄腻，脉细弦。

【方一】 柴胡疏肝散

【来源】《景岳全书》

【组成】 陈皮6克，柴胡6克，川芎5克，香附5克，枳壳5克，赤芍5克，甘草3克。

【功效】 疏肝理气，活血通络。

【用法】 水煎服，每日一剂。

【方解】 肝喜条达，主疏泄而藏血，其经脉布胁肋，循少腹。因情志不遂，木失条达，肝失疏泄，而致肝气郁结。气为血帅，气行则血行，气郁则血行不畅，肝经不利，故见胁肋疼痛，往来寒热。《内经》说"木郁达之。"治宜疏肝理气之法。方中用柴胡疏肝解郁为君药。香附理气疏肝，助柴胡以解肝郁；川芎行气活血而止痛，助柴胡以解开经之郁滞，二药相合，增其行气止痛之功，为臣药。陈皮、枳壳理气行滞；芍药、甘草养血柔肝，缓急止痛，为佐药。甘草兼调诸药，亦为使药之用。诸药相合，共奏疏肝行气，活血止痛之功。使肝气条达，血脉通畅，营卫自和，痛止而寒热亦除。

【按语】 便秘重者加当归龙荟丸。本证常用芳香理气药物：木香、沉香、檀香、降香、延胡索、砂仁、厚朴、枳实、枳壳。

【方二】 丹栀逍遥散加减

【来源】《和剂局方》

【组成】 丹皮15克，栀子15克，柴胡10克，当归10克，白芍15克，茯苓10克，白术10克，甘草6克，薄荷10克，生姜10克。

【功效】 疏肝理气。

【用法】 水煎服，每日一剂。

【方解】 柴胡疏肝理气；当归、白芍补血养肝；茯苓、白术健脾祛湿；薄荷、生姜疏散调达；炙甘草调和诸药；丹皮、栀子清热凉血，祛瘀消肿。

【按语】 胸闷心痛明显（气滞血瘀）合用失笑散或丹参饮。

3. 痰浊闭阻证

【主症】 胸闷重而心痛微，痰多气短，肢体沉重，形体肥胖，遇阴雨天诱发或加重，倦怠乏力，纳呆便溏，咯吐痰涎，舌体胖大边有齿痕，苔浊腻或白滑。

【方一】①栝楼薤白半夏汤合②涤痰汤

【来源】①《金匮要略》②《济生方》

【组成】①栝楼薤白半夏汤：栝楼12克，薤白9克，半夏12克；②涤痰汤：胆南星12克，竹茹3.5克，人参5克，茯苓10克，甘草2.5克，石菖蒲5克，陈皮8.5克，枳实10克。

【功效】通阳泄浊，豁痰宣痹。

【用法】水煎服，每日一剂。

【方解】方中瓜蒌理气宽胸，涤痰散结，半夏、橘红、茯苓、竹茹燥湿化痰，菖蒲、胆南星开窍豁痰，枳实降气以利平肝熄风。

【按语】痰浊每因过食肥甘，贪杯好饮，伤及脾胃，聚湿生痰；痰为阴邪，其性黏滞，易伤阳气，阻滞血行，而致气虚阳虚、湿浊痰阻。治疗应着重健运脾胃，在祛痰的同时，配伍健脾益气之品，以消生痰之源，痰化气行，则血亦行。必要时配以益气温阳之品。

【方二】黄连温胆汤

【来源】《六因条辨》

【组成】黄连6克，法半夏10克，陈皮10克，茯苓10克，甘草6克，枳实10克，竹茹6克，郁金15克。

【功效】理气化痰。

【用法】水煎服，每日一剂。

【方解】方以二陈汤的半夏、茯苓、橘红、甘草化痰理气，黄连、竹茹、枳实清泄痰热。加郁金以增强理气活血之力。

【按语】此型常用药物：天竺黄、天南星、半夏、栝楼、竹茹、苍术、桔梗、莱菔子、浙贝母。

4. 寒凝心脉证

【主症】卒然心痛如绞，心痛彻背，喘不得卧，多因气候骤冷或骤感风寒而发病或加重，心悸，胸闷气短，手足不温，冷汗出，面色苍白，苔薄白，脉沉紧或沉细。

【方一】①枳实薤白桂枝汤合②当归四逆汤加减

【来源】①《金匮要略》②《伤寒论》

【组成】桂枝6克，细辛3克，栝楼24克，薤白9克，当归12克，芍药9克，甘草6克，通草6克，细辛3克。

【功效】辛温散寒,宣通心阳。

【用法】加大枣 8 枚,水煎服,每日一剂。

【方解】方以瓜蒌、薤白、桂枝通阳开结温通络脉,当归本方中补血活血;白芍和营养血;桂枝温通经脉,宣通阳气;细辛温经散寒;通草通利经脉;炙甘草、大枣益气养血。

【按语】本证当以芳香走窜、温通行气类药物治疗为主:桂枝、吴茱萸、干姜、麝香、细辛、蜀椒、丁香、木香、安息香、苏合香等,近几年研制的喷雾剂、含化剂等速效、高效制剂,可用于急救。实验研究证实,芳香温通类药物大多含有挥发油,具有解除冠脉痉挛,增加冠脉血流量,减少心肌耗氧量,改善心肌供血作用,同时对血液流变性、心肌收缩力均有良好的作用。但此类药物具有辛香走窜之弊,应中病即止,以防耗伤阳气。

5. 气阴两虚证

【主症】心胸隐痛,时作时止,心悸气短,动则益甚,伴倦怠乏力,声低气微,面色㿠白,易于汗出,舌淡红,舌体胖且边有齿痕,脉细缓或结代。

【方一】生脉散

【来源】《医学启源》

【组成】人参 9 克,麦冬 9 克,五味子 6 克。

【功效】益气养阴,活血通脉。

【用法】加生姜三片,大枣 2 枚,水煎,空腹服。

【方解】方中人参甘温,益元气,补肺气,生津液,是为君药。麦门冬甘寒养阴清热,润肺生津,用以为臣。人参、麦冬合用,则益气养阴之功益彰。五味子酸温,敛肺止汗,生津止渴,为佐药。三药合用,一补一润一敛,益气养阴,生津止渴,敛阴止汗,使气复津生,汗止阴存,气充脉复,故名"生脉"。

【按语】药理研究证明,生脉散有正性肌力的作用,可增加冠状动脉血流量,改善心脏缺血状况,减少心肌耗氧量。

【方二】①增液汤合②四君子汤

【来源】①《温病条辨》②《和剂局方》

【组成】增液汤:玄参 30 克,麦冬 25 克,生地黄 25 克;四君子汤:党参 15 克,白术 15 克,茯苓 15 克,甘草 6 克。

【功效】益气养阴。

【用法】水煎服，每日一剂。

【方解】方中重用玄参养阴生津，启肾水以滋肠燥；麦冬甘寒，增液润燥；生地苦甘寒，养阴润燥，三药合用，养阴增液，增水行舟。党参、茯苓、白术、甘草健脾益气，驱邪外出。两方相合，共奏健脾益气养阴之效。

【按语】常用补心气药物：人参、党参、黄芪、大枣、太子参。药理研究证明，黄芪能增强正常心脏的收缩力，对中毒和疲劳而衰竭的心脏，有增强心肌收缩力的作用，尚能使冠状动脉和肾动脉扩张。生脉散有正性肌力的作用，可增加冠状动脉血流量，改善心脏缺血状况，减少心肌耗氧量。

6. 心肾阴虚证

【主症】心痛憋闷时作，虚烦不眠，腰膝酸软，头晕耳鸣，口干便秘舌红少津，苔薄或剥，脉细数或结代。

【方一】左归饮
【来源】《景岳全书》
【组成】熟地120克，山萸肉20克，枸杞子15克，山药15克，茯苓12克，甘草6克。
【功效】补益肾阴。
【用法】水煎服，每日一剂。
【方解】熟地、山萸肉、枸杞子滋补肝肾，养血填精；山药补脾肾，茯苓健脾渗湿，甘草调和诸药。
【按语】偏肾阴虚者用本方。

7. 心肾阳虚证

【主症】心悸而痛，胸闷气短，动则更甚，自汗，面色㿠白，神倦怯寒，四肢欠温，四肢肿胀，舌质淡胖，边有齿痕，苔白或腻，脉沉细而迟。

【方一】温肾汤
【组成】人参15克，炙甘草15克，干姜9克，炒白术15克，川附片9克，五灵脂9克，山楂9克，乳香3克，降香9克。
【来源】董建华主编《中国现代名中医医案精华》
【功效】温补阳气，振奋心阳。
【用法】药煎成去渣，冲如米醋一匙，趁热服。
【方解】人参补气健脾；干姜、附子温补肾阳；乳香、降香活血化瘀，振奋心阳；五灵脂、山楂活血化瘀，通经理气；炙甘草调和诸药。
【按语】董建华认为：老年人心肾气虚或阳虚，不能温润五脏，温煦心阳，故心痛发作时，疼痛症状可以不重，但体乏无力，畏冷胸闷，气短自汗却可能较甚, 予保元汤补益心脾肺肾诸脏, 冲服细辛、沉香各 0.5 克常有较好效果。老年人舌质紫黯, 有时可见瘀斑, 其心绞痛者出现率较高, 可用保元汤冲服复方血竭散(血竭、沉香、琥珀粉、冰片、三七、元胡)起补虚、理气、活血、定痛作用。

【方二】**右归丸**

【来源】《景岳全书》

【组成】熟地 15 克, 山茱萸 12 克, 山药 12 克, 当归 10 克, 肉桂 10 克, 枸杞 10 克, 鹿角胶 10 克, 菟丝子 10 克, 附子 3 克, 杜仲 12 克。

【功效】补益肾阴。

【用法】水煎服, 每日一剂。

【方解】方中附子、肉桂、菟丝子、山茱萸、熟地等温补肾阳, 鹿角胶、枸杞、当归益精养血。可加川芎、牛膝以助当归、肉桂温阳活血通络。

【按语】李明富认为: 阳虚心痛治宜益气温阳, 活血化瘀, 一般常选用党参、黄芪、白术益气扶正, 病情较重者加红参或人参; 肉桂、附子、淫羊藿、巴戟天、补骨脂、菟丝子、肉苁蓉、鹿茸等温经散寒, 温肾助阳; 川芎、丹参、莪术、当归、赤芍、红花等活血化瘀。

七、心肌梗死

【概述】

心肌梗死是冠状动脉闭塞, 血流中断, 使部分心肌因严重的持久性缺血而发生局部坏死。临床上有剧烈而较持久的胸骨后疼痛、发热、白细胞增多、红细胞沉降率加快、血清心肌酶活力增高及进行性心电图变化, 可发生心律失常、休克或心力衰竭。

心肌梗死属于中医胸痹之重症, 祖国医学称之为"真心痛""厥心痛"。其特点为剧烈而持久的胸骨后疼痛, 伴心悸、水肿、肢冷、喘促、汗出、面色苍白等症状, 甚至危及生命。

【治疗】

1. **气虚血瘀证**

【主症】心胸刺痛, 胸部闷滞, 动则加重, 伴短气乏力, 汗出心悸, 舌体胖大, 边有齿痕, 舌质黯淡或有瘀点瘀斑, 舌苔薄白, 脉弦细无力。

【方一】①保元汤合②血府逐瘀汤加减

【来源】①《博爱心鉴》②《医林改错》

【组成】人参9克，黄芪15克，桃仁9克，红花12克，川芎12克，丹参12克，赤芍9克，当归15克，柴胡6克，枳壳9克，桔梗12克，甘草6克。

【功效】益气活血。

【用法】水煎服，每日一剂。

【方解】人参、黄芪补益心气，桃仁、红花、川芎、失笑散活血化瘀，丹参、赤芍、当归养血活血，柴胡、枳壳、桔梗行气豁痰宽胸，甘草调和药物。

【按语】气虚重者可用补中益气汤加三七、红花等活血化瘀类。

【方二】人参养荣汤

【来源】《和剂局方》

【组成】人参12克，白术10克，茯苓10克，熟地10克，白芍15克，当归10克，黄芪15克，肉桂6克，陈皮10克，远志10克，五味子9克。

【功效】益气活血。

【用法】水煎服，每日一剂。

【方解】四君子汤补脾益气，四物汤去川芎补血养血，加黄芪助四君补气，加肉桂与白芍暖阴益营，远志、五味子补心安神。

【按语】临证可加丹参、红花、姜黄活血化瘀行气。

2. 寒凝心脉证

【主症】胸痛彻背，胸闷气短，心悸不宁，神疲乏力，形寒肢冷，舌质淡黯，苔白腻，脉沉无力，迟缓，或结、代。

【方一】当归四逆汤加减

【来源】《伤寒论》

【组成】当归12克，芍药9克，桂枝9克，附子6克，细辛3克，人参9克，甘草6克，通草6克，三七9克，丹参12克。

【功效】温补心阳，散寒通脉。

【用法】三七研末冲服，余药水煎服，每日一剂。

【方解】病人血虚，阳气不足，则寒邪乘虚而入侵经脉，阻碍阳气与营血的运行。治宜温经散寒，养血通脉。本方中当归补血活血；白芍和营养血；桂枝温通经脉，宣通阳气；细辛温经散寒；通草通利经脉；炙甘草、大枣益气养血，三七、丹参活血化瘀。

【按语】①胸痛并有瘀血之象，加川芎、赤芍、降香、乳香、元胡、筚拨。②痛剧而四肢不温，冷汗自出，即刻含化苏合香丸或麝香保。

【方二】瓜蒌薤白白酒汤

【来源】《金匮要略》

【组成】瓜蒌 15 克，薤白 10 克，制半夏 10 克，桂枝 10 克，枳实 10 克，制附子 5 克，丹参 20 克，檀香 6 克。

【功效】通阳散结、祛痰行气。

【用法】水煎服，每日一剂，每日 2 剂。

【方解】瓜蒌、薤白利气宽胸；桂枝温经通阳；制半夏降逆止呕；制附子温补肾阳，填精益髓；丹参、檀香行气活血化瘀。

【按语】本证当以芳香走窜、温通行气类药物治疗为主：桂心、吴茱萸、干姜、麝香、细辛、蜀椒、丁香、木香、安息香、苏合香等，近几年研制的喷雾剂、含化剂等速效、高效制剂，可用于急救。实验研究证实，芳香温通类药物大多含有挥发油，具有解除冠脉痉挛，增加冠脉血流量，减少心肌耗氧量，改善心肌供血作用，同时对血液流变性、心肌收缩力均有良好的作用。但此类药物具有辛香走窜之弊，应中病即止，以防耗伤阳气。

3. 正虚阳脱证

【主症】心胸绞痛，胸中憋闷，或有窒息感，喘促不宁，心慌，面色苍白，大汗淋漓，烦躁不安，或表情淡漠，重则神识昏迷，四肢厥冷，口开目合，手撒遗尿，脉疾数无力，或脉微欲绝。

【方一】四逆加人参汤加味

【来源】《伤寒论》

【组成】红参 15 克，熟附子 15 克，肉桂 6 克，山萸肉 12 克，龙骨 10 克，牡蛎 10 克，玉竹 12 克，炙甘草 6 克。

【功效】回阳救逆，益气固脱。

【方解】红参大补元气，附子、肉桂温阳，山萸肉、龙骨、牡蛎固脱，玉竹、炙甘草养阴益气。

【用法】水煎服，每日一剂。

【按语】亦可用参附注射液静脉滴注。

【方二】参附汤

【来源】《正体类要》

【组成】人参 12 克，熟附子 15 克。

【功效】回阳救逆，益气固脱。

【方解】方中人参大补元气，附子温肾壮阳，二药合用以奏益气回阳固脱之功。

【用法】水煎服，每日一剂。

【按语】亦可用参麦注射液或生脉注射液静脉滴注。

八、高血压病

【概述】

高血压病指体循环血压的持续性升高。高血压病可分为原发性和继发性高血压病两类。原发性高血压病是指迄今尚未阐明其原因的高血压病，其关键特征为动脉血压升高和持久。临床医学中有 96%～99% 的高血压病例具有血压升高原因不明的特点，是原发性高血压病。而因服用药物致血压升高、妊娠性高血压、患器质性疾病等凡是能找到血压升高原因的高血压病，都叫作继发性高血压病。高血压病可导致高血压性心脏病、动脉血管壁改变，并且是脑卒中、冠心病、视网膜病变、肾脏损害的致病因素，其中脑卒中和冠心病是高血压病的最常见并发症。

高血压病属于中医的"眩晕"范畴，是以头晕眼花为主的一种病症，轻者闭目可止，重者如坐舟船，旋转不定，不能站立，或伴有恶心、呕吐、汗出，甚则昏倒等症状。眩晕最早见于《内经》，称之为"眩冒"。在《内经》对本病的病因病机作了较多的论述，认为眩晕属肝所主，与髓海不足、血虚、邪中等多种因素有关。如，《素问·至真要大论》云："诸风掉眩，皆属于肝"；《灵枢·海论》曰："髓海不足，则脑转耳鸣，胫酸眩冒"；《灵枢·卫气》说："上虚则眩"。

【治疗】

1. 肝阳上亢证

【主症】眩晕，耳鸣，头目胀痛，口苦，失眠多梦，遇烦劳郁怒而加重，甚则仆倒，颜面潮红，急躁易怒，肢麻震颤，舌红苔黄，脉弦或数。

【方一】天麻钩藤饮加减

【来源】《杂病证治新义》

【组成】天麻9克，钩藤12克，石决明18克，栀子9克，黄芩9克，川牛膝12克，杜仲9克，益母草9克，桑寄生9克，夜交藤9克，朱茯神

9克。

【功效】平肝潜阳，清火熄风。

【用法】水煎服，每日一剂。

【方解】本方为治疗兼有热象的肝阳上亢，肝风内动证的常用方。方中天麻、钩藤平肝熄风清热为君；石决明平肝潜阳；牛膝补肝肾，引血下行共为臣；山栀子，黄芩清热；杜仲、桑寄生补肝肾；益母草活血；夜交藤养心安神、通络；茯苓宁心安神，健脾补中。上药合用，共奏平肝熄风，养阴清热之效。

【按语】若肝火上炎，口苦目赤，烦躁易怒者，酌加龙胆草、丹皮、夏枯草；若肝肾阴虚较甚，目涩耳鸣，腰酸膝软，舌红少苔，脉弦细数者，可酌加枸杞子、首乌，生地、麦冬、玄参；若见目赤便秘，可选加大黄、芒硝或当归龙荟丸以通腑泄热；若眩晕剧烈，兼见手足麻木或震颤者，加羚羊角、石决明、生龙骨、生牡蛎、全蝎、蜈蚣等镇肝熄风，清热止痉。

【方二】羚角钩藤汤

【来源】《通俗伤寒论》

【组成】用羚羊粉0.3~0.6克，钩藤9~15克，菊花9~15克，桑叶9~12克，生地15~30克，生白芍9~12克，川贝母6~9克，竹茹6~12克，茯神9~12克。

【功效】平肝潜阳，清火熄风。

【用法】水煎服，每日一剂。

【方解】羚羊角、钩藤凉肝息风解痉；桑叶、菊花轻清宣透；生地、白芍、甘草滋阴柔肝缓急；贝母、竹茹清热化痰；茯神宁心安神。

【按语】急躁易怒，肝热甚者加菊花、丹皮、龙胆草。兼见阴虚不足，眩晕头痛者加生地、枸杞子、珍珠母。

2. 气血亏虚证

【主症】眩晕动则加剧，劳累即发，面色㿠白，神疲乏力，倦怠懒言，唇甲不华，发色不泽悸少寐，纳少腹胀，舌淡苔薄白，脉细弱。

【方一】归脾汤

【来源】《济生方》

【组成】白术3克，当归3克，白茯苓3克，黄芪炒3克，远志3克，龙眼肉3克，酸枣仁炒3克，人参6克，木香1.5克，炙甘草10克。

【功效】补益气血，调养心脾。

【用法】加生姜、大枣，水煎服，每日一剂。

【方解】方中黄芪甘微温，补脾益气；龙眼肉甘温，既能补脾气，又能养心血，共为君药。人参、白术甘温补气，与黄芪相配，加强补脾益气之功；当归甘辛微温，滋养营血，与龙眼肉相伍，增加补心养血之效，均为臣药。茯神、酸枣仁、远志宁心安神；木香理气醒脾，与补气养血药配伍，使补而不滞，俱为佐药。炙甘草补气健脾，调和诸药，为使药。

【按语】若中气不足，清阳不升，兼见气短乏力，纳少神疲，便溏下坠，脉象无力者，可合用补中益气汤；若自汗时出，易于感冒，当重用黄芪，加防风、浮小麦益气固表敛汗；若脾虚湿盛，腹泻或便溏，腹胀纳呆，舌淡舌胖，边有齿痕，可酌加薏苡仁、炒扁豆、泽泻等，当归宜炒用；若兼见形寒肢冷，腹中隐痛，脉沉者，可酌加桂枝、干姜以温中助阳；若血虚较甚，面色㿠白，唇舌色淡者，可加阿胶、紫河车粉（冲服）；兼见心悸怔忡，少寐健忘者，可加柏子仁、合欢皮、夜交藤养心安神。

【方二】八珍汤

【来源】《正体类要》

【组成】党参 15 克，白术 12 克，茯苓 15 克，甘草 6 克，当归 15 克，白芍 15 克，川芎 15 克，熟地 120 克。

【功效】补益气血，调养心脾。

【用法】水煎服，每日一剂。

【方解】党参、白术、茯苓、甘草补气健脾；熟地、白芍、当归、川芎补血活血。全方合用，气血双补，固摄泪液。

【按语】若阴伤较甚，头晕目眩，舌光无苔，脉象细数者，可加生地、北沙参、枸杞、石斛；牙龈出血，鼻衄，酌加山栀、丹皮、白茅根、茜草、三七等凉血化瘀止血；若畏寒肢肿，淡白，脉沉细者，加黄芪、附子、肉桂、泽泻等以温阳益气，利水消肿。

3. 肾精不足证

【主症】眩晕日久不愈，精神萎靡，腰酸膝软滑泄，耳鸣齿摇；或颧红咽干，五心烦热淡嫩，舌红少苔，脉弱尺甚，少寐多梦，健忘，两目干涩，视力减退；或遗精舌红少苔，脉细数；或面色㿠白，形寒肢冷，舌淡苔白，脉沉迟。

【方一】左归丸

【来源】《景岳全书》

【组成】怀熟地 124 克，山药 12 克，枸杞 12 克，山茱萸 12 克，川牛膝（酒洗蒸熟）9 克，鹿角胶 12 克，龟板 12 克，菟丝子 12 克。

【功效】滋养肝肾，益精填髓。

【用法】水煎服，每日一剂。

【方解】方中重用熟地滋肾填精，大补真阴，为君药。山茱萸养肝滋肾，涩精敛汗；山药补脾益阴，滋肾固精；枸杞补肾益精，养肝明目；龟、鹿二胶，为血肉有情之品，峻补精髓，龟板胶偏于补阴，鹿角胶偏于补阳，在补阴之中配伍补阳药，取"阳中求阴"之义，均为臣药。菟丝子、川牛膝益肝肾，强腰膝，健筋骨，俱为佐药。诸药合用，共奏滋阴补肾，填精益髓之效。

【按语】肾阴不足，常有相火偏亢，可酌情选用知柏地黄丸或大补阴丸加减化裁。

【方二】六味地黄丸

【来源】《小儿药证直诀》

【组成】熟地黄 15 克，山茱萸 12 克，泽泻 15 克，丹皮 12 克，山药 12 克，泽泻 10 克。

【功效】滋养补肾。

【用法】水煎服，每日一剂。

【方解】方用熟地黄、山茱萸滋补肾阴；泽泻、丹皮泄浊；茯苓、淮山药健脾益气以滋生化之源。

【按语】阴虚火旺而烦躁，五心烦热，盗汗，失眠者，可加知母、黄柏滋阴泻火，气阴两虚而伴困倦，气短乏力，舌质淡红者，可加党参、黄芪、黄精益气。

4. 痰湿中阻证

【主症】眩晕，头重昏蒙，或伴视物旋转，胸闷恶心，舌苔白腻，脉滑。

【方一】半夏白术天麻汤

【来源】《医学心悟》

【组成】半夏 9 克，天麻 6 克，茯苓 6 克，陈皮 6 克，白术 15 克，甘草 3 克。

【功效】化痰祛湿，健脾和胃。

【用法】生姜一片，大枣二枚，水煎服，每日一剂。

【方解】方中法夏燥湿化痰，降逆止呕；天麻平肝熄风；云苓、白术健脾除湿以杜绝生痰之源；橘红理气化痰；生姜、大枣、甘草调和诸药。

【按语】若眩晕较甚，呕吐频作，视物旋转，可酌加代赭石、竹茹、生姜、旋覆花以镇逆止呕；若脘闷纳呆，加砂仁、白蔻仁等芳香和胃；若兼见耳鸣重听，可酌加郁金、菖蒲、葱白以通阳开窍；若痰郁化火，头痛头胀，心烦口苦，渴不欲饮，舌红苔黄腻，脉弦滑者，宜用黄连温胆汤清化痰热。

5. 瘀血阻窍证

【主症】眩晕，头痛，兼见健忘脉涩或细涩。失眠，心悸，精神不振，耳鸣耳聋，面唇紫暗，舌暗有瘀斑。

【方一】通窍活血汤
【来源】《医林改错》
【组成】赤芍3克，川芎3克，桃仁6克，红花9克，麝香0.15克，老葱6克，白芷12克，石菖蒲9克，全蝎5克，地龙9克。
【功效】祛瘀生新，活血通窍。
【用法】麝香研末吞服，余药加生姜三片，大枣七个，水煎服，每日一剂。
【方解】方中桃仁、红花直入血分，以行血中之滞，为君药。赤芍、川芎、红枣养血。老葱、麝香、生姜通上下之气，气通则血活，以调和营卫。全方共奏调气活血，通窍止痛之效。
【按语】气虚血瘀为主可用补阳还五汤加减：黄芪、当归、党参、桃仁、红花、赤芍、川芎、地龙、水蛭、菖蒲、远志、郁金。病久入络加全蝎、僵蚕、蜈蚣、地龙、水蛭、天麻、葛根。

【方二】桃红四物汤
【来源】《医宗金鉴·妇科心法要诀》
【组成】桃仁10克，红花10克，熟地10克，当归12克，川芎9克，赤芍10克。
【功效】祛瘀活血通窍。
【用法】水煎服，每日一剂。
【方解】方中当归、川芎、芍药、地黄养血活血；桃仁、红花活血化瘀。
【按语】若兼见神疲乏力，少气自汗等症，加入黄芪、党参益气行血；若兼畏寒肢冷，感寒加重，可加附子、桂枝温经活血。

九、脑血管病

【概述】

脑血管病包括脑出血，脑血栓形成，脑栓塞，蛛网膜下腔出血和高血压脑病等疾患。

本病属于祖国医学的"中风""卒中"等病范畴。对中风认识早在《内经》中就有"薄厥"等记载。在唐宋以前，以"外风"学说为主，多从"内虚邪中"立论。张仲景认为"络脉空虚"，风邪入中是本病发生的主因，并以邪中深浅、病情轻重而分为中经中络、中脏中腑。在治疗上，主要以疏风散邪，扶助正气为法。唐宋以后，突出以"内风"立论，是中风病因学说的一大转折。明代张景岳认为本病与外风无关，而倡导"非风"之说，并提出"内伤积损"的论点。《景岳全书》言："非风一症，即时人所谓中风症也。此症多见卒倒，卒倒多由昏愦，本皆内伤积损颓败而然，原非外感风寒所致。"叶天士始明确以"内风"立论，王清任指出中风半身不遂，偏身麻木是由于"气虚血瘀"所致，立补阳还五汤治疗偏瘫，至今仍为临床常用。

【治疗】

1. 阴虚风动证

【主症】平素头晕耳鸣，腰酸，突然发生口眼歪斜，言语不利，手指困动，甚或半身不遂，舌质红，苔腻，脉弦细数。

【方一】镇肝熄风汤加减

【来源】《医学衷中参西录》

【组成】怀牛膝 30 克，生赭石 30 克，生龙骨 15 克，生牡蛎 15 克，生龟板 15 克，生杭芍 15 克，玄参 15 克，天冬 15 克，川楝子 6 克，生麦芽 6 克，茵陈 6 克，甘草 4.5 克。

【功效】滋阴潜阳，熄风通络。

【用法】水煎服，每日一剂。

【方解】方中怀牛膝归肝肾经，重用以引血下行，并有补益肝肾之效，《本早经疏》谓其"走而能补，性善下行"；又用代赭石镇肝降逆；龙骨、牡蛎、龟版、白芍益阴潜阳，镇肝熄风；玄参、天冬以滋阴清热，壮水涵木；肝喜条达而恶抑郁，纯用重镇之品以强制之，势必影响其条达之性，故用茵陈、川楝子、生麦芽清泄肺热，疏肝理气，以利于肝阳的平降镇潜；甘草调和诸药，与生麦芽相配，并能和胃调中，防止金石类药物碍胃之弊。本方配伍特点，重用镇潜诸药，配伍滋阴之品，镇潜以治标，滋阴以治其本，标本兼顾，以治标为主，诸药合用，共奏镇肝熄风之效。

【按语】痰热较重，苔黄腻，泛恶，加胆星、竹沥、川贝母清热化痰；胸中烦热，加栀子、黄芩清热除烦。

【方二】建瓴汤
【来源】《医学衷中参西录》
【组成】生怀山药 30 克，怀牛膝 30 克，生赭石 24 克，生龙骨 18 克，生牡蛎 18 克，生地黄 18 克，生杭芍 12 克，柏子仁 12 克。
【功效】滋阴潜阳，熄风通络。
【方解】生赭石能镇肝息风，其下行之力又能通大便；牛膝引血下行，生地黄、生杭芍能清热滋阴；生龙牡镇肝潜阳，安神。
【用法】水煎服，每日一剂。
【按语】头痛较重者，加山羊角、石决明、夏枯草以清熄风阳；失眠多梦者，加珍珠母、龙齿、夜交藤、茯神以镇静安神。

2. 风阳上扰证

【主症】平素头晕头痛，耳鸣目眩，突然发生口眼㖞斜，舌强语謇，或手足重滞，甚则半身不遂等症，舌质红苔黄，脉弦。

【方一】天麻钩藤饮
【来源】《杂病证治新义》
【组成】天麻 9 克，钩藤 12 克，石决明 18 克，栀子 9 克，黄芩 9 克，牛膝 12 克，杜仲 9 克，益母草 9 克，桑寄生 9 克，夜交藤 9 克，朱茯神 9 克。
【功效】平肝潜阳，活血通络。
【用法】水煎服，每日一剂。
【方解】方中天麻、钩藤平肝熄风，用以为君，石决明性味咸平，功能平肝潜阳，除热明目，与天麻、钩藤合用，加强平肝熄风之力，川牛膝活血化瘀，引气血下行共为臣药。黄芩、山栀清肝泻火，益母草活血利水；杜仲、桑寄生补益肝肾；夜交藤、朱茯神安神定志，均为佐药。合而用之，共成平肝熄风，清热活血，补益肝肾之剂。

【按语】若因肝郁化火，肝火炎上，而症见头痛剧烈，目赤口苦，急躁，便秘溲黄者，加夏枯草、龙胆草、大黄。若兼肝肾亏虚，水不涵木，症见头晕目涩，视物不明，遇劳加重，腰膝酸软者，可选加枸杞、白芍、山萸肉。

【方二】 钩藤饮

【来源】《医宗金鉴·幼科杂病心法要诀》

【组成】人参3克，全蝎去毒0.9克，羚羊角（0.3克，磨粉冲服），天麻6克，炙甘草6克，钩藤9克。

【功效】平肝潜阳，活血通络。

【用法】水煎服，每日一剂。

【方解】天麻、钩藤平肝熄风清热；人参健脾益气，以防太过；全蝎、羚羊角息风止痉；炙甘草调和诸药。

【按语】阳亢风动之势较著者，加代赭石、生龙骨、生牡蛎，重镇潜阳，镇熄肝风；大便干燥者，加番泻叶、火麻仁，通腑泻热。

3. 风痰入络证

【主症】肌肤不仁，手足麻木，突然发生口眼歪斜，语言不利，口角流涎，舌强语謇，甚则半身不遂，或兼见手足拘挛，关节酸痛等症，舌苔薄白，脉浮数。

【方一】 化痰通络汤

【组成】半夏12克，茯苓9克，白术12克，胆南星6克，天竺黄9克，天麻9克，香附6克，丹参12克，大黄6克。

【功效】祛风化痰通络。

【方解】方中半夏、茯苓、白术建脾化湿；胆南星、天竺黄清热化痰；天麻平肝熄风；香附舒肝理气，调畅气机，助脾运以化湿；又配以丹参活血化瘀；大黄通腑泻热凉血，以防腑实，此大黄用量宜轻，以涤痰积滞为度，不可过量。

【用法】水煎服，每日一剂。

【方二】 大秦艽汤

【来源】《医方集解》

【组成】秦艽12克，川芎8克，独活8克，当归8克，白芍9克，石膏8克，甘草3克，羌活6克，防风8克，白芷8克，黄芩8克，白术12克，云苓10克，生地10克，熟地10克，细辛2克。

【功效】祛风化痰通络。

【用法】水煎服，每日一剂。

【方解】本方证以风邪为病因，病位在经络，病机为正气先虚，风邪乘虚入内，引致血气痹阻。方中秦艽祛风通络；羌活、独活、防风、白芷、细辛祛风散邪；当归、白芍、熟地、川芎养血柔筋，活血通络；白术、云苓益气健脾；黄芩、石膏、生地清热凉血；甘草调和诸药。

【按语】痰热较著者加胆南星、天竹黄。

4. 痰热腑实证

【主症】素有头痛眩晕，心烦易怒，突然发病，半身不遂，口舌歪斜，舌强语謇或不语，神识欠清或昏糊，肢体强急，痰多而黏，伴腹胀，便秘，舌质暗红，或有瘀点瘀斑，苔黄腻，脉弦滑或弦涩。

【方一】桃仁承气汤

【来源】《伤寒论》

【组成】桃仁 12 克，大黄 12 克，桂枝 6 克，甘草 6 克，芒硝 6 克。

【功效】通腑泄热，熄风化痰。

【用法】水煎服，每日一剂。

【方解】方中桃仁与大黄并用为君，桃仁活血破瘀，大黄破瘀泻热，两者配伍，痰热并治，桂枝通行血脉。

【按语】另可服至宝丹或安宫牛黄丸以清心开窍。亦可用醒脑静或清开灵注射液静脉滴注。

【方二】星蒌承气汤

【来源】《验方》

【组成】胆南星 10 克，全瓜蒌 15 克，生大黄 10 克，芒硝 10 克，白薇 10 克，地骨皮 10 克。

【功效】通腑泄热，熄风化痰。

【用法】水煎服，每日一剂。

【方解】承气汤通腑泻热，胆南星化痰息风定惊；全瓜蒌化痰开胸除痹；白薇、地骨皮清热凉血。

【按语】若腑实热结，腹胀便秘，苔黄厚，宜加生大黄，元明粉、枳实；痰热伤津，舌质干红，苔黄糙者，宜加沙参、麦冬、石斛。

5. 痰火瘀闭证

【主症】起病骤急，神昏或昏愦，半身不遂，烦躁不安，彻夜不眠，面赤身热，气粗口臭，躁扰不宁，苔黄腻。

【方一】羚羊钩藤汤

【来源】《通俗伤寒论》

【组成】羚羊角4.5克，双钩藤9克，霜桑叶6克，滁菊花9克，鲜生地15克，生白芍9克，川贝母12克，淡竹茹12克，茯神木9克，生甘草3克。

【功效】熄风清火，豁痰开窍。

【用法】水煎服，每日一剂。

【方解】方中羚羊角入肝经，凉肝熄风；钩藤清热平肝，熄风解痉，共为君药。配伍桑叶、菊花辛凉疏泄，清热平肝熄风，以加强凉肝熄风之效，用为臣药。鲜生地、白芍药、生甘草三味相配，酸甘化阴，滋阴增液，柔肝舒筋，上述药物与羚羊角、钩藤等清热凉肝熄风药并用，标本兼顾，可以加强熄风解痉之功；邪热亢盛，每易灼津成痰，故用川贝母、鲜竹茹以清热化痰；热扰心神，又以茯神木平肝，宁心安神，以上俱为佐药。生甘草调和诸药，又为使药。本方的配伍特点是以凉肝熄风药为主，配伍滋阴化痰、安神之品，故为凉肝熄风的代表方剂。

【按语】若痰热阻于气道，喉间痰鸣辘辘，可服竹沥水、猴枣散以豁痰镇惊；肝火旺盛、面红目赤，脉弦劲有力，宜酌加龙胆草。

6. 阴竭阳亡证

【主症】突然昏仆，不省人事，目合口张，鼻鼾息微，手撒肢冷，汗多，大小便自遗，肢体软，阴阳欲绝。

【方一】参附汤

【来源】《正体类要》

【组成】人参12克，熟附子15克。

【功效】益气回阳固脱。

【用法】水煎服，每日一剂。

【方解】方中人参大补元气，附子温肾壮阳，二药合用以奏益气回阳固脱之功。亦可用参麦注射液或生脉注射液静脉滴注。

【按语】若昏迷不醒，可静脉滴注醒脑静开窍醒神；若狂躁痉厥，可服紫雪丹；若心阳欲脱，关格病人，还可用灌肠法加强通腑降浊解毒作用。

【方二】四逆加人参汤

【来源】《伤寒论》

【组成】红参15克，熟附子15克，肉桂6克，山萸肉12克，龙骨10克，牡蛎10克，玉竹12克，炙甘草6克。

【功效】益气回阳固脱。

【用法】水煎服，每日一剂。

【方解】红参大补元气，附子、肉桂温阳，山萸肉、龙骨、牡蛎固脱，玉竹、炙甘草养阴益气。

【按语】若昏迷不醒，可静脉滴注醒脑静开窍醒神。

7. 气虚血瘀证

【主症】舌强不语，肢体偏枯不用，肢软无力，面色萎黄，舌质淡紫或有瘀斑，苔薄白，脉细涩或细弱。

【方一】补阳还五汤

【来源】《医林改错》

【组成】黄芪 120 克，当归尾 3 克，赤芍 5 克，地龙 3 克，川芎 3 克，红花 3 克，桃仁 3 克。

【功效】益气养血，化瘀通络。

【用法】水煎服，每日一剂。

【方解】方中重用生黄芪，大补脾胃之元气，令气旺血行，瘀去络通，为君药。当归尾长于活血，且有化瘀而不伤血之妙，是为臣药。川芎、赤芍、桃仁、红花助当归尾活血祛瘀，地龙通经活络，均为佐药。本方的配伍特点是大量补气药与少量活血药相配，使气旺则血行，活血而不伤正，共奏补气活血通络之功。

【按语】血虚甚，加枸杞、首乌藤以补血；肢冷，阳失温煦，加桂枝温经通脉。

十、慢性胃炎

【概述】

慢性胃炎一般没有黏膜糜烂，故常称为慢性非糜烂性胃炎。临床上分为慢性胃窦炎和慢性胃体炎两类。大多无明显症状，部分有消化道不良的表现，包括上腹饱胀不适特别在餐后、无规律性上腹隐痛、嗳气、泛酸、呕吐等。A 型胃炎可出现明显厌食和体重减轻，可伴有贫血。

本病可参照中医"胃脘痛""嘈杂""吞酸""呕吐"等病辨证治疗。本病与嗜饮烈酒、浓茶、辛辣、饮食无定、饥饱不均、情志抑郁、多思过劳、外邪内侵、病后伤胃及素体脾胃虚弱有关，病变脏腑在脾胃，也有涉及肝肾者。初病在气，病久入血；初病多实，病久多虚或虚实兼见。病机为脾失健运，胃失和降，中焦阻滞，虚实夹杂。临床上以脾胃不足、气滞、血瘀、湿热等多见。在治疗上，大多数以症候分类论治，其症状多少不一，各有侧重，除根据脏腑不足，不同实邪，加以补或攻或攻补兼施外，还应根据脾胃功能特点进行相应处理，还要注意饮食忌宜，巩固疗效。

【治疗】

1. 肝胃气滞证

【主症】胃脘痞胀疼痛或攻窜胁背，嗳气频作，苔薄白，脉弦。

【方一】柴胡疏肝散

【来源】《景岳全书》

【组成】柴胡6克，枳壳6克，白芍10克，香附6克，川芎6克，甘草3克。

【功效】疏肝理气。

【用法】用水煎服，每日一剂，每日3次，每次40ml。

【方解】方中用柴胡疏肝解郁为君药；香附理气疏肝，助柴胡以解肝郁；川芎行气活血而止痛，助柴胡以解开经之郁滞，二药相合，增其行气止痛之功，为臣药。陈皮、枳壳理气行滞；芍药、甘草养血柔肝，缓急止痛，为佐药。甘草兼调诸药，亦为使药之用。诸药相合，共奏疏肝行气，活血止痛之功。

【按语】若疼痛较甚者，可加川楝子、延胡索行气止痛；嗳气较频者可加沉香、旋复花顺气降逆。也可加郁金、青皮、木香等以加强理气解郁之效。

2. 寒邪犯胃证

【主症】胃脘冷痛暴作，呕吐清水痰涎，畏寒喜暖，口不渴。苔白，脉弦紧。

【方一】良附丸加味

【来源】《良方集腋》

【组成】高良姜、香附子等分，为末，以米饮汤加入生姜汁一匙，盐一撮，为水丸，每次服6克。

【功效】散寒止痛。

【用法】开水送服。或水煎服，每日一剂。

【方解】本方是治疗寒邪客胃，寒凝气滞的基础方。方中高良姜温胃散寒，香附行气止痛。

【按语】寒甚者，可加陈皮、吴茱萸加强散寒理气之力；兼见胸脘痞闷，不食，嗳气或呕吐，可加枳实、神曲、半夏、生姜等。

【方二】**正气天香散**

【来源】《中医内科学》七版。

【组成】乌药10克，陈皮10克，干姜6克，木香6克，当归10克，甘草6克。

【功效】散寒止痛。

【用法】上药研磨为细粉，每次6克，或水煎服，每日一剂。

【方解】乌药、木香、陈皮理气止痛；当归养血通络，甘草缓急止痛；干姜温中散寒。

【按语】寒邪重，痛势剧烈，手足逆冷，脉沉细者加附子、肉桂；肝经寒凝气滞（少腹拘急冷痛）加吴茱萸、小茴香；腹中冷痛，兼便秘加附子、大黄。

3. **胃热炽盛证**

【主症】胃痛急迫或痞满胀痛，嘈杂吐酸，心烦，口苦或黏。舌质红，苔黄或腻，脉数。

【方一】**清胃散**

【来源】《脾胃论》

【组成】黄连6克，当归3克，生地黄10克，丹皮5克，升麻12克。

【功效】泄热和胃。

【用法】研细末，水煎去滓，放冷服之。

【方解】方用苦寒之黄连为君，直泻胃府之火。升麻为臣，清热解毒，升而能散，可宣达郁遏之伏火，有"火郁发之"之意，与黄连配伍，则泻火而无凉遏之弊，升麻得黄连，则散火而无升焰之虞。胃热则阴血亦必受损，故以生地凉血滋阴；丹皮凉血清热，皆为臣药。当归养血和血，为佐药。升麻兼以引经为使。诸药合用，共奏清胃凉血之效。

【按语】兼便秘者，加大黄、芒硝以导热下行；若口渴饮冷，宜去当归，加玄参、天花粉以养阴生津；兼风火牙痛，可加防风、薄荷以疏风；牙龈出血者，加白茅根、仙鹤草凉血止血。

4. **食滞胃肠证**

【主症】胃脘胀痛，嗳腐吞酸或呕吐不消化食物，吐后痛缓。苔厚腻，脉滑或实。

【方一】**保和丸**

【来源】《丹溪心法》

【组成】山楂 180 克，神曲 60 克，半夏 90 克，茯苓 90 克，陈皮、连翘、莱菔子各 30 克，共研细末，糊丸，每次服 5~10 克。

【功效】消食导滞。

【用法】开水或炒麦芽汤送服，或按原方比例十分之一的用量，作汤剂煎服。

【方解】方中山楂善消肉食油腻之积；神曲消食健脾，能化酒食陈腐之积；莱菔子消食下气，可消麦面痰气之积；半夏、陈皮行气化滞，和胃止呕；茯苓健脾利水，和中止泻；连翘散结而清热，用麦芽汤送下，以增强消食之力。

【按语】食积较重，脘腹胀满用枳实导滞丸；食积化热加黄连；兼脾虚加白术、扁豆。

【方二】枳实导滞丸

【来源】《脾胃论》

【组成】大黄 9 克，枳实 9 克，神曲 10 克，云苓 8 克，黄芩 6 克，川连 6 克，白术 8 克，泽泻 6 克。

【功效】消食导滞。

【用法】水煎服，每日一剂。

【方解】病人湿热食滞，内阻肠胃，引致积滞内停、气机壅塞，故脘腹胀满疼痛；食积不消，湿热下注，故有泄泻或下痢；另外，热壅气阻，故出现大便秘结。方中大黄攻积泻热；枳实行气消积除胀；神曲消食化湿；黄芩、川连清热燥湿止痢；云苓、泽泻利水渗湿止痢；白术健脾止泻。

【按语】若腹张甚，加枳实、砂仁、槟榔以行气消滞；兼有虫积，可加使君子、榧子、槟榔以驱虫；兼脾虚者，加白术以健脾。

5. 瘀阻胃络证

【主症】胃痛较剧，痛如针刺或刀割，痛有定处，拒按，或大便色黑，舌质紫黯，脉涩。

【方一】①失笑散合②丹参饮加减

【来源】①《太平惠民和剂局方》②《医宗金鉴》

【组成】五灵脂 15 克，蒲黄 15 克，丹参 30 克，檀香 5 克，砂仁 5 克。

【功效】活血化瘀。

【用法】水煎服，每日一剂。

【方解】丹参、蒲黄、五灵脂活血消瘀止痛；檀香、砂仁行气和胃；三七活血止血；大黄荡涤肠胃，调畅气机。

【按语】疼痛严重者，可加乳香、没药活血止痛。

【方二】*少府逐瘀汤*

【来源】《医林改错》

【组成】当归 10 克，赤芍 12 克，五灵脂 10 克，元胡 10 克，干姜 10 克，小茴香 6 克，桃仁 12 克，红花 10 克，乌药 12 克。

【功效】活血化瘀。

【用法】水煎服，每日一剂。

【方解】方中当归、赤芍、桃仁、红花、五灵脂活血化瘀；干姜、小茴香温经通阳；元胡、乌药行气化瘀止痛。

【按语】胃痛甚者，加延胡索、木香、郁金、枳壳、百草霜；气虚无以行血（四肢不温，舌淡脉弱），加党参、黄芪、仙鹤草；便黑，加三七粉、白芨粉，阴虚（口干咽燥，舌光无苔，脉细），加生地、麦冬。

6. 胃阴亏虚证

【主症】胃痛隐作，灼热不适，嘈杂似饥，食少口干，大便干燥，舌红少津，脉细数。

【方一】①一贯煎合②芍药甘草汤加减

【来源】①《柳州医话》②《伤寒论》

【组成】沙参 10 克，麦冬 10 克，当归 10 克，生地黄 20 克，枸杞子 10 克，川楝子 5 克，白芍 12 克，甘草 6 克。

【功效】养阴益胃。

【用法】水煎服，每日一剂。

【方解】沙参、麦冬、生地、枸杞子养阴益胃；当归养肝活血而具疏通之性；川楝子、生白芍疏肝理气，和胃止痛；芍药、甘草缓急止痛。

【按语】大便干者，加元参、酒军。

【方二】*麦门冬汤*

【来源】《金匮要略》

【组成】太子参 12 克，麦冬 15 克，粳米 15 克，竹茹 10 克，石斛 10 克，桑叶 10 克，法夏 6 克。

【功效】养阴益胃。

【用法】水煎服，每日一剂。

【方解】方中重用麦门冬甘寒清润，入肺胃两经，养阴生津，滋液润燥，以清虚热，为君药。臣以人参、甘草、粳米、大枣益胃气，养胃阴，中气充盛，则津液自能上归于肺。肺胃气逆，故佐以少量半夏降逆下气，化其痰涎，虽属辛温之性，但与大量麦门冬配伍则其燥被制，且麦门冬得半夏则滋则不腻，相反相成。其中甘草并能润肺利咽，调和诸药，以为使。药仅六味，主从有序，润降得宜，生胃阴而润肺燥，下逆气而止浊唾，亦补土生金，虚则补母之法。

【按语】若兼见胃脘灼痛，嘈杂泛酸者，可加吴茱萸、黄连、广木香；胃脘隐隐胀痛，可加绿萼梅、佛手。

7. 脾胃虚寒证

【主症】胃痛绵绵，空腹为甚，得食则缓，喜热喜按，泛吐清水，神倦乏力，手足不温，大便多溏。舌质淡，脉沉细。

【方一】黄芪建中汤

【来源】《金匮要略》

【组成】黄芪20克，白芍18克，桂枝10克，生姜10克，饴糖30克，大枣4枚。

【功效】温中健脾。

【用法】水煎去滓，加饴糖溶化温服，每日一剂。

【方解】黄芪建中汤于小建中汤内加黄芪，是增强益气建中之力，阳生阴长，诸虚不足之证自除。

【按语】如气虚乏力明显者，应重用黄芪，并加党参，以增强补气作用；畏寒，肢冷，宜加附子温阳祛寒；心悸不宁，脉细而弱者，加熟地、首乌、酸枣仁等补血养心。

【方二】理中丸

【来源】《伤寒论》

【组成】人参9克，干姜9克，炙甘草9克，白术9克。

【功效】温中健脾。

【用法】蜜丸，日服2~3次，每次9克，温开水送下；或作汤剂，用量按原方比例酌定，水煎取汁，分二次温服。服后饮热粥适量，并加衣盖被。

【方解】方中干姜大辛大热，直入脾胃，为温中祛寒，振奋脾阳之要药，为君药；人参甘而微温，补气健脾，促进运化，为臣药。君臣相合，甘温辛热，温补阳气。白术苦温，健脾燥湿，配人参复脾运而正升降，为佐药。炙甘草甘温，益气补中，缓急止痛，兼和诸药，为使药。四药相合，共奏温中祛寒，补气健脾之功。

【按语】泛酸者，加吴茱萸、瓦楞子；泛吐清水较多，加干姜、陈皮、半夏、茯苓；寒重痛甚，呕吐肢冷者，加大建中汤或理中丸。

十一、慢性肝炎

【概述】

慢性病毒性肝炎，多由乙型或非甲非乙型急性肝炎迁延不愈而成。一般病程在 6 个月以上要包括慢性迁延性肝炎和慢性活动性肝炎两类，原因尚未明了，可能与患者年龄、营养及免疫状态，治疗延误，过早活动，继发感染等因素有关。

本病与中医"胁痛""黄疸"等病有相似之处，慢性肝炎有无黄疸，其成因与正虚及湿热有很大关系。正气不能驱邪外出，湿热疫毒之邪长期羁伏于体内，正邪双方于长期对峙局面，导致病情迁延不愈而成为急慢性肝炎的基本病机。慢性肝炎病变脏腑主要是肝、脾、肾，以气虚、阴虚多见，其病邪除湿热疫毒外，尚有气滞、血瘀。慢性肝炎的治疗，攻邪在于化毒，补正在于护肝，但攻邪不能拔苗助长，补正要防塞碍运化。调气不宜破气，散瘀不宜破血；解毒不宜专任苦寒，化湿不宜过用苦燥，既要调益整体，又要着眼于局部；既活肝之用，又活肝之体。

【治疗】

1. 肝胆湿热证

【主症】身目俱黄，黄色鲜明，发热口渴，心中懊恼，口干而苦，恶心欲吐，腹满胁痛，大便秘结或呈灰白色，小便短黄。舌红、苔黄腻，脉弦数。

【方一】茵陈蒿汤

【来源】《伤寒论》

【组成】茵陈 20 克，栀子 10 克，大黄 10 克。

【功效】清热利湿，佐以泄下。

【用法】后二药加水 500 毫升，煮沸 10 至 15 分钟后，再将茵陈加入其中，沸后取汁 300 毫升，分 2 次服。

【方解】方中重用茵陈为君药，以其善能利湿退黄，为黄疸之主药。臣以栀子清热降火，通利三焦，引湿热自小便而出。佐以大黄泻热逐瘀，通利大便，导瘀热由大便而下。三药合用，以利湿与泄热相伍，使二便通利，前后分消，湿热得行，瘀热得下，则黄疸自退。

【按语】上方可酌加黄柏、猪苓、茯苓等清热利湿之药，若恶心呕吐者，加竹茹、黄连；若脘腹胀闷者，加枳实、厚朴；若胁痛较重者，加柴胡、郁金。

【方二】 三石汤

【来源】《温病条辨》

【组成】生石膏 30 克，寒水石 30 克，滑石 15 克，金银花 15 克。

【功效】清热利湿，佐以泄下。

【用法】水煎服，每日一剂。

【方解】方中生石膏、寒水石为君；滑石、金银花为臣。

【按语】如砂石阻滞胆道，宜用大柴胡汤加茵陈、金钱草、郁金；如因虫体阻滞胆道，宜用乌梅丸加茵陈、山栀。

2. 湿困脾胃证

【主症】身目俱黄，黄色晦滞，头重身困，胸脘痞满，恶心纳少，腹胀，大便溏垢。苔腻微黄，脉弦滑或濡缓。

【方一】 茵陈五苓散

【来源】《金匮要略》

【组成】茵陈 15 克，云苓 15 克，白术 10 克，猪苓 20 克，泽泻 15 克，桂枝 6 克。

【功效】利湿化浊，佐以清热。

【用法】先将后 5 味药水煎沸后再加茵陈，稍候取汁 300 毫升，分 2 次服。

【方解】本方为五苓散加茵陈组成，方中重用泽泻为君，取其甘淡性寒，直达肾与膀胱，利水渗湿。臣以茯苓、猪苓之淡渗，增强利水渗湿之力。佐以白术健脾而运化水湿，转输精津，使水精四布，而不直驱于下。又佐以桂枝，一药二用，既外解太阳之表，又内助膀胱气化。

【按语】上方可酌加藿香、蔻仁，宣利气机；呕逆者，可加制半夏、陈皮；腹胀甚者加大腹皮、木香；若湿热并重可用甘露消毒丹。

【方二】 茵陈胃苓汤

【来源】《丹溪心法》

【组成】茵陈 15 克，云苓 15 克，白术 10 克，猪苓 15~20 克，泽泻 15 克，苍术 10 克，厚朴 10 克，陈皮 15 克，甘草 6 克。

【功效】利湿化浊，佐以清热。

【用法】水煎服，每日一剂。

【方解】方中五苓散利湿化浊；茵陈清热利湿、利胆退黄；厚朴、陈皮益气健脾、燥湿化痰；甘草调和诸药。

【按语】若初起兼表证，可用麻黄连翘赤小豆汤。

3. 热毒炽盛证

【主症】发病急骤，黄疸迅速加深，色黄如金。伴有高热烦渴，神昏谵语，或见衄血，便血，肌肤瘀斑。舌质红绛，苔黄而燥，脉弦滑数。

【方一】犀角散

【来源】《备急千金要方》

【组成】犀角（水牛角代）1.5~3克，黄连10~15克，山栀15克，升麻12克，茵陈30克。

【功效】清热解毒，凉营开窍。

【用法】水煎服，每日一剂。

【方解】用犀角清热凉血；黄连清上焦之热；栀子清泄肝经之火；茵陈利湿退黄，升麻助犀角以增清热解毒之功；全方具有清热解毒凉血之功。

【按语】可酌丹皮、玄参、石斛，以增强解毒凉血之力。

【方二】黄连解毒汤

【来源】《外台秘要》

【组成】川连9克，黄芩9克，黄柏9克，栀子10克。

【功效】清热解毒，凉营开窍。

【用法】水煎服，每日一剂。

【方解】本方中川连、黄芩、黄柏苦寒泄降，清热解毒，其中川连清上、中焦火热；黄芩清上焦火热；黄柏清下焦火热；栀子清泻三焦，导热外出。

【按语】如神昏谵语可服安宫牛黄丸或至宝丹；如衄血、便血或肌肤瘀斑重者，加地榆炭、柏叶炭；小便短少不利，或出现腹水者，加木通、白茅根、车前草、大腹皮等。

4. 寒凝阳衰证

【主症】病程较长，身目俱黄，黄色晦暗，纳少脘闷，或腹胀便溏，神疲畏寒，口淡不渴。舌淡，苔白腻，脉濡缓或沉迟。

【方一】茵陈术附汤

【来源】《医学心悟》

【组成】茵陈15~20克，白术10克，制附子10克，干姜3克，肉桂3克，甘草10克。

【功效】温中化湿，健脾和胃。

【用法】水煎服，每日一剂。

【方解】本方温化凝滞，利湿退黄。方中茵陈除湿利胆退黄，附子、干姜温中散寒，佐以白术、甘草健脾和胃。

【按语】本方还可加茯苓、泽泻等利湿之品。

【方二】附子理中丸加减
【来源】《太平惠民和剂局方》
【组成】熟附子10克，人参15克，白术10克，干姜10克，甘草6克。
【功效】温中化湿，健脾和胃。
【用法】水煎服，每日一剂。
【方解】方以辛热之附子、干姜温中焦脾胃而祛里寒；人参大补元气，白术健脾燥湿，炙甘草益气和中。诸药合用，温中化湿，健脾和胃。

【按语】若腹胀苔厚者，去白术、甘草，加苍术、厚朴；若胸胁刺可用鳖甲煎丸。

十二、慢性结肠炎

【概述】

慢性结肠炎是一种慢性、反复性、多发性以结肠、乙状结肠和直肠为发病部位。症状为左下腹疼、腹泻、里急后重、时便下黏液、便秘或泄泻交替性发生、时好时坏、缠绵下断、反复发作。现代医学认为慢性结肠炎是由感染，自身免疫性因素遗传，神经精神等因素造成的结肠炎性改变。

本病多属中医的"泄泻""久痢"范畴。临床表现一般有大便溏薄，夹有黏液，甚则腹痛，便下脓血等症。其主要病变在脾胃和大肠，亦有肝肾所引起，而脾虚是导致本病的主要因素。本病属本虚标实，虚者以脾肾两虚为多，实者有气滞、寒湿、水饮、湿热等，虚实夹杂亦不少见，其治疗选方应随证选用。脾虚者宜健脾益气，肾虚者宜温肾固涩，肝旺乘脾者抑肝扶脾。攻邪不可过用伐品，补虚不可纯用甘温；有邪慎涩，虚重慎利。此外，在治疗的同时，适当注意饮食调护，避免生冷油腻等食物，才能有助于提高疗效。

【治疗】

1. 寒湿泄泻证

【主症】泄泻清稀，甚至如水样，腹痛肠鸣，脘闷食少，恶寒，发热，头痛，肢体酸痛，苔白腻，脉濡缓。

【方一】藿香正气散

【来源】《太平惠民和剂局方》

【组成】藿香 10 克，紫苏 10 克，白芷 6 克，厚朴 10 克，大腹皮 10 克，半夏 12 克，陈皮 10 克，茯苓 12 克，白术 12 克。

【功效】散寒化湿。

【用法】上为细末，每服二钱（6 克），水一盏，姜三片，枣一枚，同煎于七分，热服。

【方解】方中藿香用量偏重，既取其辛温而解在表之风寒，又以其芳香而化在里之湿浊，且可辟秽和中，升清降浊，故本方以其为君药。配以紫苏、白芷辛香发散，助藿香外散风寒，兼可芳化湿浊；半夏曲、陈皮燥湿和胃，降逆止呕；白术、茯苓健脾运湿，和中止泻；厚朴、腹皮行气化湿，畅中除满；桔梗宣肺利膈，既益于解表，又助其化湿；生姜、大枣、甘草谐营卫而调药和中。综合全方，具有表里双解，化湿辟秽，升清降浊，理气和中之功，能使风寒外散，湿浊内化，气机通畅，脾胃调和，则寒热吐泻自愈。若感触山岚瘴气，以及水土不服者，亦可以此化浊辟秽，快气和中而一并治之。

【按语】本证治疗要点重在芳香化湿，湿邪得除，泄泻自止。且勿妄投收涩、补益之品；除服药外，尚宜服热米粥以助药力，并注意腹部保暖；如病情较重，泄泻次数较频，可每隔 4～6 小时服药 1 次。若外感风寒，内有湿浊者，可选用荆防败毒散；若湿困于脾，脘闷纳呆，加砂仁、神曲；寒湿内阻加干姜、苍术。

2. 湿热伤中证

【主症】泄泻腹痛，泻下急迫如水，泻而不爽，粪色黄褐，气味臭秽，肛门灼热，身热烦渴，小便短赤。舌质红，苔黄腻，脉滑数或濡数。

【方一】葛根芩连汤

【来源】《伤寒论》

【组成】葛根 15 克，黄芩 12 克，黄连 8 克，炙甘草 6 克。

【功效】清热利湿。

【用法】上四味，以水八升，先煮葛根，减二升，纳诸药，煮取二升，去滓，分温再服。

【方解】方中重用葛根甘辛而平，既能解表退热，又能升发脾胃清阳之气而止下利，为君药。臣以黄芩、黄连清热燥湿，厚肠止利。使以甘草甘缓和中，协调诸药。四药合用，共成解表清里之剂。原方先煮葛根，后纳诸药，则解肌之力优而清里之力锐，使表解里和，身热下利自愈。

【按语】葛根芩连汤意在清热、利湿、解毒，有具有坚阴厚肠胃的作用。故苦寒燥湿而无伤脾之虑。但苦寒之品用量不宜过大或过久。葛根升清止泻、清热解肌、透邪外出，可重用至 20~30 克，黄芩、黄连常用 5～10 克，苦参 6~9 克，为宜。

【方二】香连丸
【来源】《太平惠民和剂局方》
【组成】黄连 10 克，木香 10 克。
【功效】清热利湿。
【用法】黄连、吴茱萸二味同炒，去吴茱萸，加木香，为丸。亦可作汤剂。
【方解】黄连清热燥湿，木香理气止痛。
【按语】有风热表证者，加金银花、连翘、薄荷；湿邪偏盛者，加藿香、厚朴、茯苓、猪苓、泽泻、灯心草、六一散；盛夏之季腹泻较重者，加香薷、佩兰、荷叶、扁豆，或新加香薷饮合六一散。后方最好温汤调服，每次 10 克，每日 3 次。夹食滞者，加神曲、麦芽、山楂。

3. 食滞肠胃证

【主症】腹痛肠鸣，脘腹胀满，泻下粪便，臭如败卵，泻后痛减，嗳腐吞酸，泻下伴有不消化食物，不思饮食。舌苔垢浊或厚腻，脉滑。

【方一】保和丸
【来源】《丹溪心法》
【组成】神曲 15 克，山楂 15 克，茯苓 15 克，制半夏 10 克，陈皮 10 克，莱菔子 10 克，连翘 12 克。
【功效】消食导滞。
【用法】水煎服，每日一剂。
【方解】方中山楂消肉食油腻之积，神曲化酒食陈腐之积；莱菔子消谷面痰气之积；法夏、陈皮行气化滞止呕；云苓健脾渗湿止泻；连翘清热散结。
【按语】食积较重，脘腹胀满用枳实导滞丸；食积化热加黄连；兼脾虚加白术、扁豆。

【方二】枳实导滞丸
【来源】《脾胃论》
【组成】大黄 9 克，枳实 9 克，神曲 10 克，云苓 8 克，黄芩 6 克，川连 6 克，白术 8 克，泽泻 6 克。
【功效】消食导滞。

【用法】水煎服，每日一剂。

【方解】病人湿热食滞，内阻肠胃，引致积滞内停、气机壅塞，故脘腹胀满疼痛；食积不消，湿热下注，故有泄泻或下痢；另外，热壅气阻，故出现大便秘结。方中大黄攻积泻热；枳实行气消积除胀；神曲消食化湿；黄芩、川连清热燥湿止痢；云苓、泽泻利水渗湿止痢；白术健脾止泻。

【按语】食积较重，脘腹胀满，可用枳实导滞丸以荡涤积滞；食积化热，加黄连、兼脾虚，加白术、扁豆。

4. 脾胃虚弱证

【主症】便时溏时泻，完谷不化，迁延反复，食少，食后脘闷不适，稍进油物，则便次明显增多，面色萎黄，神疲倦怠。舌质淡，苔薄白，脉细弱。

【方一】参苓白术散
【来源】《太平惠民和剂局方》
【组成】党参15克，白术15克，山药15克，扁豆15克，莲子肉15克，茯苓15克，薏苡仁20克，砂仁3克，桔梗3克。
【功效】健脾益气，化湿止泻。
【用法】上为细末，每服6克，大枣汤调下。
【方解】本方中人参、淮山、莲子益气健脾，和胃止泻；白术、云苓、薏苡仁、白扁豆健脾渗湿，止泻；砂仁、陈皮理气宽胸；桔梗为药引，引药上行；炙甘草益气和中。
【按语】腹胀便溏者，加厚朴、陈皮、广木香以理气消胀；腹中畏寒者，加肉桂、干姜等以温中散寒

【方二】香砂六君子汤
【来源】《古今名医方论》
【组成】人参3克，白术10克，甘草6克，陈皮15克，半夏6克，砂仁6克，木香6克。
【功效】健脾益气，化湿止泻。
【用法】水煎服，每日一剂。
【方解】方中六君子汤健脾化痰止呕；加木香行气止痛、温中和胃；调中理气，开胃消食，健脾止吐。
【按语】若脾阳虚衰，阴寒内盛者，宜用附子理中汤加吴茱萸、附子、肉桂，以温中散寒；若久泻不止，中气下陷者，可用补中益气汤。

5. 肾阳虚衰证

【主症】黎明之前，脐腹作痛，肠鸣即泻完谷不化，泻后则安，腹部喜

温，形寒肢冷，腰膝酸软，舌淡苔白，脉沉细。

【方一】 四神丸

【来源】《证治准绳》

【组成】 补骨脂 15 克，肉豆蔻 15 克，吴茱萸 10 克，五味子 10 克。

【功效】 温肾健脾，固涩止泻。

【用法】 上为末，生姜 12 克，红枣五十枚，用水一碗。煮姜、枣，水干，取枣肉，丸桐子大，每服 6~9 克，空心食前服。

【方解】 本方证为肾阳虚衰，命门之火不能温暖脾土，以至脾肾虚寒，运化无力，固摄无权所致。方中补骨脂辛苦性热而补命门，为壮火益土之要药，故为君药；肉豆蔻温脾肾而涩肠止泻；吴茱萸暖脾胃而散寒除湿，二药合用，既助主药温暖脾肾治本，又可治标，并为臣药；五味子收涩固肠，助肉豆蔻涩肠止泻，生姜温中散寒，助吴茱萸温暖脾胃；大枣滋养脾胃，并为佐使药。如此配合，则肾温脾暖，大肠固而运化复，自然泄泻止，诸症皆愈。

【按语】 可选用附子理中汤：用于脐腹冷痛；真人养脏汤：用于泻下滑脱不禁，或虚坐努责。

【方二】 右归丸

【来源】《景岳全书》

【组成】 熟地 15 克，山茱萸 12 克，山药 12 克，当归 10 克，肉桂 10 克，枸杞 10 克，鹿角胶 10 克，菟丝子 10 克，附子 3 克，杜仲 12 克。

【功效】 温补肾阳，固涩止泻。

【用法】 水煎服，每日一剂。

【方解】 方中附子、肉桂、菟丝子、山茱萸、熟地等温补肾阳，鹿角胶、枸杞、当归益精养血。可加川芎、牛膝以助当归、肉桂温阳活血通络。

【按语】 若脐腹冷痛，可选用附子理中汤；若年老体衰，久泻不止，脱肛，加黄芪、党参、升麻、白术；若泻下滑脱不禁，或虚坐努责，可选用真人养脏汤；脾虚肾寒不著，反见心烦嘈杂，大便夹有黏冻，可用乌梅丸。

6. 肝气郁滞证

【主症】 素有胸胁胀闷，嗳气食少，抑郁恼怒或情绪紧张时发生腹痛泄泻，腹中雷鸣，攻窜作痛，矢气频作，舌淡红，脉弦。

【方一】 痛泻要方

【来源】《景岳全书》

【组成】 白术 10 克，防风 10 克，白芍 10 克，陈皮 12 克。

【功效】抑肝扶脾。

【用法】水煎服，每日一剂。

【方解】痛泻之证由土虚木乘，肝脾不和，脾运失常所致。方中白术苦甘而温，补脾燥湿以治土虚，为君药。白芍酸寒，柔肝缓急止痛，与白术相配，于土中泻木，为臣药。陈皮辛苦而温，理气燥湿，醒脾和胃，为佐药。配伍少量防风，具升散之性，与术、芍相伍，辛能散肝郁，香能舒脾气，且有燥湿以助止泻之功，又为脾经引经之药，故兼具佐使之用。四药相合，可以补脾胜湿而止泻，柔肝理气而止痛，使脾健肝柔，痛泻自止。

【按语】乌梅败酱方治疗溃疡性结肠炎：乌梅 12~15 克，败酱草 12 克，黄连 4.5~6 克，木香（后下）9 克，当归 10 克，炒白芍 12~15 克，炒枳实 10 克，太子参 12 克，炒白术 10 克，茯苓 15 克，葛根 12 克，炙甘草 6 克，水煎服，日 1 剂。功用：清热化湿，调气行血，健脾抑肝。适用于慢性非特异性结肠炎。

【方二】木香顺气散

【来源】《万病回春》卷二

【组成】木香 10 克，青皮 10 克，桔皮 10 克，甘草 6 克，枳壳 10 克，川朴 10 克，乌药 10 克，香附 10 克，砂仁 6 克，柴胡 10 克。

【功效】疏肝理气、开胸解郁。

【用法】水煎服，每日一剂。

【方解】木香、青皮、桔皮疏肝理气、消积化滞；乌药、香附理气解郁，止痛；枳壳破气，行痰，消积；砂仁调中理气，开胃消食，健胃止吐；柴胡疏肝解郁，升举阳气。

【按语】久泻不止，加乌梅、石榴、诃子肉、山楂、甘草；胸胁脘腹胀满疼痛，嗳气，加柴胡、木香、郁金、香附；神疲乏力，纳呆，加党参、茯苓、扁豆、鸡内金。

十三、急性肾小球肾炎

【概述】

急性肾小球肾炎简称急性肾炎，是以急性起病、血尿、水肿、蛋白尿、高血压为主要症状的一组疾病。本病是内、儿科的常见病、多发病，可由多种原因引起，以链球菌感染后的急性肾炎最为多见。任何年龄均可发病，但以学龄儿童最多，青年次之，中年及老年较少见。链球菌感染中以上呼吸道感染发病率最高，其次为皮肤感染；除链球菌外，其他如细菌、病毒、霉菌、原虫等感染，也可引起急性肾炎综合征，其临床表现与急性链球菌感染后肾炎相似。诊断标准：起病较急，病情轻重不一；有镜下及肉眼血尿、蛋白尿，可有管型尿，常有高血压及水钠潴留症状，有时有短暂的氮质血症，B超检查双肾无缩小；部分病例有急性链球菌或其他病原微生物的感染，多在感染后1~4周发病。

本病属中医的"风水""肾风"的范畴。

【治疗】

1. 风水泛滥证

【主症】 水肿以头面、眼睑、手为主，重则下肢及全身浮肿，恶寒腰痛，肢节酸楚，小便不利；或咽痛，腰痛乏力，小便短赤，舌苔薄白或薄黄，脉象浮紧或浮数。

【方一】 越婢加术汤

【来源】《金匮要略》

【组成】 麻黄12克，石膏25克，生姜9克，甘草6克，白术12克，大枣15克。

【功效】 疏风清热，宣肺利水。

【用法】 上药六味，以水1.2升，先煮麻黄，去上沫，纳诸药，煮取600毫升，分三次温服。

【方解】 方中主用麻、石、术三味。麻黄、生姜宣肺祛风，《本草纲目》载："麻黄散目赤肿痛、水肿风症"，又"盖皮毛外闭，则邪热内攻，故用麻黄引出营分之邪"。重用石膏以清热除邪，并防麻黄之辛温之弊。苍术、甘草、大枣燥湿健脾利水。药证合拍，用之使肺气宣通，湿热得清，风水自消，而获桴鼓之效。

【按语】 风寒偏盛，去石膏，加苏叶、桂枝、防风祛风散寒；若风热偏盛，可加连翘、桔梗、板蓝根、鲜芦根，以清热利咽，解毒散结；若咳喘较甚，可加杏仁、前胡，以降气定喘；如见汗出恶风，卫阳已虚，则用防己黄芪汤加减，以益气行水；若表证渐解，身重而水肿不退者，可按水湿浸渍证论治。

【方二】 五皮饮

【来源】《华氏中藏经》

【组成】 陈皮9克，茯苓皮9克，姜皮9克，桑皮9克，大腹皮9克。

【功效】疏风清热，宣肺利水。

【用法】水煎服，每日一剂。

【方解】方中茯苓皮、健脾渗湿；陈皮理气醒脾化湿，湿去则不致聚而成水；桑白皮泻肺行水；大腹皮行水宽张；生姜皮宣胃阳以散水，水去则不致溢而为肿，五皮合用，具有输脾利水之功。

【按语】若肿甚而喘，可加麻黄、杏仁、葶苈子宣肺泻水而平喘。浮肿甚，大便溏薄，可加黄芪、桂枝益气通阳，或加补骨脂、附子温肾助阳。并适当注意营养，可用黄豆、花生佐餐，作为辅助治疗，多可调治而愈。

2. 湿毒浸淫证

【主症】除面部水肿外，尚可见全身四肢水肿，小便不利，身发疮毒，甚则溃烂，舌苔薄黄，舌质较红，脉象滑数。

【方一】 麻黄连翘赤小豆汤

【来源】《伤寒论》

【组成】麻黄 10 克，杏仁 10 克，桑白皮 10 克，连翘 30 克，赤小豆 30 克，甘草 3 克，姜皮 3 克，大枣 5 枚，怀牛膝 10 克，车前子 15 克，冬瓜皮 15 克。

【功效】宣肺解毒，利湿消肿。

【用法】水煎服，每日一剂。

【方解】方中麻黄散寒解表，是为君药；连翘、生桑白皮清热解毒；杏仁降气平喘；赤小豆清热除湿，同为辅药；姜、枣调和营卫，监制诸药之偏，甘草和中解毒，是为佐使，加牛膝活血利水；车前子、冬瓜皮利水渗湿。

【按语】脓毒甚者，当重用蒲公英、紫花地丁清热解毒；湿盛糜烂者，加苦参、土茯苓；风盛加白鲜皮，地肤子；血热而红肿，加丹皮、赤芍；大便不通，加大黄、芒硝；症见尿血，乃湿热之邪下注膀胱，伤及血络，可酌加凉血止血之品，如石韦、大蓟、荠菜花。

【方二】 四妙丸加味

【来源】《瑞竹堂经验方》卷二

【组成】黄柏 10 克，苍术 10 克，牛膝 15 克，薏苡仁 30 克，木瓜 10 克。

【功效】清热化湿、活血降浊。

【用法】水煎服，每日一剂。

【方解】苍术苦温燥湿，黄柏苦寒清下焦之热，配薏苡仁清利湿热，再以牛膝通利筋脉，引药下行；配栀子以助黄柏之清利湿热；木瓜利湿通络。全方共奏清热利湿、通络止痛之功。

【按语】 若小便短赤不利，舌质红，脉弦数，加栀子、泽泻、木通以助清利湿热；湿热蕴久，耗伤阴津，腰痛，伴咽干，手足心热，治当清利湿热为主，佐以滋补肾阴，酌加生地、女贞子、旱莲草。选用药物要注意滋阴而不恋湿。

3. 水湿浸渍证

【主症】 全身水肿，身体困重，胸闷纳呆，痞满不饥，舌苔白腻，舌质较淡，舌体胖大，脉象沉缓。

【方一】 胃苓汤加减
【来源】《丹溪心法》
【组成】 茯苓 10 克，苍术 15 克，陈皮 15 克，白术 10 克，官桂 6 克，泽泻 10 克，猪苓 15 克，厚朴 10 克，甘草 9 克。
【功效】 健脾化湿、通阳利水。
【用法】 加生姜 5 片，大枣 2 枚，水煎服，每日一剂。
【方解】 方中厚朴、苍术、陈皮理气燥湿健脾，使湿邪内消；桂枝、白术、茯苓、猪苓、泽泻通阳化气利水，使水湿自下而去；再加牛膝、车前子，使湿速去。
【按语】 脾气虚弱，气失舒展，不能运化水湿所致。治宜益气健脾，行气化湿，不宜分利伤气，可用参苓白术散加减。

【方二】 五皮饮
【来源】《华氏中藏经》
【组成】 陈皮 9 克，茯苓皮 9 克，姜皮 9 克，桑皮 9 克，大腹皮 9 克。
【功效】 健脾化湿、通阳利水。
【用法】 水煎服，每日一剂。
【方解】 方中茯苓皮健脾渗湿；陈皮理气醒脾化湿，湿去则不致聚而成水；桑白皮泻肺行水；大腹皮行水宽张；生姜皮宣胃阳以散水，水去则不致溢而为肿，五皮合用，具有输脾利水之功。
【按语】 浮肿甚，大便溏薄，可加黄芪、桂枝益气通阳，或加补骨脂、附子温肾助阳。并适当注意营养，可用黄豆、花生佐餐，作为辅助治疗，多可调治而愈。

4. 湿热内壅证

【主症】 全身水肿，尿少色黄，口苦口黏，痞满不饥，或大便干结，或大便黏滞不爽，舌苔黄腻，脉象滑数或濡数。

【方一】 己椒苈黄丸

【来源】《金匮要略》

【组成】 防己 12 克，椒目 5 克，葶苈子（炒）10 克，大黄 10 克。

【功效】 分利湿热。

【用法】 水煎服，每日一剂。

【方解】 本方中防己、椒目、葶苈子均可以利水。其中防己长于清湿热，椒目消除腹中水气，葶苈子能泄降肺气，消除痰水。另外，大黄能泻热通便，合而使湿热从前后分消。

【按语】 尿少或小便不通者，可合用滋肾通关丸，以滋肾阴，助气化；皮肤瘙痒者，加用土茯苓、地肤子、白鲜皮燥湿止痒。

【方二】 疏凿饮子

【来源】《济生方》

【组成】 泽泻 12 克，赤小豆 15 克，商陆 6 克，羌活 9 克，大腹皮 12 克，椒目 6 克，木通 4 克，秦艽 9 克，槟榔 10 克，茯苓皮 15 克。

【功效】 分利湿热。

【用法】 水煎服，每日一剂。

【方解】 水湿内停外溢，故全身水肿；湿浊壅结，三焦气机闭阻，故二便不利；水邪侵肺，导致肺气不利，故呼吸喘促；水壅气结，津液不布，故口渴。本方中商陆泻下逐水，通利二便；泽泻、赤小豆、椒目、木通、茯苓皮利水泻湿，消退水肿；槟榔、大腹皮行气导滞，使气畅水行；羌活、秦艽、生姜疏风发表，开泄腠理，使表之水湿从肌肤而泄。诸药合用，攻里疏表，内消外散，有如疏江凿河，分消泛溢之水势，故取"疏凿"之名。

【用法】 本方证属水湿壅盛、泛溢表里所致的阳水实证。阳虚水泛者禁用本方。

十四、慢性肾小球肾炎

【概述】

慢性肾小球肾炎是由多种病因引起，具有不同发病机理和不同病理改变、原发于肾小球的一组疾病。其特点为病程长（超过 1 年），呈缓慢进行性发展。大多数患者有不同程度的高血压及肾功能损害，尿常规等检查可见红细胞和蛋白。本病是内科常见病、多发病，发生于不同年龄，以青壮年为多见。虽然急性肾炎可以发展成慢性肾炎，但大多数慢性肾炎并非由急性肾炎转变而来，而是一开始就是慢性肾炎的过程。本病预后较差，因此应早期诊断，积极治疗。

根据临床表现，本病属于中医"水肿""虚劳""腰痛""血尿"等范畴，其病因素复杂，但始终呈现本虚标实。脾肾两虚是其本，脏腑功能低下，导致水液代谢失调，气血运行受阻，湿、湿热、瘀血等邪气内生为标。正虚反复，易感外邪，外邪侵袭，正气更伤；致病因素产生后，又可影响脾肾。本病临床表现变化多端，有时夹有瘀血，有时夹有湿热，有时兼有外感。在不同的阶段采用不同的治法，用药因人而异，法中有法，各有变通。本病病程长，治疗上在谨守病机的前提下，坚持治疗，持之以恒，才能获得良效。

【治疗】

1. 风水相搏证

【主症】头面部先肿，继而累及全身，水肿按之凹陷，但恢复较快，小便不利，并伴有恶寒发热，骨节酸沉，咳嗽胸闷，或咽痛，舌淡苔薄，脉浮紧或浮数。体检呈肾炎面容，血压大多数升高，尿检有蛋白、血尿、管型尿等。

【方一】越婢加术汤

【来源】《金匮要略》

【组成】麻黄12克，石膏25克，生姜9克，甘草6克，白术12克，大枣15枚。

【功效】宣肺利水。

【用法】上药六味，以水1.2升，先煮麻黄，去上沫，纳诸药，煮取600毫升，分三次温服。

【方解】方中主用麻、石、术三味。麻黄、生姜宣肺祛风，《本草纲目》载："麻黄散目赤肿痛、水肿风症"，又"盖皮毛外闭，则邪热内攻，故用麻黄引出营分之邪。"重用石膏以清热除邪，并防麻黄之辛温之弊。苍术、甘草、大枣燥湿健脾利水。药证合拍，用之使肺气宣通，湿热得清，风水自消，而获桴鼓之效。

【按语】风寒偏盛，去石膏，加苏叶、桂枝、防风祛风散寒；若风热偏盛，可加连翘、桔梗、板蓝根、鲜芦根，以清热利咽，解毒散结；若咳喘较甚，可加杏仁、前胡，以降气定喘。

2. 脾虚湿困证

【主症】面色萎黄或苍白，腹大胫肿，脘闷腹胀，甚或上泛清水，纳少，少气懒言，神疲乏力，体胖，苔白，脉濡缓。体检双下肢指凹性浮肿，甚者伴有腹水。尿检有大量蛋白尿。血浆白蛋白降低。

【方一】防己黄芪汤

【来源】《金匮要略》

【组成】黄芪 15 克，防己 12 克，甘草 6 克，白术 9 克。

【功效】健脾利水。

【用法】水煎服，每日一剂。

【方解】方中以黄芪益气固表，防己利水湿；白术、甘草培土胜湿，生姜、大枣调和营卫。

【按语】脾虚水停，肢体肿胀明显者，加大腹皮、桑白皮、木瓜。

3. 脾肾阳虚证

【主症】全身高度浮肿，甚至胸腹水并见，面色㿠白，皮肤发亮，按之凹陷恢复较慢，伴畏寒肢冷，腰酸腿痛，倦怠肢软，腹胀纳差，大便溏薄，舌体胖大而润，苔白滑或腻，脉沉迟无力。

【方一】真武汤

【来源】《伤寒论》

【组成】茯苓 12 克，芍药 6 克，白术 6 克，生姜 10 克，炮附子 6 克。

【功效】温肾健脾，通阳利水。

【用法】水煎服，每日一剂。

【方解】方中附子辛热，温肾壮阳，散在里之寒水，为君药；白术、茯苓健脾利水，导水下行，生姜温散寒水，通彻表里，均为臣药；白芍即可和营止痛，又可酸收敛阴，制约生姜、附子辛热伤阴之弊，使阳气归根于阴，达到阴平阳秘的目的，为佐药。

【按语】腹胀大、小便短少，加桂枝 6 克，猪苓 15 克，以通阳化气行水，纳食减少，加砂仁 6 克（后下），陈皮 6 克，紫苏梗 10 克，以运脾利气。

4. 气滞水停证

【主症】除水肿外，必有胀满较著，胸腹满闷，呼吸急促，四肢肿胀紧迫光亮，小便不利，或有胁痛，舌质暗苔白，脉沉弦。

【方一】导水茯苓汤

【来源】《普济方》

【组成】茯苓 12 克，泽泻 12 克，麦冬 15 克，白术 12 克，桑白皮 12 克，紫苏叶 9 克，槟榔 6 克，木瓜 12 克，大腹皮 9 克，陈皮 12 克，砂仁 6 克，木香 6 克，灯芯草 12 克。

【功效】行气利水。

【用法】水煎服，每日一剂。

【方解】方中桑白皮清肃肺气，大腹皮、槟榔宽中导滞；陈皮、砂仁、木香、紫苏叶，斡旋中焦气机；茯苓、泽泻、灯草淡渗利水；白术、木瓜燥湿醒脾；麦冬清热养阴，以防利水伤阴。

【按语】通过临床观察，气滞水肿者运用本方后常使尿量骤增，水肿速退。

5. 湿热蕴结证

【主症】头面与下肢浮肿，甚至全身浮肿，皮肤或黄，身热汗出，口渴不欲饮水，脘腹痞满，食少纳呆，尿黄或呈茶色，淋漓涩涌，大便不爽，舌红苔黄腻，脉滑数。

【方一】三仁汤

【来源】《温病条辨》

【组成】淡竹叶 12 克，川朴 12 克，滑石 6 克，通草 12 克，法半夏 6 克，白蔻仁 12 克，苡仁 12 克，杏仁 6 克，车前子 30 克，白茅根 15 克。

【功效】清热利水。

【用法】水煎服，每日一剂。

【方解】本方以杏仁升宣肺气，蔻仁芳香化湿畅口，苡仁渗湿导下；配以半夏、川朴苦温除湿；通草、滑石、竹叶清利湿热。共奏宣化畅中，清热利湿之效。

【按语】本方适用于湿重于热者。

【方二】疏凿饮子

【来源】《济生方》

【组成】泽泻 12 克，赤小豆 15 克，商陆 6 克，羌活 9 克，大腹皮 12 克，椒目 6 克，木通 4 克，秦艽 9 克，槟榔 10 克，茯苓皮 15 克。

【功效】清热利水。

【用法】水煎服，每日一剂。

【方解】本方中商陆泻下逐水，通利二便；泽泻、赤小豆、椒目、木通、茯苓皮利水疹湿，消退水肿；槟榔、大腹皮行气导滞，使气畅水行；羌活、秦艽、生姜疏风发表，开泄腠理，使表之水湿从肌肤而泄。诸药合用，攻里疏表，内消外散，有如疏江凿河，分消泛溢之水势，故取"疏凿"之名。

【按语】本方证属水湿壅盛，泛溢表里所致的阳水实证。阳虚水泛者慎用。

6. 血瘀停滞证

【主症】病程较长，水肿皮肤有赤缕血痕，尿血，皮色苍黯粗糙，舌质紫暗或有瘀点、瘀斑，或见爪甲青紫，脉涩等。

【方一】当归芍药散

【来源】《金匮要略》

【组成】当归 15 克，川芎 18 克，赤芍 9 克，茯苓 15 克，泽泻 12 克，白术 15 克，怀牛膝 9 克，车前子 30 克。

【功效】活血利水。

【用法】水煎服，每日一剂。

【方解】本方以当归、赤芍、川芎养血调肝活血；以白术健脾运湿，配茯苓、泽渗、车前子泄湿浊，牛膝引药下行，如此肝脾两调，活血利水并进，药后常瘀去，肿消。

【按语】本方可加丹参、红花、三七应用效果较好。

7. 阴虚水肿证

【主症】水肿口渴，渴不多饮，腰膝酸软，手足心热，心烦不寐，面部潮红，舌红少苔，脉细数。

【方一】猪苓汤

【来源】《伤寒论》

【组成】猪苓 15 克，茯苓 15 克，泽泻 6 克，滑石 6 克，阿胶 15 克，怀牛膝 9 克，车前子 15 克。

【功效】养阴利水。

【用法】水煎服，每日一剂。

【方解】本方以猪苓、茯苓甘淡利水；车前子、泽泻咸寒渗泄肾浊；滑石利水道；阿胶滋阴清热；怀牛膝滋补肾精，全方共奏滋阴利水之功效。

【按语】本方可用于水热互结者。

8. 脾肾气虚证

【主症】面色苍白或淡黄无华，气短倦怠，食少纳差，食入腹胀，大便溏薄，腰膝酸软，小便频数清长，夜尿频多，舌淡胖苔薄，脉沉弱。

【方一】 补中益气汤加减

【来源】《脾胃论》

【组成】 黄芪 30 克，人参 10 克，白术 12 克，当归 12 克，陈皮 15 克，柴胡 6 克，升麻 6 克，甘草 9 克，菟丝子 12 克，山萸肉 12 克，怀牛膝 9 克，桑螵蛸 15 克。

【功效】 益气健脾、固肾摄精。

【用法】 水煎服，每日一剂。

【方解】 方中黄芪、人参健脾益气；白术健脾化湿；陈皮理气和胃，以防补而壅滞；气血同源，气虚易致血虚，故用当归以补血。柴胡、升麻益气升提，甘草调和诸药。本方益脾气而无补肾之功，故加菟丝子、怀牛膝滋补肾精；山萸肉、桑螵蛸温肾固摄涩精。

【按语】 对神疲乏力、食欲不振者，可加山药、扁豆、莲子肉、砂仁益气健脾。

【方二】 归脾汤

【来源】《济生方》

【组成】 白术 3 克，当归 3 克，白茯苓 3 克，黄芪炒 3 克，远志 3 克，龙眼肉 3 克，酸枣仁炒 3 克，人参 6 克，木香 1.5 克，炙甘草 10 克。

【功效】 益气健脾。

【用法】 加生姜、大枣，水煎服，每日一剂。

【方解】 方中黄芪甘微温，补脾益气；龙眼肉甘温，既能补脾气，又能养心血，共为君药。人参、白术甘温补气，与黄芪相配，加强补脾益气之功；当归甘辛微温，滋养营血，与龙眼肉相伍，增加补心养血之效，均为臣药。茯神、酸枣仁、远志宁心安神；木香理气醒脾，与补气养血药配伍，使之补不碍胃，补而不滞，俱为佐药。炙甘草补气健脾，调和诸药，为使药。

【按语】 若脾虚湿盛，腹泻或便溏，腹胀纳呆，舌淡舌胖，边有齿痕，可酌加薏苡仁、炒扁豆、泽泻等，当归宜炒用。

9. 气阴两虚证

【主症】 全身乏力，腰膝酸软，畏寒或肢冷但手足心热，口干而不欲饮，纳差腹胀，大便先干后稀，小便黄、舌暗红，舌体胖大则有齿痕，脉沉细而数或弦细。

【方一】 参芪地黄汤

【来源】《沈氏尊生书》

【组成】人参 10 克,黄芪 15 克,生地 24 克,丹皮 9 克,山萸肉 12 克,茯苓 9 克,泽泻 9 克,生姜 6 克,大枣 30 克。

【功效】益气养阴。

【用法】水煎服,每日一剂。

【方解】本方即六味地黄汤加人参、黄芪而成。方以人参、黄芪益气健脾,六味地黄汤滋养肾阴,共扶气阴两虚之本。

【按语】临证时,可加麦冬、五味子。

【方二】 生脉散

【来源】《内外伤辨惑论》

【组成】党参 15 克,麦冬 10 克,五味子 6 克。

【功效】益气养阴。

【用法】加生姜三片,大枣 2 枚,水煎,空腹服。

【方解】方中人参甘温,益元气,补肺气,生津液,是为君药。麦门冬甘寒养阴清热,润肺生津,用以为臣。人参、麦冬合用,则益气养阴之功益彰。五味子酸温,敛肺止汗,生津止渴,为佐药。三药合用,一补一润一敛,益气养阴,生津止渴,敛阴止汗,使气复津生,汗止阴存,气充脉复,故名"生脉"。

【按语】药理研究具有增强免疫作用。

十五、慢性肾功能衰竭

【概述】

慢性肾功能衰竭(简称慢性肾衰)是发生在各种慢性肾脏疾病晚期的一个临床综合征。是由各种原因所造成的肾单位严重破坏,以及肾实质性不可逆转的功能损害,从而产生临床上以蛋白质代谢产物潴留、水、电解质及酸碱平衡失调和体内各种毒物排泄障碍等一系列中毒症状。

慢性肾衰可由水肿、淋证、尿血等多种肾脏疾病发展而来。中医认为各种肾病日久,损及各脏腑功能,并以脾肾虚损为主,病情逐步发展而使病情加重,最后导致正气虚衰、浊邪、瘀血壅滞肾络,肾脏失去开阖的功能,湿浊尿毒潴留于体内,而引发本病。在其发展过程中,某些因素使病程进展加快,病情恶化。常见的诱因如感受外邪、饮食不节、劳倦过度等。慢性肾衰的病程冗长,病机错综复杂,既有正气的耗损,又有实邪蕴阻,属本虚标实，虚实夹杂之证。

【治疗】

1. 脾肾阳虚证

【主症】少气乏力，畏寒肢冷，气短懒言，纳少腹胀、浮肿、腰膝酸软、腰部发冷，便溏。舌淡有齿痕，脉象沉弱。

【方一】实脾饮

【来源】《济生方》

【组成】干姜10克，仙灵脾12克，白术15克，茯苓15克，木瓜15克，草果10克，巴戟天15克，党参15克，木香10克（后下）。

【功效】温肾健脾，行气利水。

【用法】水煎服，每日一剂。

【方解】方中仙灵脾、干姜为主药；加巴戟天温养脾肾，扶阳抑阴；党参、茯苓、白术健脾渗湿；木瓜芳香醒脾，化湿利水；木香、草果下气导滞、化湿行水，水行则湿邪得化。诸药合用共奏温肾健脾，行气利水之效。

【按语】本方偏于脾虚者。

2. 肝肾阴虚证

【主症】头痛头晕，恶心烦热，腰膝酸软，大便干结，口干咽燥，舌红少苔，脉沉细。

【方一】六味地黄汤加味

【来源】《小儿药证直诀》

【组成】熟地黄15克，山茱萸12克，泽泻15克，丹皮12克，丹参12克，茯苓15克，山药12克，何首乌12克，女贞子12克，旱莲草12克，大黄6克。

【功效】滋补肝肾。

【用法】水煎服，每日一剂。

【方解】方中熟地滋阴补肾，填精益髓；山萸肉补养肝肾，并能止涩；山药补益脾阴，益肾固精。熟地、山药、山萸肉三药相配，滋养肝脾肾，成为"三补"，但熟地的用量偏大，故以补肾阴为主，补其不足以治本。配伍泽泻利湿泄浊，以防熟地之滋腻恋邪；牡丹皮清泄相火，并制山萸肉之温涩；茯苓淡渗脾湿，并助山药之健运，三药为"三泻"，渗湿浊，清虚热，平其偏胜以治标。加何首乌、女贞子、旱莲草以补益肝肾，大黄降浊，丹参活血通络。

3. 阴阳两虚证

【主症】精神萎靡，极度乏力，头晕眼花，腰膝酸冷，大便稀溏，舌质胖，脉沉细。

【方一】桂附八味丸

【来源】《金匮要略》

【组成】生地黄15克，山萸肉12克，山药12克，泽泻12克，茯苓15克，牡丹皮10克，肉桂3克，熟附子10克，（先煎）淫羊藿15克，黄芪18克。

【功效】阴阳双补。

【用法】水煎服，每日一剂。

【方解】熟地黄、山萸肉滋补肾阴；泽泻、丹皮泄浊；茯苓、淮山药、黄芪以益气健脾，滋气血生化之源。肉桂、附子、淫羊藿温肾壮阳；与滋补肾阴药相互作用，阴阳双补。

【按语】可以加龟甲填补真阴，仙茅温补肾阳，加强阴阳双补的作用。

【方二】济生肾气汤

【来源】《济生方》

【组成】熟地120克，山药30克，山茱萸15克，丹皮10克，茯苓15克，泽泻12克，制附子3~6克，桂枝6克，怀牛膝15克，车前子20克。

【功效】温补脾肾。

【用法】水煎服，每日一剂。

【方解】方中桂枝、附子通阳化气，补下焦之阳，以鼓舞肾气；熟地、山芋、山药、丹皮、茯苓、泽泻组成六味地黄丸补肾滋阴；牛膝引药下行，活血利水。车前子利水；诸药共奏化气行水之效。

【按语】如肤糙失润，腰膝酸痛明显，可加补骨脂12克、骨碎补12克，以补肾填精髓。

十六、糖尿病

【概述】

糖尿病是常见的代谢内分泌疾病，其基本病理特征为相对或绝对胰岛素分泌不足所引起的糖、脂肪、蛋白质、水及电解质代谢紊乱，表现为高血糖及糖尿。临床可出现多饮、多食、多尿、疲乏、消瘦等症候群，严重时发生酮症酸中毒。常见的并发症及伴随症有急性感染、肺结核、动脉粥样硬化、肾和视网膜等大小血管病变以及神经病变。

中医认为，消渴是由肺、胃、肾三脏热的阴亏，水谷转输失常所致的疾病。基本病机是阴虚燥热，阴虚为本，燥热为标，二者互为因果，燥热甚则阴愈虚，阴愈虚则燥热愈甚。病变脏腑在肺、脾、肾三者之中可各有偏重，互相影响。早期阴虚火旺，中期伤气出现气阴两虚，晚期阴损及阳导致阴阳双亏。

【治疗】

1. 阴虚燥热证

【主症】 渴多饮，随饮随渴，咽干舌燥，多食善饥，溲赤便秘，舌红少津苔黄。脉滑数或弦数。

【方一】 消渴方

【来源】《金匮翼方》

【组成】 天花粉 30 克，黄连 10 克，生地 30 克，百合 10 克，人乳汁 10 克。

【功效】 养阴清热。

【用法】 水煎服，每日一剂。

【方解】 方中重用花粉以生津止渴；配以黄连清心降火；生地，藕汁，人乳汁，百合养阴润燥增液；姜汁佐以和胃防苦寒伤胃。

【按语】 如口干甚者加麦冬、葛根各 10 克；津伤便秘者加决明子 30 克；燥热便结加大黄 3~6 克。

【方二】 知柏地黄丸

【来源】《医宗金鉴》

【组成】 地黄 24 克，山萸肉 12 克，山药 12 克，知母 12 克，黄柏 12 克，茯苓 9 克，泽泻 9 克，丹皮 9 克。

【功效】 养阴清热。

【用法】 水煎服，每日一剂。

【方解】 方中地黄滋补肾阴，山萸肉、山药补肝肾益脾气；知母、黄柏清虚火；茯苓、泽泻、丹皮泻脾肾。

【按语】 口渴甚者，加麦冬、沙参、石斛等以养阴润燥；视网膜出血鲜红、量多者，加白茅根、旱莲草、小蓟、三七以凉血止血。

2. 气阴两虚证

【主症】 乏力，气短，自汗，动则加重，口干舌燥，多饮多尿，五心烦热，大便秘结，腰膝酸软，舌淡或舌红暗，舌边有齿痕，苔薄白少津，或少苔，脉细弱。

【方一】 生脉饮

【来源】《医学启源》

【组成】人参 10 克，麦冬 30 克，五味子 15 克。

【功效】益气养阴。

【用法】水煎服，每日一剂。

【方解】方中人参补益元气，生津止渴；麦冬养阴生津；五味子敛津生液。

【按语】气虚明显者，加黄芪、玉竹。

【方二】 玉女煎

【来源】《景岳全书》

【组成】熟地黄 12 克，石膏 15 克，知母 10 克，牛膝 10 克，麦冬 10 克。

【功效】益气养阴。

【用法】水煎服，每日一剂。

【方解】方中石膏辛甘大寒，清阳明有余之火而不损阴，故为君药。熟地黄甘而微温，以滋肾水之不足，用为臣药。君臣相伍，清火壮水，虚实兼顾。知母苦寒质润、滋清兼备，一助石膏清胃热而止烦渴，一助熟地滋养肾阴；麦门冬微苦甘寒，助熟地滋肾，而润胃燥，且可清心除烦，二者共为佐药。牛膝导热引血下行，且补肝肾，为佐使药，以降上炎之火，止上溢之血。

【按语】若乏力、自汗、气短较重者加生黄芪 30 克；多食善饥者加玉竹 10~15 克；口渴甚者加花粉 30 克。

3. 阴阳两虚证

【主症】乏力自汗，形寒肢冷，腰膝酸软，耳轮焦干，多饮多尿，混浊如膏，或浮肿少尿，或五更泻，阳痿早泄，舌淡苔白，脉沉细无力。

【方一】 金匮肾气丸

【来源】《金匮要略》

【组成】附子 6 克，肉桂 15 克，干地黄 40 克，山茱萸 20 克，山药 15 克，丹皮 12 克，泽泻 10 克，茯苓 10 克。

【功效】温阳育阴。

【用法】水煎服，每日一剂。

【方解】 方中以附子、肉桂温补肾阳，引火归元；六味地黄滋养肾阴，阴中求阳，协调阴阳。

【按语】 若夜尿多或尿如脂膏者加益智仁、菟丝子、生白果各 10～15 克；少尿或浮肿者加生黄芪 30 克，白术 10 克，防己 10～20 克；五更泻者加补骨脂 10～15 克，吴萸 10 克，肉豆蔻 10 克；阳痿早泄加仙灵脾 10～15 克，仙茅 10～15 克。

4. 血瘀兼证

【主症】 上述各证型均可兼见血瘀症候，如面有瘀斑，肢体疼痛，麻木，头痛，胸痛，胁痛，半身不遂，舌有瘀斑，或舌下静脉青紫或怒张，血液流变性异常，微循环障碍等。

【方一】 桃红四物汤
【来源】 《医宗金鉴·妇科心法要诀》
【组成】 桃仁 10 克，红花 10 克，熟地 10 克，当归 12 克，川芎 9 克，赤芍 10 克。
【功效】 活血化瘀。
【用法】 水煎服，每日一剂。
【方解】 方中当归、川芎、芍药、地黄养血活血；桃仁、红花活血化瘀。
【按语】 如血瘀证轻者可用上方加丹参、益母草各 30 克；血瘀证重者则加水蛭 10 克，全蝎 3～5 克。

【方二】 血府逐瘀汤
【来源】 《医林改错》
【组成】 川芎 5 克，桃仁 12 克，红花 9 克，赤芍 6 克，柴胡 3 克，桔梗 5 克，枳壳 6 克，牛膝 9 克，当归 9 克，生地 9 克，甘草 6 克。
【功效】 活血化瘀。
【用法】 水煎服，每日一剂。
【方解】 因瘀血停滞于胸，使气机受阻、气滞血瘀、肝失柔和；若瘀血化热，则会瘀热上冲、胃气上逆。本方中当归、赤芍、川芎、桃仁、红花活血化瘀；柴胡疏肝解郁；枳壳、桔梗开胸行气；牛膝引热下行；生地清热养阴；甘草调和诸药。
【按语】 血瘀证重者则加水蛭 10 克，全蝎 3～5 克。

5. 阴阳欲绝证

【主症】 本证型多见于糖尿病酮症酸中毒昏迷或糖尿病高渗性昏迷患

者，表现为神志淡漠，迟顿木僵，嗜睡昏迷，气急深大，呼吸有酮味，皮肤干燥，多尿，舌红干，脉微细欲绝或脉细微而数。

【方一】 生脉散
【来源】《医学启源》
【组成】人参 30 克，麦冬 30 克，五味子 15 克，
【功效】救阴回阳。
【用法】水煎服，每日一剂。
【方解】方中人参大补元气，回阳救逆；麦冬、五味子敛阴生津，清热止渴。
【按语】可加黄芪、玉竹加强益气养阴之功。

十七、骨质疏松

【概述】

骨质疏松是一种全身性骨病，表现为单位体积骨量降低，骨质有机成分生成不足，继发钙盐沉着减少。骨质疏松的发病率与性别、年龄、种族、地区、饮食习惯等因素有关，女性的发病率大大高于男性。骨质疏松是一种衰老的表现，如果骨质疏松伴有骨折、明显腰背痛或神经症状，应视为一种疾病。骨质疏松可分为原发性骨质疏松，不伴随引起骨质疏松状态的其他疾患或紊乱；继发性骨质疏松多由于内分泌腺功能紊乱引起。

中医虽无此病名，但祖国医学早有类似记载，综合其临床表现及中医文献，骨质疏松属于中医"骨痹""骨痿"的范畴。

【治疗】

1. 肾精不足证

【主症】周身骨痛，骨骼变形，腰膝酸软，筋脉拘急，消瘦憔悴，步履蹒跚，反应迟钝，成人则表现为早衰，发落齿摇、阳痿遗精、耳鸣耳聋、健忘等症状；小儿则出现生长发育退缓，身材矮小，智力低下，五迟五软，易惊盗汗或抽搐，舌体瘦小光红，脉细弱。

【方一】 ①左归丸合②虎潜丸
【来源】 ①《景岳全书》 ②《丹溪心法》
【组成】大怀熟地 1250 克，山药 120 克，（炒）枸杞子 120 克，山茱萸

肉 120 克，川牛膝 90 克，（酒洗，蒸熟）菟丝子 120 克，（制）鹿胶 120
克，（敲碎）黄柏 250 克，（酒炒）龟版 120 克，（酒炙）知母 60 克，（酒
炒）白芍 60 克，锁阳 45 克，虎骨 30 克，（炙）干姜 15 克。

【功效】滋补肝肾，强筋壮骨。

【用法】上药为末，酒糊丸或粥丸。每丸重 9 克，每次 1 丸，日服二
次。空腹淡盐汤或温开水送下。

【方解】方中熟地、龟板、山萸肉、菟丝子、白芍滋阴养虚，补肝肾之
阴；锁阳、鹿胶温阳益精，养筋润燥；枸杞益精明目；黄柏、知母泻火清
热；虎骨（可用牛骨代替）、牛膝强腰膝，健筋骨；山药、陈皮、干姜温中
健脾。

【按语】本方阴阳双补，临证可根据阴阳盛衰进行加减。

2. 脾肾气虚证

【主症】腰背四肢关节疼痛，四肢无力，肌肉衰萎，昼轻夜重，骨骼变
形，活动不利，面色白，口淡，自汗，面浮肢肿，夜尿增多，少气懒言，
肠鸣腹痛，便溏或五更泄泻，舌淡胖嫩苔白或水滑，脉弦沉无力或迟细。

【方一】①右归丸合②理中丸

【来源】①《景岳全书》②《伤寒论·辨霍乱病脉证并治》

【组成】熟地 124 克，山药 12 克，山萸肉 10 克，枸杞子 12 克，菟丝子
12 克，鹿角胶 12 克，杜仲 12 克，肉桂 5 克，当归 9 克，熟附片 6 克，党参
12 克，白术 12 克，甘草 12 克，（炙）干姜 9 克。

【功效】补益脾肾。

【用法】上药为末，酒糊丸或粥丸。每丸重 9 克，每次 1 丸，日服二
次。空腹淡盐汤或温开水送下。

【方解】方中制附子、肉桂温补命门之火，以强状肾气；熟地、枸杞
子、山萸肉、杜仲、菟丝子养血补肾生精；党参、山药、白术、炙甘草健
脾益气；干姜温振脾阳；当归养血和营；鹿角胶为血肉有情之品温养督脉。

【按语】剧痛拘急者加乌尖、细辛、全蝎、蜈蚣；浮肿关节肿胀加茯
苓、泽泻、苡仁；身倦乏力者加黄芪；肌肉萎缩者加灵芝、何首乌、鸡血
藤、阿胶。

第二章　外科疾病

一、浅表化脓性感染

（一）疗

【概述】

本病属于中医疗的范畴，亦称疗疮，古称丁，是中医所特有的外科病名。本病可发于任何季节，任何年龄，其病位发无定出，而以颜面、四肢部多见。其特点是疮形虽小，但根脚坚硬，有如钉丁之状。病势急剧，容易造成毒邪走散蔓延，是具有一定危险的外疡。

西医临床对于本病的概念包括以下内容，即发于颜面部的疗，相当于颜面部疖、痈、蜂窝组织炎等；发于手足部的疗相当于手、足部的急性化脓性感染；伴发于手足部感染，皮下隐见红丝上窜的红丝疗，相当于急性管状淋巴管炎；由疫死牲畜传染而发的疫疗，相当于今之皮肤炭疽；多发于下肢，腐烂甚巨的烂疗，相当于现代医学所称的气性坏疽。

颜面部疗疮

【概述】

颜面部疗疮是发生在颜面部的急性化脓性疾病。包括西医颜面部疖、痈、蜂窝组织炎等。其特征为：疮形如粟，坚硬根深，如钉丁之状，或痒或痛。因头面为诸阳之首，火毒蕴结，故反应剧烈，且发病迅速，若不及时治疗，或处理不当，毒邪易于扩散走黄而危及生命。

本病多由溶血性链球菌、金黄色葡萄球菌、厌氧菌或腐败性细菌感染所至。炎症常在皮肤、软组织损伤后发生，化学性物质刺激如药物注射不当或异物存留于软组织可诱发感染。

中医认为本病病因病机为感受火热之气，或因昆虫咬伤，或因抓破染毒，毒邪蕴蒸肌肤，以致经络阻隔、气血凝滞而成本病；或脏腑蕴热，火毒结聚，七情内伤，气郁化火，火炽成毒；或恣食膏粱厚味、醇酒炙博，损伤脾胃，运化失常，脏腑蕴热，发越于外，火毒结聚于肌肤而发为本病。

【治疗】

1. 火毒蕴结证（初期）

【症状】疮头如粟粒，或麻或痒，红肿热痛，肿势显著，顶突根深坚硬，或伴恶寒发热，舌质或边尖红，苔薄黄，脉数。

【方一】黄连解毒汤

【来源】《外台秘要》

【组成】黄连9克，栀子9克，黄柏6克，黄芩6克。

【功效】泻火解毒。

【用法】水煎服，每日一剂。

【方解】黄连清泻心火为君药，黄芩清上焦之火为臣药，黄柏泻下焦之火为佐药，栀子通泻三焦，导热下行。四药合用，共奏泻火解毒之功。

【按语】恶寒发热者，加蟾酥丸3粒，吞服；毒盛肿甚者，加大青叶，重用黄连。

【方二】五味消毒饮

【来源】《医宗金鉴》

【组成】金银花20克，野菊花15克，蒲公英15克，紫花地丁15克，紫背天葵子15克。

【功效】清热解毒，消散疔疮。

【用法】水煎服后加酒一二勺和服，每日一剂，药渣可捣烂敷患部。

【方解】方中用金银花清热解毒，消散痈肿；紫花地丁、紫背天葵子、野菊花、蒲公英均有清热解毒之功，诸药合用，清热解毒之力尤强。加酒少量通性血脉以助药效。

【按语】本方以局部红肿热痛，或疮形如粟，坚硬根深，舌红脉数等一派阳证、实证为辨证要点。

2. 火毒炽盛证（成脓期）

【症状】疔疮肿胀范围增大，四周浸润明显，疼痛剧烈，脓头出现，伴有发热口渴，便秘尿赤，苔黄腻，脉弦数。

【方一】 五味消毒饮

【来源】《医宗金鉴》

【组成】 金银花 20 克，野菊花 15 克，蒲公英 15 克，紫花地丁 15 克，紫背天葵子 15 克。

【功效】 清热解毒，消散疔疮。

【用法】 水煎服后加酒一二勺和服，每日一剂，药渣可捣烂敷患部。

【方解】 方中用金银花清热解毒，消散痈肿；紫花地丁、紫背天葵子、野菊花、蒲公英均有清热解毒之功，诸药合用，清热解毒之力尤强。加酒少量通性血脉以助药效。

【按语】 本方以局部红肿热痛，或疮形如粟，坚硬根深，舌红脉数等一派阳证、实证为辨证要点。

【方二】 ①黄连解毒汤合②大承气汤

【来源】 ①《外台秘要》②《伤寒论》

【组成】①黄连 9 克，栀子 9 克，黄柏 6 克，黄芩 6 克；②大黄 12 克，厚朴 15 克，枳实 12 克，芒硝 9 克。

【功效】 泻火解毒，峻下热结。

【用法】 水煎服，大黄后下，芒硝溶服，每日一剂。

【方解】 黄连清泻心火，黄芩清上焦之火，黄柏泻下焦之火，栀子通泻三焦，导热下行为使药，四药合用，共奏泻火解毒之功；大黄泻热通便，荡涤肠胃，芒硝助大黄泻热通便，并能软坚润燥，厚朴、枳实行气散结，消痞除满。

【按语】 若壮热口渴者，加生石膏、知母清热泻火。

手足部疔疮

【概述】

手足部疔疮是指发生于手足部的急性化脓性疾患。由于发病部位、形态及预后不同，而有多种病名。临床较为常见的有蛇眼疔、蛇头疔、蛇腹疔、托盘疔等，分别相当于西医的甲沟炎、化脓性指头炎、手指化脓性腱鞘炎、掌中间隙感染等。本病若治疗失误，容易损伤筋骨，继而影响手足功能。

手部急性化脓性感染主要由外伤引起，很少由血源性感染，致病菌以金黄色葡萄球菌为主。

中医认为，该病由火毒蕴结，血凝毒滞，经络阻隔，热胜肉腐而成。

其诱因常为外伤,如针尖、竹、木、鱼骨刺伤或昆虫咬伤等,感染毒气;内因脏腑蕴热蓄积,两邪相搏,阻于皮肉之间,以致气血凝滞,经络阻隔而发病。

【治疗】

1. 火毒蕴结证

【症状】局部焮热疼痛、肿胀、麻木作痒;伴恶寒发热、周身不适等症。舌红,苔黄,脉弦数。

【方一】 黄连解毒汤

【来源】《外台秘要》

【组成】黄连9克,栀子9克,黄柏、黄芩各6克。

【功效】泻火解毒。

【用法】水煎服,每日一剂。

【方解】黄连清泻心火为君药,黄芩清上焦之火为臣药,黄柏泻下焦之火为佐药,栀子通泻三焦,导热下行为使药,四药合用,共奏泻火解毒之功。

【按语】恶寒发热者,加蟾酥丸3粒,吞服;毒盛肿甚者,加大青叶,重用黄连。

【方二】 五味消毒饮

【来源】《医宗金鉴》

【组成】金银花20克,野菊花15克,蒲公英15克,紫花地丁15克,紫背天葵子15克。

【功效】清热解毒,消散疔疮。

【用法】水煎服后加酒一二勺和服,每日一剂,药渣可捣烂敷患部。

【方解】方中用金银花清热解毒,消散痈肿;紫花地丁、紫背天葵子、野菊花、蒲公英均有清热解毒之功,诸药合用,清热解毒之力尤强。加酒少量通性血脉以助药效。

【按语】本方以局部红肿热痛,或疮形如粟,坚硬根深,舌红脉数等一派阳证、实证为辨证要点。

2. 热毒炽盛证

【症状】脓毒蕴结患处肿势增大,红肿显著,疼痛剧烈如鸡啄,患部中软而应指,功能受限;伴恶寒发热,食少纳呆,大便秘结,小便黄;舌红,苔黄,脉数。

【方一】 ①五味消毒饮合②透脓散

【来源】 ①《医宗金鉴》②《外科正宗》

【组成】 金银花20克，野菊花15克，蒲公英15克，紫花地丁15克，紫背天葵子15克；生黄芪12克，当归6克，川芎9克，穿山甲3克，皂角刺5克。

【功效】 清热解毒，消散疔疮，托毒溃脓。

【用法】 水煎服后加酒一二勺和服，每日一剂，药渣可捣烂敷患部。

【方解】 方中用金银花清热解毒，消散痈肿；紫花地丁、紫背天葵子、野菊花、蒲公英均有清热解毒之功，诸药合用，清热解毒之力尤强。

生黄芪大补元气，托毒排脓；当归、川芎养血活血；穿山甲、皂角刺善穿透消散，软坚溃脓，直达病所。加酒少量通行血脉以助药效。

【按语】 气血虚甚，不易溃脓者，加党参、白术、甘草；溃后脓水清稀，属阳虚者，加肉桂、鹿角霜。

烂疔

【概述】

烂疔是发于皮肉之间，易于腐烂，病势凶险的急性传染性疾病，多见于农民和士兵，发病者有手足等部位的创伤和泥土脏物等接触史，发病急骤，皮肉腐败，腐烂卸脱，容易合并走黄，危及生命。

本病相当于西医的气性坏疽，是由气性坏疽杆菌侵入伤口后引起的广泛性的肌肉坏死的一种发展迅速的严重性感染，可有气体或无气体产生，伴随着严重的毒血症。通常发生于开放性骨折、深层肌肉广泛性挫伤，伤口内有死腔和异物存在或伴有血管损伤以至局部组织血供不良的伤病员，偶也发生于择期手术，尤其是下肢、结肠和胆囊手术后。主要致病菌是梭状芽孢杆菌，以产气荚膜杆菌、恶性水肿杆菌和腐败杆菌为主，其次为产芽孢杆菌和溶组织杆菌等。

中医认为，本病多因皮肉破损，接触潮湿泥土，感染特殊毒气，加之湿热火毒内蕴，以致毒凝肌肤，气血凝滞，热胜肉腐而成。湿热火毒炽盛，热胜肉腐，毒气弥漫，则易并发走黄之症。

【治疗】

1. 湿火蕴结证

【症状】 患部灼热肿胀剧痛，皮肤出现水疱或大疱，疮面皮肉腐烂，有浅棕色混浊脓水溢出，臭秽，混有气泡；伴寒战高热，胸闷呕恶，头身疼痛，纳差；舌红，苔黄，脉滑数。

【方一】 ①黄连解毒汤和②萆薢渗湿汤

【来源】 ①《外台秘要》 ②《疡科心得集》

【组成】 ①黄连9克，栀子9克，黄柏6克，黄芩6克；②萆薢30克，薏米30克，滑石30克，黄柏12克，赤苓15克，丹皮15克，泽泻15克，通草6克。

【功效】 泻火解毒，清热利湿，和营消肿。

【用法】 水煎服，每日一剂。

【方解】 黄连清泻心火为君药，黄芩清上焦之火为臣药，黄柏泻下焦之火为佐药，栀子通泻三焦，导热下行为使药。四药合用，共奏泻火解毒之功。

萆薢、薏米、滑石健脾利水渗湿，丹皮、赤芍、泽泻清热凉血，通草清热利湿。

【按语】 恶寒发热者，加蟾酥丸吞服；毒盛肿甚者，加大青叶，重用黄连。

2. 毒入营血证

【症状】 寒战高热，神昏谵语，烦躁不安，气促呃逆，胸闷呕吐，黄疸；局部高度水肿，迅速成暗紫色，间有血疱，肌肉腐烂，气味恶臭；舌红绛，苔黄而干，脉弦滑数。

【方一】 ①犀角地黄汤合②黄连解毒汤，

【来源】 ①《备急千金要方》 ②《外台秘要》

【组成】 ①水牛角30克，生地黄24克，芍药12克，牡丹皮9克；②黄连9克，栀子9克，黄柏6克，黄芩6克。

【功效】 清营凉血解毒。

【用法】 水煎服，每日一剂。

【方解】 水牛角清心肝而解热毒，直入血分而凉血。生地清热凉血，养阴生津，白芍养血敛阴，且助生地凉血和营泄热，丹皮清热凉血，活血散瘀，可收化斑之效。四药合用，共成清热解毒，凉血散瘀之剂。

黄连清泻心火，黄芩清上焦之火，黄柏泻下焦之火，栀子通泻三焦，导热下行为使药。四药合用，共奏泻火解毒之功。

【按语】 恶寒发热者，加蟾酥丸3粒，吞服；毒盛肿甚者，加大青叶，重用黄连。

疫疔

【概述】

疫疔是皮肤接触疫畜染毒而生的一种特殊疔疮，具有传染性，又称为"鱼脐疔""紫燕疔"。其特点是初起如虫叮水疱，很快干枯坏死如脐凹，全身症状明显，有传染性，职业性。

本病多见于从事畜牧业者，相当于西医的皮肤炭疽。病原菌为炭疽杆菌。在人工培养基上呈竹节状长链，易形成芽孢。在室温干燥环境中存活20余年，在皮革中也能生存数年。煮沸10分钟、140℃干热3小时可能破坏芽孢。

中医认为，感染疫畜之毒，阻于皮肤之间，以致气血凝滞，毒邪蕴结而成，疫毒内传脏腑则致走黄。《证治准绳》谓："若因剥割疫死牛马猪羊，瞀闷身冷，遍体具有紫疱"。

【治疗】

参照"颜面部疔疮"。

（二）疖

疖是一种发生在皮肤浅表的急性化脓性疾患，随处可生。初起可分有头、无头两种，有头者称毛囊疖，无头者称汗腺疖。本病症状轻，易治疗。但亦有处理不当形成"蝼蛄疖"，或反复发作，日久不愈，称多发性疖。发生在夏秋之间称暑疖，若发生于其他季节者称疖。

暑疖

【概述】

暑疖因暑天而发，故而得名，又叫热疖。暑疖初起局部皮肤潮红，次日发生肿痛，根脚很浅，范围局限。西医学认为本病多由抵抗力低、个人卫生不注意、局部皮肤擦破等情况下感染金黄色葡萄球菌所致。中医学认为夏秋季节，气候炎热，强光下曝晒，受暑湿热毒引起；或因痱子反复搔抓，破伤染毒而发本病。

【治疗】

1. 暑湿蕴结证

【症状】患部疮形突起，形状似锥，疼痛剧烈，按之陷软，破出黄脓，伴全身发热，头疼不适，胸闷少食，小便短少，苔薄黄，脉数。

【方一】 五味消毒饮

【来源】《医宗金鉴》

【组成】金银花 20 克，野菊花 15 克，蒲公英 15 克，紫花地丁 15 克，紫背天葵子 15 克。

【功效】清热解毒，消散疔疮。

【用法】水煎服后加酒一二勺和服，每日一剂，药渣可捣烂敷患部。

【方解】方中用金银花清热解毒，消散痈肿；紫花地丁、紫背天葵子、野菊花、蒲公英均有清热解毒之功，诸药合用，清热解毒之力尤强。加酒少量通性血脉以助药效。

【按语】本方以局部红肿热痛，或疮形如粟，坚硬根深，舌红脉数等一派阳证、实证为辨证要点。

多发性疖

【概述】

多发性疖好发项后、腋部、臀部等处，或在一定部位发几个到数十个，反复发作，缠绵经年不愈。亦可在身体各处散发，一处将愈，他处又起，或间隔周余、月余再发。本病多由抵抗力低、个人卫生不注意、局部皮肤擦破等情况下感染金黄色葡萄球菌所致。

中医学认为，本病多因脏腑燥热，外加感受湿邪，两相博结，蕴结皮肤而成。

【治疗】

1. 湿热蕴结证

【症状】疖肿反复发作，疼痛作胀，局部皮肤微红、光亮无头，按之疼痛，苔薄腻，脉滑数。

【方一】 防风通圣散

【来源】《宣明论方》

【组成】防风 15 克，荆芥 15 克，连翘 15 克，麻黄 15 克，薄荷 15 克，川芎 15 克，当归 15 克，白芍炒 15 克，白术 15 克，山栀炒黑 15 克，大黄酒蒸 15 克，芒硝 15 克，黄芩 30 克，石膏 30 克，桔梗 30 克，甘草 60 克，滑石 90 克。

【功效】疏风解表，养阴清热。

【用法】为末，每次6克，加生姜三片，水煎温服。

【方解】方中防风、荆芥、麻黄、薄荷轻浮升散，疏风发表，使在表之邪从汗而解；大黄、芒硝苦寒咸润，泻结通幽，使在里实热下泄而出。栀子、滑石降火利水；桔梗、黄芩、石膏清泄肺胃；连翘解毒散结；当归、白芍养血和营；白术健脾燥湿；甘草缓峻护中。综观全方，解表、清里、攻下并用，表里、气血、三焦通治，于清解泻散之中。犹寓温养护正之意，汗不伤表，下不伤里，堪为双解良剂。

【按语】本方药味较多，临证可酌情化裁，如无憎寒，可去麻黄；热不甚，可去石膏；便不秘，去芒硝、大黄等。

2. 阴虚内热证

【症状】疖肿泛发，反复不已，消谷善饥，口渴尿多，心烦不眠，舌红苔薄，脉弦。

【方一】防风通圣散加生地、玄参、天冬、麦冬

【来源】《宣明论方》

【组成】防风15克，荆芥15克，连翘15克，麻黄15克，薄荷15克，川芎15克，当归15克，白芍炒15克，白术15克，山栀炒黑15克，大黄酒蒸15克，芒硝15克，黄芩30克，石膏30克，桔梗30克，生地30克，玄参30克，天冬30克，麦冬30克，甘草60克，滑石90克，

【功效】疏风解表，养阴清热。

【用法】为末，每次6克，加生姜三片，水煎温服。

【方解】方中防风、荆芥、麻黄、薄荷轻浮升散，疏风发表，使在表之邪从汗而解；大黄、芒硝苦寒咸润，泻结通幽，使在里实热下泄而出；栀子、滑石降火利水；生地、玄参、天冬、麦冬滋阴清热；桔梗、黄芩、石膏清泄肺胃；连翘解毒散结；当归、白芍养血和营；白术健脾燥湿；甘草缓峻护中。

【按语】本方药味较多，临证可酌情化裁，如无憎寒，可去麻黄；热不甚，可去石膏；便不秘，去芒硝、大黄等。

蝼蛄疖

【概述】

本病生于头上，未破时如蛆蟮拱头，溃后似蝼蛄窜穴，乃以形状命名，其大多为小儿所患，"愈而复发"为本病的临床特点。西医学认为本病多由抵抗力低、个人卫生不注意、局部皮肤擦破等情况下感染金黄色葡萄球菌所致。

中医学认为，本病多因胎毒或素来体虚，复感暑湿热邪；或因痱毒失治，以致毒热内侵，深窜皮下而致。

【治疗】

1. 暑湿蕴结证

【症状】疖肿如梅李，溃脓不畅，久不收口，脓窦串通，或脓出渐消，复日又肿。常伴精神不振，食少纳呆，烦躁不安，舌苔薄黄而腻，脉濡数。

【方一】五神汤

【来源】《洞天奥旨》

【组成】金银花90克，紫花地丁、茯苓各20克，车前子15克，牛膝10克。

【功效】清热解毒，分利湿热。

【用法】水煎服，每日一剂。

【方解】方中金银花、紫花地丁清热解毒，消散痈肿；茯苓、车前子清热利湿；牛膝活血祛瘀，利水通淋，引邪热下行。诸药合用，共奏清热解毒，分利湿热之功。

【按语】饮食宜清淡、松软，忌食鱼腥、辛辣、肥厚之品。

2. 风热上攻证

【症状】初期如豆，根脚坚硬，肿势局限，脓溃不消，或本处未罢，他处又生，疖肿相近，疮口不敛，宛如蝼蛄窜穴，可有面赤口渴，头痛烦躁，苔黄，脉数。

【方一】防风通圣散

【来源】《宣明论方》

【组成】防风15克，荆芥15克，连翘15克，麻黄15克，薄荷15克，川芎15克，当归15克，白芍炒15克，白术15克，山栀炒黑15克，大黄酒蒸15克，芒硝15克，黄芩30克，石膏30克，桔梗30克，甘草60克，滑石90克。

【功效】疏风解表，养阴清热。

【用法】为末，每次6克，加生姜三片，水煎温服。

【方解】方中防风、荆芥、麻黄、薄荷轻浮升散，疏风发表，使在表之邪从汗而解；大黄、芒硝苦寒咸润，泻结通幽，使在里实热下泄而出。栀子、滑石降火利水；桔梗、黄芩、石膏清泄肺胃；连翘解毒散结；当归、白芍养血和营；白术健脾燥湿；甘草缓峻护中。综观全方，解表、清里、攻下并用，表里、气血、三焦通治，于清解泻散之中。犹寓温养护正之意，汗不伤表，下不伤里，堪为双解良剂。

【按语】本方药味较多，临证可酌情化裁，如无憎寒，可去麻黄；热不甚，可去石膏；便不秘，去芒硝、大黄等。

3. 正虚毒结证

【症状】经年不愈，或作结块，迟不化脓，或已溃破，脓液淡薄，或疮口日久不敛，伴神疲乏力，面色无华，舌质淡，脉虚细。

【方一】 透脓散
【来源】《外科正宗》
【组成】生黄芪12克，当归6克，川芎9克，穿山甲3克，皂角刺5克。
【功效】托毒溃脓，补益气血。
【用法】水（或加酒少许）煎服，每日一剂。
【方解】生黄芪大补元气，托毒排脓；当归、川芎养血活血；穿山甲、皂角刺善穿透消散，软坚溃脓，直达病所。加酒少量通行血脉以助药效。

【按语】以痈疡肿毒，脓成而体虚，无力外溃者为辨证要点。痈疡红肿热痛，热毒甚者，加金银花、连翘、紫花地丁、蒲公英等；气血虚甚，不易溃脓者，加党参、白术、甘草；溃后脓水清稀，属阳虚者，加肉桂、鹿角霜。

二、深部感染

【概述】

深部感染是发生于皮肤和皮下组织，由金黄葡萄球菌引起的多个相邻毛囊和皮脂腺的急性化脓感染。本病临床表现为局部红、肿、热、痛，皮肤呈酱红色炎性浸润区，高出体表，质地坚硬，有手掌大小或更大。中央区皮肤呈坏死状，粟粒状的脓头形成不易脱落的脓栓，脓栓脱落后中心塌陷，脓血样分泌物溢出后状似蜂窝。周围组织明显水肿，与正常组织界限不清。局部灼热，压痛明显，区域淋巴结常有肿大，常伴有寒战和高热，头痛和食欲减退等全身感染症状。多发于项、背等皮肤厚韧之处，中老年人易患此病。发生于项部，中医称之为"夹喉痈、疽毒"；发生于背部，称之为"措手"；生于腋下称"腋痈、夹肢痈"；生于脐部称"脐痈"等。

中医认为，"痈"是气血为毒邪壅塞不通所致。

【治疗】

1. 热毒蕴结证（初期）

【症状】皮肤鲜红、灼热疼痛，渐成高肿坚硬，伴见恶寒发热，头痛泛恶，舌红苔黄腻，脉洪数。轻者可不伴见症状。

【方一】①黄连解毒汤②五味消毒饮

【来源】①《外台秘要》②《医宗金鉴》

【组成】①黄连9克，栀子9克，黄柏6克，黄芩6克；②金银花20克，野菊花15克，蒲公英15克，紫花地丁15克，紫背天葵子15克。

【功效】泻火解毒，消散疔疮。

【用法】水煎服后加酒一二勺和服，每日一剂，药渣可捣烂敷患部。

【方解】黄连清泻心火为君药，黄芩清上焦之火为臣药，黄柏泻下焦之火为佐药，栀子通泻三焦，导热下行为使药。四药合用，共奏泻火解毒之功。

金银花清热解毒，消散痈肿；紫花地丁、紫背天葵子、野菊花、蒲公英均有清热解毒之功，诸药合用，清热解毒之力尤强。加酒少量通性血脉以助药效。

【按语】发热者，加生石膏；毒盛肿甚者，加大青叶、蒲公英，重用黄连。

2. 热毒壅滞证（成脓期）

【症状】结块局部疼痛加剧，痛如鸡啄，肿势高突，可伴见发热，口干苦，舌红苔黄，脉滑数。

【方一】①五味消毒饮合②透脓散

【来源】①《医宗金鉴》②《外科正宗》

【组成】①金银花20克，野菊花15克，蒲公英15克，紫花地丁15克，紫背天葵子15克；②生黄芪12克，当归6克，川芎9克，穿山甲3克，皂角刺5克。

【功效】清热解毒，消散疔疮，托毒溃脓。

【用法】水煎服后加酒一二勺和服，每日一剂，药渣可捣烂敷患部。

【方解】方中用金银花清热解毒，消散痈肿；紫花地丁、紫背天葵子、野菊花、蒲公英均有清热解毒之功，诸药合用，清热解毒之力尤强。生黄芪大补元气，托毒排脓；当归、川芎养血活血；穿山甲、皂角刺善穿透消散，软坚溃脓，直达病所。加酒少量通行血脉以助药效。

【按语】气血虚甚，不易溃脓者，加党参、白术、甘草；溃后脓水清稀，属阳虚者，加肉桂、鹿角霜。

3. 余邪留滞证（溃脓期）

【症状】溃出黄白稠厚脓液，可夹杂有紫色血块，局部肿痛及全身症状亦逐渐消失。如脓疮口周围坚硬，脓水稀少，多为疮口过小，应扩疮排脓。

【方一】**托里透脓汤**

【来源】《医宗金鉴》

【组成】人参3克，白术3克，炒穿山甲3克，白芷3克，升麻2克，甘草2克，青皮2克，当归6克，生黄芪9克，皂角刺5克。

【功效】益气补血，托里透脓。

【用法】水煎服，加酒对服，每日一剂。

【方解】方中生黄芪、当归、人参、白术补益气血，托毒生肌，为君药。穿山甲、皂角刺、白芷溃坚排脓，为臣药。升麻升阳举陷而祛邪，青皮理气化滞，为佐药。甘草益气补中，又调和诸药；酒取其辛散之性，以助药效，同为使药。诸药合用，共奏益气补血，托里排脓之效。

【按语】恶寒发热显著者，加金银花、野菊花；气血虚弱，脓液稀少者，加重方中黄芪、人参、当归的用量；疮口久不收敛者，配合生肌散外敷；疮口有胬肉高突者，配合平胬丹外敷。

【方二】**神功内托散**

【来源】《外科正宗》

【组成】当归6克，白术4.5克，黄芪4.5克，人参4.5克，白芍3克，茯苓3克，陈皮3克，附子3克，木香1.5克，炙甘草1.5克，川芎3克，炒山甲2.5克，煨姜3片，大枣2枚。

【功效】补益气血，温经托疮。

【用法】水煎服，每日一剂。

【方解】方中人参、白术、茯苓、甘草益气健脾；黄芪益气托毒；当归、白芍、川芎补血活血；陈皮、木香行气调中，使补而不滞，气行以助血行；附子温阳散寒；煨姜、大枣温中健脾；穿山甲溃坚消痈散结。诸药合用，共奏补益气血，温经托疮之功。

【按语】本方治疗痈疽日久，气虚血弱者、阳气虚弱者，加肉桂、鹿角霜；阴液亏损者，加生地、制首乌、麦冬；脓腐不化者，加皂角刺。现用于急性化脓性疾病见上述症状者。

另外，本病配合外治法能明显提高疗效，初期用外敷金黄散、玉霹散；溃脓期可取九一丹或八二丹药线引流，脓未尽时外盖金黄膏，脓尽时用生肌散或白玉膏外盖。

三、慢性化脓性骨髓炎

【概述】

化脓性骨髓炎是指骨髓、皮质骨和骨膜因化脓性细菌感染而引起的炎症，多是急性化脓性骨髓炎迁延而成。在大部分患者，全身症状消失，只有在局部引流不畅时，才有全身症状表现。一般症状限于局部，顽固难治，甚至数年或十数年仍不能痊愈。最常见的致病菌是金黄色葡萄球菌，约占75%，其次是溶血性链球菌约占10%，其他如大肠杆菌、绿脓杆菌、肺炎双球菌都能引起骨髓炎。

本病中医称之为附骨疽，是一种毒气深沉，附着于骨的化脓性疾病，也称附骨痈、贴骨痈。因其部位不同，命名亦异，如生在大腿外侧的叫附骨疽，生在大腿内侧的叫咬骨疽，只生在股胫部的叫股胫疽。又因溃后常脱出败骨，所以又有多骨疽之称。

中医认为本病多由身体羸弱，气血不充，肾精耗竭，骨髓空虚，加之外感六淫，余毒流注，外来伤害等诱因而发病。

【治疗】

1. 热毒内蕴证（初期）

【症状】寒战高热，患肢肿胀、剧痛，功能受限，重者神昏谵语，舌质红或红绛，苔黄或黄腻。

【方一】①萆薢化毒汤合②黄连解毒汤

【来源】①《疡科心得集》 ②《外台秘要》

【组成】萆薢10克，当归10克，丹皮10克，牛膝10克，防己10克，木瓜10克，薏苡仁10克，秦艽10克；黄连9克，栀子9克，黄柏6克，黄芩6克。

【功效】清热解毒，消肿止痛。

【用法】水煎服，每日一剂。

【方解】萆薢、薏苡仁利水渗湿，清热排脓；防己、木瓜、秦艽清热除湿，和胃通络；当归、丹皮清热凉血，散瘀消肿；牛膝活血，利尿通淋，并引邪热下行。诸药合用，共奏清热利湿，消痈排脓之功。

黄连清泻心火，黄芩清上焦之火，黄柏泻下焦之火。栀子通泻三焦，导热下行。四药合用，共奏泻火解毒之功。

【按语】湿重者，加石菖蒲、茯苓；便秘者加大黄泻下实热；发斑者，加生地、丹皮、玄参清热凉血。

2. 热毒成脓证（成脓期）

【症状】局部红肿灼热，压痛明显，或有波动感，舌红质干，苔黄腻，脉滑数。

【方一】仙方活命饮
【来源】《校注妇人良方》
【组成】金银花25克，当归尾6克，赤芍6克，乳香6克，没药6克，白芷6克，防风6克，炙穿山甲6克，炒皂角刺6克，天花粉6克，贝母6克，甘草6克，陈皮9克。
【功效】清热化湿，和营托毒，消肿溃坚。
【用法】水煎服，或水酒各半煎服，每日一剂。
【方解】方中金银花清热解毒为君药；当归尾、赤芍、乳香、没药、陈皮活血散瘀，理气化滞，消肿止痛，共为臣药；白芷、防风疏散风热，使热毒从外透解；花粉、贝母清热散结；穿山甲、皂角刺通行经络，消肿溃坚，均为佐药；甘草为使药，助君药清热解毒，又调和诸药。加酒煎服，是借其活血通络以助药效。
【按语】脓未成者，服之可消，脓已成者，服之可溃。疮疡溃后，则不可再用。脾胃素虚，气血不足均应慎用。除煎煮取汁内服外，其药渣可捣烂外敷。

3. 正虚毒滞证

【症状】开始脓液稠厚腐臭，热退痛缓，部分患侧脓水淋漓，经久不愈，形成死骨，难以脱出，转为慢性骨髓炎，并伴有虚热、盗汗，腰膝酸软，舌淡苔白，脉沉细。

【方一】托里消毒散
【来源】《外科正宗》
【组成】人参15克，川芎15克，白芍15克，黄芪15克，当归15克，白术15克，茯苓15克，银花15克，白芷10克，甘草10克，皂刺10克，桔梗10克。
【功效】益气补血，托里排脓。
【用法】水煎服，每日一剂。
【方解】方中黄芪、人参、白术、茯苓、甘草健脾益气，托毒排脓；川芎、当归、白芍养血和血，养血托毒；皂刺、桔梗、白芷透脓溃坚；银花清热解毒。诸药合用，共奏补益气血，托里透毒之功。

　　【按语】本方是外科托法中补托的代表方剂，适用于痈肿脓未成和脓已成之早期。

4. 余毒内蕴证

　　【症状】适用于慢性骨髓炎急性发作时，有寒战高热，局部红肿疼痛，脓流不畅，舌质红、苔黄，脉弦数。

　　【方一】四妙丸加味方
　　【来源】《浙江中医杂志》1988 年第 2 期
　　【组成】黄柏 10 克，苍术 10 克，牛膝 10 克，丹皮 10 克，赤芍 10 克，防己 10 克，生薏米 30 克，丹参 15 克，萆薢 15 克。
　　【功效】清解余毒，托毒排脓，利湿化瘀。
　　【用法】水煎服，每日一剂。
　　【方解】方中黄柏、苍术、牛膝、薏米清热利湿；丹皮、赤芍、丹皮清热活血，活血化瘀；防己、萆薢祛风除湿。
　　【按语】本方以发病急，皮下结节，灼热红肿，发热，口渴，舌红，苔黄腻，脉滑数为辨证要点。畏寒发热头痛、咽痛者，加牛蒡子、薄荷、桔梗；关节酸痛者，加羌活、独活、威灵仙、木瓜。

四、颈部淋巴结结核

【概述】

　　颈部淋巴结结核是结核杆菌经口腔、龋齿或扁桃体侵入，经淋巴管累及颈淋巴结引起病变，少数继发于肺或支气管的结核病变，但只在人的抗病能力低下时发病。结核杆菌侵及淋巴结皮层窦内形成若干结核结节，继之结节相互融合增大，并逐渐向淋巴中央蔓延，可波及整个淋巴结，受累淋巴结明显增大。炎症常累及淋巴包膜，出现淋巴结周围炎，易与相邻的淋巴结及其他软组织发生粘连。肿大的淋巴结可因结缔组织增生而成纤维化，但多数发生干酪样变性、坏死及液化而形成寒性脓肿。脓肿或穿通，彼此融合，或向外溃破，形成瘘管和溃疡。

　　中医学将本病称为"瘰疬"，是发生于颈项部腋间淋巴结的慢性感染性疾病。因其结块成串，累累如串珠之状，故谓之瘰病，俗称"老鼠疮""疬子颈"。一般认为小者为瘰，大者为疬；推之活动者为瘰为气，推之不动者为病为血，所以又有气瘰、血瘰之称。

中医认为，本病常因忧思忿怒，肝气郁结，脾失健运，痰湿内生，气滞痰凝，阻于经脉，结于颈项而成。痰湿日久化热，或肝郁化火，下烁肾阴，热盛肉腐而成脓，破溃成疮，脓水淋漓，耗伤气血阴津，渐成虚症。亦可因肺肾阴亏，以致阴虚火旺，肺津不能输布，灼津为痰，痰火凝结，结于颈项所致。

【治疗】

1. 初起（结节型）

1.1 外感风毒证

【症状】本证发作较急，属瘰疬中表证、实证。表现为颈项两侧结核，一二枚或更多，初起肿势宣浮，皮色不变，继而转红，灼热，压之疼痛。伴恶寒发热，舌质红，苔白腻，脉浮数或浮滑。

【方一】防风羌活汤

【来源】《医宗金鉴》

【组成】防风3克，羌活3克，升麻3克，川芎3克，牛蒡子3克，黄芩3克，薄荷3克，昆布3克，海藻3克，夏枯草6克，酒僵蚕6克，甘草3克，连翘6克。

【功效】清热疏风，行气活血，软坚散结。

【用法】水煎服，每日一剂。

【方解】方中防风、羌活、薄荷、升麻、牛蒡子疏散风热，宣肺通窍；黄芩、夏枯草、连翘清热解毒散结；僵蚕解毒化痰散结；川芎行气活血；海藻、昆布化痰软坚散结；甘草解毒而调和诸药。诸药合用，共奏清热疏风，行气活血，化痰软坚散结之功。

【按语】本方治疗气滞血瘀之证。临证可酌加赤芍、姜黄、郁金、桃仁、红花、香附等增强行气祛瘀之力。

【方二】牛蒡解肌汤

【来源】《疡科心得集》

【组成】薄荷6克，荆芥6克，连翘10克，山栀10克，丹皮10克，玄参10克，牛蒡子10克，夏枯草12克，石斛12克。

【功效】疏风清热，化痰消肿。

【用法】水煎服，每日一剂。

【方解】方中牛蒡子、荆芥、薄荷疏散风热，解毒散结；连翘、夏枯草、山栀清热解毒，散结消肿；丹皮、玄参、石斛滋阴清热，凉血散瘀；

诸药合用，共奏疏风清热，化痰消肿之功。

【按语】热甚者，加黄芩、生石膏；便秘，加瓜蒌仁、莱菔子；成脓后，加穿山甲、皂刺。对痈肿无肝火偏旺、阴津内伤之证者，夏枯草、玄参、石斛皆宜慎用。

1.2　外感热毒证

【症状】伴发热烦躁，口苦咽干，舌红苔黄腻，脉滑数。

【方一】柴胡葛根汤

【来源】《外科正宗》

【组成】柴胡3克，天花粉3克，葛根3克，黄芩3克，桔梗3克，连翘3克，牛蒡子3克，石膏3克，升麻1克，甘草1.5克。

【功效】疏风清热，散结消肿。

【用法】水煎服，每日一剂。

【方解】方中柴胡、葛根疏风清热；石膏、黄芩、升麻、连翘清热解毒；牛蒡子、桔梗、甘草清热利咽；天花粉清热生津，解毒消肿。

【按语】本方常用来治疗痄腮属温毒在表者，以微发热恶寒，腮部肿胀、疼痛、边缘不清，触之痛甚，咀嚼不便，舌红，苔薄白薄黄，脉滑数为辨证要点。纳差食少者，加山楂、神曲。

1.3　外感气毒证

【症状】外感四时杀厉不正之气，聚成肿块，宣发暴肿，色红皮热，身寒热，头痛项强，四肢不舒，脉弦数。

【方一】连翘败毒散

【来源】《伤寒全生集》

【组成】连翘9克，山栀9克，黄芩9克，玄参12克，薄荷5克，防风5克，桔梗5克，升麻5克，川芎6克，柴胡6克，牛蒡子6克，当归、羌活各8克，芍药10克，红花各6克。

【功效】疏散风热，清热解毒。

【用法】水煎服，每日一剂。

【方解】防风、桔梗、薄荷、升麻、牛蒡子、柴胡、羌活疏散风热，宣肺通窍；连翘、黄芩、山栀、玄参清热解毒，散结消肿；当归、芍药、川芎、红花养血活血，消肿止痛。

【按语】本方适用于伤寒汗下不彻，邪结耳下硬肿。

【方二】舒肝溃坚汤

【来源】《医宗金鉴》

【组成】夏枯草 6 克，僵蚕 6 克，香附 5 克，石决明 5 克，当归 3 克，白芍 3 克，陈皮 3 克，柴胡 3 克，川芎 3 克，穿山甲 3 克，灯心草 3 克，红花 2 克，姜黄 2 克，生甘草 2 克。

【功效】疏肝解郁，化痰溃坚。

【用法】水煎服，饭前温服。

【方解】本方香附、陈皮、柴胡疏肝理气，调理肝脾；当归、白芍、川芎、红花养血活血，消肿止痛；夏枯草、石决明、僵蚕、灯心清肝化痰，散结消肿；穿山甲、姜黄破血通经，溃煎止痛；生甘草解毒调药。诸药合用，共奏疏肝解郁，化痰溃坚之功。

【按语】本方治疗瘰疬、乳疬、乳癖属肝郁血瘀，痰火凝结者。临床可根据病情适当加减。

1.4 肝郁痰凝证

【症状】本证主因内伤所致，表现为颈项两侧肿块，结核大小不定，皮色如常不痛，质中偏硬，推之可动，伴胸闷胁胀，口苦，纳食不香，舌苔薄白，脉弦或弦滑。

【方一】消瘰丸

【来源】《医学衷中参西录》

【组成】煅牡蛎 300 克，生黄芪 120 克，三棱 60 克，莪术 60 克，朱血竭 30 克，生明乳香 30 克，生明没药 30 克，龙胆草 60 克，玄参 90 克，浙贝母 60 克。

【功效】化痰软坚，健脾清肝，通气活血。

【用法】上药 10 味为蜜丸，每次 9 克，每日服 2 次。

【方解】方中牡蛎平肝潜阳，软坚散结；黄芪补气升阳，益卫固表，托疮生肌；乳香、没药、三棱、莪术、血竭活血祛瘀，通络止痛；龙胆草清热燥湿，泻肝胆火；玄参清热凉血，滋阴解毒；浙贝母理气化痰散结。

【按语】服药期间，禁恼怒，禁食煎炸之物；脾虚食少便溏者，慎用。

2. 中期（肿疡型）

2.1 寒痰证

【症状】肿块按之波动，少有疼痛，皮色不变，面色苍白，畏寒，脘闷纳呆，舌质淡，苔白，脉弦细。

【方一】阳和汤

【来源】《外科证治全生集》

【组成】熟地 30 克，肉桂 3 克，麻黄 2 克，鹿角胶 9 克，白芥子 6 克，姜炭2克，生甘草3克。

【功效】散寒通滞，行气回阳。

【用法】水煎服，每日一剂。

【方解】重用熟地滋补阴血，填精益髓；配以血肉有情之鹿角胶温肾助阳，强壮筋骨，共为君药。肉桂、姜炭温通血脉，为臣药。麻黄宣发阳气，白芥子祛皮里膜外之痰而散寒结，为佐药。生甘草为使药，解毒而调和诸药。诸药合用，共奏温阳补血，散寒通滞之功。

【按语】阳证痈疡见患处红肿热痛不宜使用，兼气虚不足，面色苍白，神疲乏力者，加党参、黄芪；疼痛明显，动则加剧者，加附子。

2.2 热痰证

【症状】肿块按之波动，皮色暗红微热，伴有疼痛。常兼见两颧潮红，低热盗汗，腰腿酸软，苔少舌红，脉沉弦而数。

【方一】托里透脓汤

【来源】《医宗金鉴》

【组成】人参3克，白术3克，炒穿山甲3克，白芷3克；升麻2克，甘草2克，青皮2克，当归6克，生黄芪9克，皂角刺5克。

【功效】益气补血，托里透脓。

【用法】水煎服，每日一剂，加酒对服。

【方解】方中生黄芪、当归、人参、白术补益气血，托毒生肌；穿山甲、皂角刺、白芷溃坚排脓；升麻升阳举陷而祛邪，青皮理气化滞；甘草益气补中，又调和诸药；酒取其辛散之性，以助药效。

【按语】恶寒发热显著者，加金银花、野菊花；气血虚弱，脓液稀少者，加重方中黄芪、人参、当归的用量；疮口久不收敛者，配合生肌散外敷；疮口有胬肉高突者，配合平胬丹外敷。

3. 后期（溃疡型）

3.1 气血两虚证

【症状】病程日久，肿块溃破，脓液清稀，每多夹有败絮状物，疮口腐肉呈灰白色，久不收口，伴面色无华，神疲乏力，头晕眼花，舌淡苔白，脉沉或细缓。

【方一】八珍汤

【来源】《正体类药》

【组成】人参9克，白术9克，白茯苓9克，当归9克，川芎9克，白芍药9克，熟地9克，炙甘草6克，生姜6克，大枣5枚。

【功效】益气补血。

【用法】水煎服，每日一剂，不拘时温服。

【方解】方中人参、熟地益气养血，为君药；白术、茯苓助人参益气；当归、白芍助熟地养血，共为臣药；川芎活血行气，使全方补而不滞，为佐药；炙甘草益中并调和诸药，是为使药。诸药合用，共奏益气补血之功。

【按语】肝阳上亢所致头面眩晕禁用本方。失眠者，加酸枣仁、五味子养心安神；食少者，加陈皮、砂仁醒脾和胃；气虚甚者，加黄芪以增补脾益气之力。

3.2 阴虚火旺证

【症状】疮口经久不愈，皮色紫黯，脓稀量少，伴潮热盗汗，五心烦热，身体羸瘦，口干颧红，舌尖质红少津，脉细数。

【方一】①六味地黄汤合②青蒿鳖甲汤

【来源】①《小儿药证直诀》②《温病条辨》

【组成】熟地12克，山萸肉12克，干山药12克，泽泻9克，丹皮9克，茯苓9克；青蒿6克，鳖甲15克，细生地12克，知母6克，丹皮9克。

【功效】滋阴补肾，泻火退热。

【用法】水煎服，每日一剂。

【方解】方中用熟地滋阴补肾，益精填髓，为君药。山萸肉补肝肾；山药益脾阴，二者皆能固精，同为臣药。泽泻利湿泄浊；丹皮清泻相火；茯苓淡渗利湿，均为佐药。六药合用，三阴并补，以补肾为主；三补三泄，以补为主，共奏滋阴补肾之功。

鳖甲滋阴退热，入络搜邪；青蒿清热透络，引邪外出；生地滋阴凉血；知母滋阴降火，丹皮泻阴中之伏火。

【按语】遗精盗汗明显者，加龙骨、牡蛎涩精敛汗；兼脾虚气滞腹满者，加焦白术、砂仁、陈皮以妨碍气滞脾。脾虚泄泻者慎用本方。

五、甲状腺疾病

【概述】

本病是一种自身免疫性疾病，是以颈前部漫肿或肿块为特征的一类疾病的总称，包括甲状腺疾病及其他良性或恶性肿块，中医称之为瘿。本病表现为颈前结节或喉两侧满肿或结块，逐渐增大，病程缠绵。

中医认为，瘿病的病因有冲任失调，肝肾不足，心火妄动等，导致气滞、血瘀、痰凝相互交结，其病变机理复杂、互为因果。

【治疗】

1. 肝郁气滞证

【症状】适用于发病与精神因素有关者，即肿块可随喜怒而消长，痛胀可因情绪而加重或减轻。肿块漫肿软绵为气滞，坚硬如石为气结。伴胸胁胀痛，易怒，舌苔薄白，脉弦滑。

【方一】四海舒郁丸

【来源】《疡医大全》

【组成】青木香 15 克，陈皮 6 克，海蛤粉 6 克，海带 60 克，海藻 60克，海螵蛸 60 克，昆布 60 克。

【功效】理气解郁，化痰消瘿。

【用法】共研细末，每次 9 克，每日 1~2 次，水、酒送下均可。

【方解】方中青木香行气解郁，散结消肿；陈皮理气化痰，健脾和中；海蛤粉、海带、海藻、昆布清热化痰，软坚散结；海螵蛸收涩敛疮。诸药合用，共奏理气解郁，化痰消瘿之功。

【按语】本方治疗气郁痰凝的气瘿。以颈前部肿大，皮色不变，随情志喜怒而消长为辨证要点。情志不畅而兼见胸闷、胁痛者，加郁金、香附、柴胡、枳壳；声音嘶哑者，加射干、柴胡、枳壳；痰瘀互结，触之有结块者，加三棱、莪术。

【方二】逍遥散

【来源】《太平惠民和剂局方》

【组成】甘草 5 克，当归 9 克，茯苓 9 克，芍药 9 克，白术 9 克，柴胡9 克，薄荷 3 克。

【功效】疏肝解郁，理气和血。

【用法】水煎服，每日一剂。

【方解】柴胡疏肝解郁，使肝气得以条达。白芍养血敛阴，柔肝缓急；当归养血和血；白术、茯苓、甘草健脾益气；薄荷疏散郁遏之气，透达肝经郁热。

【按语】本方肝郁气滞甚者，加香附、陈皮；血虚甚者，加熟地。

2. 气滞血瘀证

【症状】适用于瘿病肿块色紫坚硬，或不能随吞咽动作上下移动，或肿块表面青筋盘曲及网布红丝，有固定性疼痛。舌质紫黯有瘀点瘀斑，脉濡涩。

【方一】桃红四物汤

【来源】《医宗金鉴》

【组成】桃仁9克，红花6克，熟地12克，当归9克，白芍9克，川芎6克。

【功效】养血活血，祛瘀散结。

【用法】水煎服，每日一剂。

【方解】桃仁、红花活血化瘀，行气止痛；熟地滋阴养血，当归补血养肝，和血调经；白芍养血柔肝，川芎行气活血，诸药相合，活血而不伤血，化瘀而不伤正。

【按语】血崩气脱之证不宜应用本方。

3. 痰气郁结证

【症状】肿块位于颈部皮里膜外，按之坚实或有囊性感，尚可随吞咽上下移动，患部无红热变化。舌苔白，舌质淡，脉弦滑。

【方一】海藻玉壶汤

【来源】《外科正宗》

【组成】海藻3克，昆布3克，半夏3克，陈皮3克，青皮3克，连翘3克，贝母3克，当归3克，川芎3克，独活3克，甘草节3克，海带1.5克。

【功效】化痰软坚，消散瘿瘤。

【用法】水煎服，每日一剂。

【方解】方中海藻、昆布、海带化痰软坚，为君药。贝母、半夏、连翘化痰散结，为臣药。当归、川芎、独活活血通络，青皮、陈皮疏肝理气，共为佐药。甘草调和诸药，为使药。

【按语】痰气郁阻，胸闷不舒者，加香附、郁金、海蛤粉；脾虚湿甚，便溏乏力者，加白术、山药、扁豆；能食善饥者，加知母、生石膏。本方应长期使用，直至病愈；甘草与海藻比例应小于1：2，不仅副作用小，而且还可以增强疗效。

4. 热毒壅盛证

【症状】肿块宣浮肿胀，肿势不能局限而界限不清楚，质地较软，或木硬胀痛，或局部皮肤有红热现象。舌苔薄白或薄黄，舌质淡红，脉浮。

【方一】普济消毒饮

【来源】《东垣试效方》

【组成】黄芩（酒炒）15克，黄连（酒炒）15克，陈皮6克，生甘草6克，玄参6克，柴胡6克，桔梗6克，连翘3克，板蓝根3克，马勃3克，牛蒡子3克，薄荷3克，僵蚕2克，升麻2克。

【功效】疏风清热、化痰解毒。

【用法】共为粗末，每次15克，水煎服，每日一剂。

【方解】方中酒连、酒芩清热泻火，祛上焦热毒；牛蒡子、连翘、薄荷、僵蚕辛凉疏散头面风热；玄参、马勃板蓝根清热解毒；生甘草、桔梗清热利咽；陈皮理气而疏通壅滞；升麻、柴胡疏散风热，并引诸药上达头面。

【按语】以恶寒发热，头面红肿焮痛，舌红苔白兼黄，脉浮数为辨证要点。大便秘结者，加大黄。

5. 肝肾亏虚证

【症状】瘿病有肝肾亏损之症，有颧红、盗汗、耳鸣、头昏目眩，或腰膝酸痛，或月经不调，或烦躁易怒。若合并心火妄动，则症见心悸、心烦、失眠、口苦、舌尖红、脉数者，

【方一】左归丸

【来源】《景岳全书》

【组成】大熟地124克，山药12克，枸杞12克，山萸肉12克，菟丝子12克，鹿角胶12克，龟板胶12克，川牛膝9克。

【功效】滋阴补肾，填精益髓。

【用法】上药炼蜜为丸，每次9克，早、晚空腹时，淡盐汤送下。

【方解】方中熟地滋肾填阴；山萸肉养肝滋肾，涩精敛汗；枸杞补肾益精，养肝明目；龟鹿二胶，峻补精髓，兼顾阴阳；菟丝子、川牛膝益肝肾，强筋骨。诸药合用，共奏滋阴补肾，填精益髓之功。

【按语】脾虚泄泻者慎用本方；真阴不足，虚火上炎而见骨蒸潮热者，去鹿角胶、枸杞，加女贞子、麦冬以养阴清热；火灼肺金，干咳少痰者，加百合以润肺止咳；大便燥结者，去菟丝子，加肉苁蓉以润肠通便。

六、滑膜炎

【概述】

滑膜炎是一种无菌性炎症的疾病，属临床上是难以治愈的顽症。膝关节滑膜炎主要是因膝关节扭伤和多种关节内损伤。另一种原因是感染，其

中常见的是滑膜结核。

膝关节滑膜炎，在老年人多继发于膝关节骨关节炎，主要是因软骨退变与骨质增生产生的机械性生物化学性刺激，继发膝关节滑膜水肿、渗出和积液等。青壮年人多因急慢性损伤所致。急性外伤包括膝关节扭伤、半月板损伤、侧副韧带或交叉韧带损伤，关节内积液或有时积血，表现为急性膝关节外伤性滑膜炎。有时也因单纯膝关节滑膜损伤所致，如外伤较轻，或长期慢性膝关节劳损，加上风寒湿邪侵袭，可使膝关节逐渐出现肿胀和功能障碍者，则形成慢性膝关节滑膜炎。

本病又有"鹤膝风"之称，中医认为其发生是膝关节急性损伤后，关节内瘀滞积液，湿热相搏，使膝关节发热、肿痛，热灼筋肉而拘挛，致关节屈伸不利，谓之"痹证挟湿"或"湿气下注"，属中医的"痹证"范围。

【治疗】

1. 急性创伤性滑膜炎

1.1 瘀血积滞证

【症状】局部肿痛、压痛，皮肤暗红，触及有波动感，质较硬，舌红，苔薄黄，脉弦略数。

【方一】桃红四物汤

【来源】《医宗金鉴》

【组成】桃仁9克，红花6克，熟地12克，当归9克，白芍9克，川芎6克。

【功效】养血活血，祛瘀止痛。

【用法】水煎服，每日一剂。

【方解】桃仁、红花活血化瘀，行气止痛；熟地滋阴养血，当归补血养肝，和血调经；白芍养血柔肝，川芎行气活血，诸药相合，活血而不伤血，化瘀而不伤正。

【按语】血崩气脱之证不宜用本方。

1.2 湿邪瀦留证

【症状】肌筋弛弱，肢体酸楚重着疼痛，筋骨痿弱无力，步履艰难，口苦微渴，舌苔白或微黄，脉浮。

【方一】羌活胜湿汤

【来源】《内外伤辨惑论》

【组成】羌活6克，独活6克，藁本3克，防风3克，炙甘草3克，川芎3克，蔓荆子2克。

【功效】祛风胜湿止痛。

【用法】水煎服，每日一剂。

【方解】羌活、独活祛风散寒，除湿止痛；防风祛风除湿；藁本、蔓荆子、川芎祛风散寒除湿以止头身疼痛；炙甘草调和诸药。

【按语】痛剧者，倍用羌活以增强通痹止痛之力；湿重胸满者，加枳壳行气除满。

【方二】 健步虎潜丸

【来源】《伤科补要》

【组成】龟胶、鹿角胶、豹骨、何首乌、川牛膝、杜仲、锁阳、当归、熟地黄、威灵仙各2份、黄柏、人参、羌活、白芍、白术各1份、大川附子1.5份、蜜糖适量。

【功效】补气血，壮筋骨。

【用法】共为细末，炼蜜丸为绿豆大。每服10克，空腹淡盐水送下，每日2~3次。

【方解】龟胶、鹿角胶、锁阳、当归、熟地黄补益肝肾，养血和血；豹骨、川牛膝、何首乌、杜仲、威灵仙舒筋活络，强壮筋骨；人参补气；黄柏清热燥湿；羌活祛风散寒，胜湿止痛；白芍、白术补气健脾，养血止痛；附子助阳补火，散寒止痛。

【按语】本方宜与羌活胜湿汤合用治疗上述疾病，疗效更佳。

2. 慢性滑膜炎

2.1 寒邪凝滞证

【症状】关节剧痛，不可屈伸，畏寒喜热，舌苔薄白，脉沉弦。

【方一】 乌头汤

【来源】《金匮要略》

【组成】麻黄、芍药、黄芪各9克，炙甘草9克，川乌6克。（用蜜50克，先煎）。

【功效】温经祛湿，散寒止痛。

【用法】水、蜜煎服，每日一剂。

【方解】川乌配麻黄祛风除湿，散寒止痛，两药相配增强了散风寒而温经通痹之力；黄芪、芍药、甘草合用，益气养血，和营缓急，并能制约乌、麻之峻烈。

【按语】本方温经止痛作用较强，但补虚之力较弱。

2.2 风邪偏盛证

【症状】 患者关节痛无定处，甚者伴有皮疹出现，苔白或黄，脉浮数。

【方一】 蠲痹汤

【来源】《百一选方》

【组成】 羌活6克，姜黄6克，当归12克，赤芍9克，黄芪12克，防风6克，炙甘草3克，生姜3克。

【功效】 祛风除湿、清除肿胀。

【用法】 水煎服，每日一剂。

【方解】 羌活、防风祛风散寒，胜湿止痛；黄芪甘温益气，补在表之卫气；当归、芍药养血和营而通血痹；姜黄活血行气，通经止痛；生姜辛温，疏散风邪并甘草调和诸药。

【按语】 若风热偏盛而身热、口渴者，加银花、连翘以疏风清热解毒；湿热偏盛，胸脘痞满，身重乏力，舌苔黄厚而腻者，加地肤子、车前子、栀子等以清热利湿。

另外，本病临床常配合手法治疗，膝关节肿胀消退后，以活血化瘀，消肿止痛，预防粘连，患者仰卧位，医者先点按髀关、伏兔、双膝眼、足三里、阴陵泉、三阴交、解溪等穴；然后将患者髋、膝关节屈曲90°，医者一手扶膝部，另一手握踝上，在牵引下摇晃膝关节6~7次；再将膝关节充分屈曲，再将其伸直。最后，在膝部周围施以滚法、揉捻法、散法、捋顺发等。动作要轻柔，以防再次损伤滑膜组织。

七、滑囊炎

【概述】

滑囊炎是滑囊的急性或慢性炎症。急性滑囊炎的特征是疼痛，局限性压痛和活动受限。如为浅部滑囊受累，局部常红肿。化学性或细菌性滑囊炎均有剧烈疼痛，局部皮肤明显发红，温度升高。滑囊炎多次发作或反复受创伤之后，可发展成慢性滑囊炎。发作可持续数日到数周，且多次复发，异常运动或用力过度之后能出现急性症状。因疼痛、肿胀和触痛，可导致肌肉萎缩和活动受限。

滑囊是充满滑膜液的囊状间隙，位于组织间产生摩擦的部位，如肌腱或肌肉经过骨突起的部位。滑囊对正常运动有润滑作用，可减少运动各部位之间的摩擦力。滑囊可与关节相通。滑囊炎最多发生在肩部，其他常见发病部位有肱骨鹰嘴，髌前或髌上、跟腱、髂耻部、坐骨部、大转子和第一跖骨头。滑囊炎病因可能与肿瘤，慢性劳损，炎性关节炎或慢性感染，如化脓性细菌，特别是金黄色葡萄球菌有关。

中医认为，本病多是损伤后关节内瘀滞积液，湿热相搏，使膝关节发热、肿痛，热灼筋肉而拘挛，致关节屈伸不利，加上风、寒、湿邪侵袭，可使膝关节逐渐出现肿胀和功能障碍者，则形成慢性膝关节滑膜炎。多属中医的"痹证"范围。

【治疗】

1. 瘀滞证

【症状】多见于早期。局部肿痛、压痛，皮肤暗红，触及有波动感，质较硬，舌红，苔薄黄，脉弦略数。

【方一】舒筋活血汤

【来源】《伤科补要》

【组成】枳壳6克，荆芥6克，红花6克，羌活6克，防风9克，牛膝9克，独活9克，五加皮9克，当归9克，续断9克，杜仲9克，青皮5克。

【功效】舒筋活络，祛湿止痛。

【用法】水煎服，每日一剂。

【方解】方中红花、牛膝、当归、续断、杜仲舒筋活络，强壮筋骨；羌活、独活、防风、五加皮、荆芥祛风胜湿，通络止痛；枳壳、青皮行气化湿。

【按语】本方治跌打损伤，证属血瘀夹湿者。疼痛甚者，加乳香、没药；湿盛者，加薏苡仁、防己、白术。

2. 虚寒证

【症状】多见于后期，局部酸胀、困累，畏寒喜暖，神疲体倦，舌淡，苔薄白，脉沉细。

【方一】桂枝汤

【来源】《伤科补药》

【组成】桂枝、赤芍、枳壳、香附、陈皮、红花、生地黄、延胡索、当归尾、防风、独活。

【功效】祛风胜湿，和营止痛。

【用法】各等份，陈酒煎服，每日一剂。

【方解】方中红花、赤芍、当归尾活血化瘀，舒筋活络；延胡索、独活、防风祛风胜湿，通络止痛；香附、枳壳、陈皮行气化湿；桂枝温通经脉，助阳化气；生地养阴，防以上过用燥性药物伤阴。

【按语】若气虚不足，面色苍白，神疲乏力者，加党参、黄芪；疼痛明显，动则疼痛加剧者，加附子。

八、肩周炎

【概述】

肩周炎是肩关节周围炎的简称，是一种肩关节周围软组织与关节囊发生慢性退行性病理变化的疾病。多见于 50 岁左右的中年人，故俗称"五十肩"。

肩周炎病因复杂，创伤等造成的肩部长期固定不动、内分泌紊乱、慢性劳损、感受风寒湿邪等因素，均可造成肩部肌腱、肌肉、关节囊、滑膜囊、韧带受损，使肩关节滑膜、关节软骨间粘连，关节囊皲裂闭锁。肩关节周围的肌腱和韧带间发生粘连，喙肱韧带增厚挛缩成索状，滑膜隐窝闭塞，肩峰下囊增厚，囊腔闭塞，关节囊粘连至骨，肱二头肌腱与腱鞘均有明显粘连，冈上肌、冈下肌、肩胛下肌紧张，将肱骨头抬高可限制其各方向的运动。

中医认为，老年人肝肾渐衰，气血虚亏，筋肉失于濡养，若受外伤或风寒湿邪侵袭，易致肩部静脉不通，气血凝滞，筋肉挛缩而变生诸证。

【治疗】

1. 风寒凝滞证

【症状】可见于病变各期。肩部疼痛，肩关节活动轻度受限，恶风畏寒，复感风寒之邪疼痛加剧，得温则痛减，或伴头晕、耳鸣，舌淡，苔薄白，脉浮紧或弦。

【方一】三痹汤

【来源】《妇人良方》

【组成】独活 6 克，秦艽 12 克，防风 6 克，细辛 3 克，川芎 6 克，当归 12 克，生地黄 15 克，芍药 10 克，茯苓 12 克，肉桂 1 克，（冲服）杜仲 12 克，牛膝 6 克，党参 12 克，甘草 3 克，黄芪 12 克，续断 12 克。

【功效】补肝肾，祛风湿。

【用法】水煎服，每日一剂。

【方解】独活、秦艽、防风、细辛祛风胜湿，通络止痛；川芎、当归、生地、芍药补血和血；茯苓利湿健脾；杜仲、牛膝、续断舒筋活络，强壮筋骨；党参、黄芪、肉桂补气温阳，甘草调和诸药。

【按语】方中药力较峻烈，以体实气壮者为宜，对阴虚有热者及孕妇慎用。

【方二】桂枝汤

【来源】《伤科补药》

【组成】桂枝、赤芍、枳壳、香附、陈皮、红花、生地黄、延胡索、当归尾、防风、独活。

【功效】祛风胜湿，和营止痛。

【用法】各等份，陈酒煎服，每日一剂。

【方解】方中红花、赤芍、当归尾活血化瘀，舒筋活络；延胡索、独活、防风祛风胜湿，通络止痛；香附、枳壳、陈皮行气化湿；桂枝温通经脉，助阳化气；生地养阴，防以上过用燥性药物伤阴。

【按语】若气虚不足，面色苍白，神疲乏力者，加党参、黄芪；疼痛明显，动则疼痛加剧者，加附子。

2. 气血瘀滞证

【症状】多见于病变的早中期。肩部疼痛或肿胀，以夜间为重，肩关节活动受限，舌有瘀斑，苔白或薄黄，脉弦或细涩。

【方一】身痛逐瘀汤

【来源】《医林改错》

【组成】秦艽9克，川芎9克，桃仁6克，红花6克，甘草3克，羌活9克，没药9克，五灵脂9克，香附9克，牛膝9克，地龙9克，当归15克。

【功效】活血行气，祛瘀通络，通痹止痛。

【用法】水煎服，每日一剂。

【方解】方中牛膝、地龙舒筋活络，强壮筋骨；秦艽、羌活祛风胜湿，通络止痛，当归补血养肝，和血调经；桃仁、红花、没药、五灵脂活血化瘀，行气止痛；香附、川芎行气活血，甘草调和诸药。诸药相合，活血而不伤血，化瘀而不伤正。

【按语】本方主治气血闭阻经络所致的肩痛、鼻痛、腰痛、腿痛、或周身疼痛，经久不愈。因方中活血祛瘀药物较多，故孕妇忌服。胁下有痞块，属血瘀者，可加郁金、丹参以活血祛瘀，消癥化积。

3. 气血亏虚证

【症状】多见于病变后期。肩部酸痛，劳累痛剧。肩关节活动受限，或伴肩部肌萎缩等，舌淡，苔白，脉细弱或沉。

【方一】黄芪桂枝五物汤

【来源】《金匮要略》

【组成】黄芪9克，芍药9克，桂枝9克，生姜18克，大枣4枚。

【功效】益气温经、和血通络。

【用法】水煎服，每日一剂。

【方解】黄芪甘温益气，补在表之卫气；桂枝散风寒而温经通痹，与黄芪配伍，益气温阳，和血通经；芍药养血和营而通血痹；生姜辛温，疏散风邪；大枣甘温，养血益气；姜枣又能和营卫，调和诸药。

【按语】偏气虚者，气短懒言，四肢无力，适于本方治疗。若风邪偏重者，加防风、防己以祛风通络；兼血瘀者，可加桃仁、红花以活血通络；用于产后或月经之后，可加当归、川芎、鸡血藤以养血通络。

【方二】当归鸡血藤汤

【来源】经验方

【组成】当归15克，熟地黄15克，龙眼肉6克，白芍9克，丹参9克，鸡血藤15克。

【功效】补气补血、舒筋通络。

【用法】水煎服，每日一剂。

【方解】熟地滋阴养血；当归、鸡血藤、丹参养血通络，补血养肝，和血调经；白芍养血柔肝；龙眼肉补益心脾，养血安神。

【按语】偏血虚者，头晕，眼花，心悸，耳鸣者，应用本方疗效更佳。临床应用时，上方可酌加白术、茯苓健脾以防滋腻碍胃。

九、急性乳腺炎

【概述】

乳腺炎是发生在乳房部的最常见的急性化脓性感染性疾病，又称为乳痈。好发于产后一个半月以内的哺乳妇女，尤以初产妇为多见。本病的特征是乳房肿块，红肿热痛，溃后脓出稠厚，伴恶寒发热等全身症状。发生于哺乳期的称"外吹乳痈"；发生于怀孕期的称"内吹乳痈"，临床上较为少见；不论男女老少，在非哺乳期和非怀孕期的称为"不乳儿乳痈"。

本病的发生除产后抵抗力下降外，主要与细菌入侵和乳汁郁积有关。细菌多通过破损的乳头经淋巴道侵入乳腺组织；或通过输乳孔潜伏于乳腺导管内，一旦有各种原因导致乳汁郁积就易发生感染，也有通过血循环传播细菌到乳腺组织内而发病的。致病菌以金黄色葡萄球菌和链球菌为常见。

中医认为，本病的病因为内有肝胃郁热，或夹风热毒邪侵袭，引起乳汁郁积，乳汁闭阻，气血瘀滞，从而腐肉酿脓而成乳痈。

【治疗】

1. 气滞热壅证

【症状】乳房结块，排乳不畅，皮色不变或微红，肿胀疼痛。伴恶寒发热，头痛不适，胸闷呕吐，食欲不振，大便秘结等。舌质正常或红，苔薄白或薄黄，脉浮数或弦数。

【方一】瓜蒌牛蒡汤

【来源】《医宗金鉴》

【组成】瓜蒌3克，牛蒡子3克，花粉3克，黄芩3克，生山栀子3克，连翘3克，皂角刺3克，金银花3克，甘草3克，陈皮3克，青皮1.5克，柴胡1.5克。

【功效】疏肝清胃，通乳散结，清热解毒。

【用法】水煎服，每日一剂。

【方解】方中柴胡、青皮疏肝理气；山栀、黄芩、连翘、银花清热解毒；牛蒡子疏散风热；瓜蒌开郁化痰，消肿散结；花粉清热生津；皂角刺活血消肿散结，溃疮排脓；甘草清热解毒，调和诸药。

【按语】本方治疗肝郁热壅所致的乳痈初起。乳汁不畅者，加王不留行、路路通、漏芦、川木通；肿块明显者，加当归、赤芍、桃仁；热重者，加石膏、知母。

2. 热毒炽盛证

【症状】乳房结块增大，肿痛加重，焮红灼热，继之结块中软应指。伴壮热不退，口渴喜饮。或切开排脓引流不畅，红肿热痛不减，舌质红，苔黄腻，脉弦数。

【方一】①五味消毒饮合②透脓散

【来源】①《医宗金鉴》②《外科正宗》

【组成】①金银花20克，野菊花15克，蒲公英15克，紫花地丁15克，紫背天葵子 15 克；②生黄芪 12 克，当归 6 克，川芎 9 克，穿山甲 3 克，皂角刺 5 克。

【功效】清热解毒，消散疔疮，托毒溃脓。

【用法】水煎服后加酒一二勺和服，每日一剂，药渣可捣烂敷患部。

【方解】方中用金银花清热解毒，消散痈肿；紫花地丁、紫背天葵子、野菊花、蒲公英均有清热解毒之功，诸药合用，清热解毒之力尤强。加酒少量通利血脉以助药效。生黄芪大补元气，托毒排脓；当归、川芎养血活血，穿山甲、皂角刺善穿透消散，软坚溃脓，直达病所。

【按语】本方以局部红肿热痛，或疮形如粟，坚硬根深，舌红脉数等一派阳证、实证。

3. 正虚毒恋证

【症状】溃脓后乳房肿痛虽轻，但疮口脓水清稀不尽，愈合缓慢或形成乳漏。伴面色少华，神疲乏力，或低热不退，饮食量少。舌质淡，苔薄，脉弱无力。

【方一】八珍汤

【来源】《正体类药》

【组成】人参 9 克，白术 9 克，白茯苓 9 克，当归 9 克，川芎 9 克，白芍药 9 克，熟地 9 克，炙甘草 6 克，生姜 6 克，大枣 5 枚。

【功效】益气补血。

【用法】水煎服，每日一剂，不拘时温服。

【方解】方中人参、熟地益气养血，为君药。白术、茯苓助人参益气；当归、白芍助熟地养血，共为臣药。川芎活血行气为佐药。炙甘草益中并调和诸药，是为使药。诸药合用，共奏益气补血之功。

【按语】失眠者，加酸枣仁、五味子养心安神；食少者，加陈皮、砂仁醒脾和胃；气虚甚者，加黄芪以增补脾益气之力。肝阳上亢所致头面眩晕禁用本方。

4. 肝旺郁热证

【症状】发生于怀孕期，乳房肿痛结块，皮色不红或微红，舌质正常或红，苔薄白或薄黄，脉弦滑或数。

【方一】逍遥散

【来源】《太平惠民和剂局方》

【组成】炙甘草 15 克，当归 30 克，茯苓 30 克，芍药 30 克，白术 30 克，柴胡 30 克。

【功效】疏肝解郁，健脾养血。

【用法】为末，每次 6 克，加烧生姜 1 块、薄荷少许，水煎去渣热服，不拘时。

【方解】方中柴胡疏肝解郁，且可以作为肝经引经药；白芍养血敛阴，柔肝缓急；当归养血和血；白术、茯苓、炙甘草健脾益气；薄荷、生姜辛散达郁。

【按语】肝郁气滞甚者，加香附、陈皮；血虚甚者，加熟地。

5. 气血凝滞证

【症状】初期应用大量抗生素或寒凉中药后，乳房结块，质硬不清，微痛不热，皮色不变或暗红。舌质正常或边有瘀点。苔薄白或黄，脉弦涩。

【方一】四逆散

【来源】《伤寒论》

【组成】炙甘草 6 克，枳实 6 克，柴胡 6 克，芍药 6 克。

【功效】疏肝理气，祛瘀散结。

【用法】水煎服，每日一剂。

【方解】方中柴胡疏肝解郁，透邪外出；白芍敛阴养血，柔肝缓急；枳实理气解郁，泄热破结；炙甘草益脾和中并调和诸药。

【按语】惊悸者，加桂枝；小便不利者，加茯苓；泻利下重者，加薤白；气郁甚者，加香附、郁金。

十、荨麻疹

【概述】

荨麻疹属于一种常见的皮肤病，以瘙痒性风团，突然发生，迅速消退，不留任何痕迹为特征，分为急性、慢性两类。急性者，骤发速愈；慢性者，反复发作或更久。本病可发生在任何年龄、季节，男女皆可发病，其发病的主要因素是机体敏感性增强。

本病因皮肤出现鲜红色或苍白色风团，时隐时现，故名瘾疹。《诸病源候论》认为本病是阳气外虚，外风入于腠理，与气血相搏的结果。《疡医大全》不仅指出本病的发生于肠胃变化有关，而且提出"内热生风""外风引动内风"的学术观点。在治疗上提出"疏风、散热、托疹"的治疗原则，《外科大成》主张的"宜凉血润燥，甚用风药"。

中医认为，本病与禀赋异常，而对某些物质过敏所致。也可因气血虚弱，卫气失固；或因饮食不慎，多吃鱼腥海味、辛辣刺激食物；或因药物、生物制品、慢性感染病灶、昆虫叮咬、肠道寄生虫；或因七情内伤、外受虚邪贼风侵袭等多种因素所诱发。

【治疗】

1. 风寒证

【症状】风团色白，遇冷或风吹则加剧，得热则减轻，多冬春发病，苔薄白或薄白而腻，脉迟或濡缓。

【方一】桂枝汤

【来源】《伤寒论》

【组成】桂枝9克，芍药9克，甘草6克，生姜9克，大枣3枚。

【功效】解肌发表，调和营卫。

【用法】水煎服，每日一剂，服后啜热稀粥。

【方解】方中桂枝为君，助卫阳，通经络，芍药为臣，益阴敛营，桂芍等量合用，使表邪得解，营卫调和。姜枣相配，是为补脾和胃、调和营卫的常用组合，共为佐药，炙甘草调和药性，功兼佐使之用，综观本方，发中有补，散中有收，邪正兼顾，阴阳并调。

【按语】素有喘咳者，可加厚朴、杏仁以下气平喘。

【方二】麻黄桂枝各半汤

【来源】《伤寒论》

【功效】麻黄6克，桂枝6克，杏仁3克，芍药6克，炙甘草3克，生姜6克，大枣4枚。

【用法】先煎麻黄，去上沫，后下诸药同煎，取汁温服，服后盖被取微汗。

【方解】方中麻黄辛温发汗，宣肺平喘；桂枝解肌发表，温经散寒，助麻黄发汗解表之力；杏仁宣肺降气，助麻黄平喘之功；芍药益阴和营；炙甘草、生姜、大枣既能缓和麻、桂峻烈之性，又能调和诸药。

【按语】喘重，加苏子降气平喘；痰多清稀者，加细辛温化寒饮；服药后禁大汗；服药期间忌食生冷、油腻、五辛及臭恶等物。

2. 风热证

【症状】风团色红，遇热则加剧，得冷则减轻，多夏秋发病，苔薄黄，脉浮数。

【方一】 消风散

【来源】《外科正宗》

【组成】 荆芥6克，防风6克，牛蒡子6克，蝉蜕6克，苍术6克，苦参6克，石膏6克，知母6克，当归6克，胡麻仁6克，生地6克，木通3克，甘草3克。

【功效】 疏风养血，清热除湿。

【用法】 水煎服，每日一剂。

【方解】 荆芥、防风、牛蒡子、蝉蜕疏风止痒为君，以祛除在表之风邪。配伍苍术祛风燥湿，苦参清热燥湿，木通渗利湿热俱为臣药。更佐以石膏、知母清热泻火，当归、胡麻仁、生地养血活血。生甘草清热解毒，调和诸药，为使药。

【按语】 本方以祛风为主，配伍祛湿、清热、养血之品，如此则祛邪与扶正兼顾，既能祛风除湿，又可养血以助疏风。使风湿得去，血脉调和，则瘙痒自止。

3. 气血两虚证

【症状】 风团反复发作，迁延数月或数年，劳累后则发作加剧，神疲乏力，舌淡苔白，脉濡数

【方一】 八珍汤

【来源】《正体类药》

【组成】 人参9克，白术9克，白茯苓9克，当归9克，川芎9克，白芍药9克，熟地9克，炙甘草6克，生姜6克，大枣5枚。

【功效】 益气补血。

【用法】 水煎服，每日一剂，不拘时温服。

【方解】 方中人参、熟地益气养血，为君药。白术、茯苓助人参益气；当归、白芍助熟地养血，共为臣药。川芎活血行气，使全方补而不滞，为佐药。炙甘草益中并调和诸药，是为使药。诸药合用，共奏益气补血之功。

【按语】 失眠者，加酸枣仁、五味子养心安神；食少者，加陈皮、砂仁醒脾和胃；气虚甚者，加黄芪以增补脾益气之力。肝阳上亢所致头面眩晕禁用本方。

【方二】 当归饮子

【来源】《济生方》

【组成】 当归9克，白芍药9克，川芎9克，生地黄9克，白蒺藜9克，防风9克，荆芥穗9克，何首乌6克，黄芪6克，甘草3克。

【功效】养血活血，祛风止痒。

【用法】水煎服，每日一剂，

【方解】方中当归、生地、川芎、白芍养血滋阴；防风、荆芥穗发表散风，透疹消疮；制首乌、蒺藜补益精血，黄芪补气固表；炙甘草调和诸药。

【按语】本方以血虚有热，风邪外袭，症见皮肤疮疖，或肿或痒，或发赤疹瘙痒为辨证要点。

4. 冲任不调证

【症状】常在月经前数天开始出现风团，往往随月经的干净而消失，但在下次月经来潮时有发作，常伴有痛经或月经不调

【方一】丹栀逍遥散

【来源】《内科摘要》

【组成】牡丹皮3克，山栀3克，甘草3克，当归9克，茯苓9克，芍药9克，白术9克，柴胡9克。

【功效】疏肝清热，养血健脾。

【用法】水煎服，每日一剂。

【方解】方中牡丹皮清血中之伏火，山栀善清肝热，并导赤下行。柴胡清热疏肝解郁，当归、芍药养血柔肝，白术、茯苓、甘草健脾益气。

【按语】用于患者发作时肝郁气滞、冲任失调所致者。

十一、湿疹

【概述】

湿疹是一种常见的过敏性皮肤病，分为急性和慢性两种。湿疹可发生在身体任何部位，发病原因尚未明了，过敏体质可能是发病的主要相关因素。急性湿疹呈对称分布，皮疹形态多样，表现为红斑、丘疹、水疱、糜烂、渗液和结痂等，自觉剧痒，抓破后可引起感染。病程2周左右，容易转为慢性，且反复发作。慢性湿疹以四肢多见，表现为皮肤增厚粗糙，呈苔癣样变脱屑，色素沉着，瘙痒严重。常可急性发作，病程可达数月至数年。

一般认为，本病为过敏性疾病，过敏原来自外界亦可来自机体内部。外界过敏原如化学药品、化妆品、染料、某些动物的毒素，蛋、鱼、虾、牛奶等异性蛋白及花粉、尘埃等。内源性过敏原如体内病灶，肠寄生虫病，某些代谢、内分泌或消化功能紊乱以及人体自身组织在某些因素的作用下

所形成的自身抗原。

中医认为，本病多因禀性不耐，加之湿热内蕴，外感风邪，风湿热相搏，浸淫肌肤而成，其中"湿"是首要因素。

【治疗】

1. 湿热证

【症状】皮损潮红肿胀、水疱、糜烂、流水、边界不清，瘙痒剧烈，伴胸闷、纳呆，心烦口渴，大便干结，小便黄赤，苔薄黄腻，脉滑数

【方一】草薢渗湿汤合

【来源】《疡科心得集》

【组成】草薢30克，薏米30克，滑石30克，黄柏12克，赤苓15克，丹皮15克，泽泻15克，通草6克。

【功效】清热利湿，和营消肿。

【用法】水煎服，每日一剂。

【方解】方中草薢、薏米、滑石健脾利水渗湿，丹皮、赤芍、泽泻清热凉血，通草清热利湿，黄柏清热燥湿、健脾泻火。

【按语】久病气虚者，加白术、黄芪。

2. 风热证

【症状】皮损以红色丘疹为主，遍发全身，剧烈瘙痒，常抓破出血，渗液不多，舌红，苔薄白或薄黄，脉弦带数。

【方一】消风散

【来源】《外科正宗》

【组成】荆芥3克，防风3克，牛蒡子3克，蝉蜕3克，苍术3克，苦参3克，石膏3克，知母3克，当归3克，胡麻仁3克，生地3克，木通3克，甘草3克。

【功效】疏风养血，清热除湿。

【用法】水煎服，每日一剂。

【方解】方中荆芥、防风、牛蒡子、蝉蜕疏风解表，苍术祛风燥湿，苦参清热燥湿，木通渗利湿热，石膏、知母清热泻火，当归、生地、胡麻仁养血活血，生甘草清热解毒，调和诸药。

【按语】风热偏盛而见身热、口渴者，加银花、连翘；湿热偏盛而见胸脘痞满、身重乏力、苔黄厚腻者，加地肤子、车前子、栀子；血分热甚而见五心烦热、舌红或绛者，加赤芍、丹皮、紫草。

3. 脾湿证

【症状】皮损暗淡不红，渗液少且清稀，可有淡黄色脱屑，或以结痂浸润的斑片为主，面色无华，纳差，大便溏薄，小便不黄，或有腹胀，舌淡、苔薄白或白腻、脉缓濡濡。

【方一】除湿胃苓汤

【来源】《医宗金鉴》

【组成】炒白术 3 克，炒厚朴 3 克，陈皮 3 克，猪苓 3 克，泽泻 3 克，赤茯苓 3 克，炒白术 3 克，滑石 3 克，防风 3 克，栀子 3 克，木通 8 克，肉桂 3 克，甘草 3 克，灯心草 2 克。

【功效】健脾利湿，理气和中。

【用法】水煎服，每日一剂。

【方解】方中苍术、厚朴、陈皮、白术健脾除湿，理气和中；猪苓、泽泻、赤茯苓、滑石、木通、栀子利水渗湿；防风祛风胜湿；肉桂温中健脾；甘草解毒和中；灯心草利尿通淋。

【按语】口苦而粘，苔黄腻者，去肉桂，加黄连、车前子；神疲乏力者，加党参、黄芪。

4. 血燥证

【症状】病程日久，反复发作、皮肤肥厚粗糙，色淡红，或呈苔藓样变，色素沉着，阵发性瘙痒，舌淡红，苔薄白，脉濡细。

【方一】当归饮子

【来源】《济生方》

【组成】当归 30 克，白芍 30 克，川芎 30 克，生地 30 克，炒白蒺藜 30 克，防风 30 克，荆芥穗 30 克，制何首乌 15 克，黄芪 15 克，炙甘草 15 克。

【功效】养血活血，祛风止痒。

【用法】上药共为粗末，每次 12 克，加生姜 5 片，水煎去渣温服，每日一剂。

【方解】方中当归、生地、川芎、白芍养血滋阴；防风、荆芥穗发表散风，透疹消疮；制首乌、蒺藜补益精血，黄芪补气固表；炙甘草调和诸药。

【按语】本方以血虚有热，风邪外袭，症见皮肤疮疥，或肿或痒，或发赤疹瘙痒为辨证要点。

【方二】四物消风饮

【来源】《外科正宗》

【组成】生地黄 12 克，当归身 6 克，赤芍 6 克，荆芥 5 克，薄荷（后下），蝉蜕 5 克，柴胡 4 克，川芎 4 克，黄芩 4 克，生甘草 3 克。

【功效】滋阴养血，润燥熄风。

【用法】水煎服，每日一剂。

【方解】方中当归、川芎、赤芍凉血养血，滋阴润燥；生地黄凉血清营；荆芥、蝉蜕祛风止痒；柴胡、薄荷、黄芩、生甘草疏风清热解毒；生甘草兼能调和诸药。

【按语】本方常用于治疗外耳湿疹、鼻前庭湿疹、皮肤瘙痒、剥脱性唇炎证属阴虚血燥者。服药期间，忌食辛辣、烟酒、鱼虾。

十二、花斑癣

【概述】

花斑癣俗称汗斑，初起损害为围绕毛孔的圆形点状斑疹，以后逐渐增至甲盖大小，边缘清楚，邻近损害可相互融合成不规则大片形，而周围又有新斑疹出现。表面附有少量极易剥离的糠秕样鳞屑，灰色、褐色至黄棕色不等，有时多种颜色共存，状如花斑，时间较久的呈浅色斑。皮疹无炎性反应，偶有轻度瘙痒感，皮损好发生于胸背部，以青壮年男性多见。

本病致病菌系一种嗜脂性酵母，称为卵圆形糠秕孢子菌或正圆形糠秕孢子菌。此菌是正常皮肤的腐生菌，仅在某些特殊情况下，如高温潮湿、局部多脂多汗、和卫生条件不佳等，此菌仅侵犯角质层浅层而不引起真皮的炎症反应。

中医认为，风湿侵肤，与气血凝滞所成是发病的主要因素。紫白癜风乃一体二种，紫因血凝，白因气滞。本病之发生，乃是由体热、风邪和湿气侵入毛孔，与气血凝滞，毛窍闭塞所致，或有他人传染而得。

【治疗】

本病以外治为主。对于顽固患者，可以选用防风通圣散。

【方一】防风通圣散

【来源】《宣明论方》

【组成】防风 15 克，川芎 15 克，当归 15 克，芍药 15 克，大黄 15 克，薄荷叶 15 克，麻黄 15 克，连翘 15 克，芒硝 15 克；石膏 30 克，黄芩 30 克，桔梗 30 克，滑石 90 克，甘草 60 克，荆芥 8.5 克，白术 8.5 克，栀子

8.5 克。

【功效】 疏风解表，泻热通便。

【用法】 上药共为细末，每次 6 克，加生姜 3 片，水煎服。

【方解】 方中麻黄、防风疏解在表之风邪从汗而解；大黄、芒硝荡涤在里之实热从大便而解，荆芥薄荷助麻黄、防风解表；连翘、栀子、黄芩、石膏、桔梗清泄里热；滑石清利湿热；川芎、当归、白芍和血祛风；白术健脾益气，甘草、生姜调和诸药。

【按语】 表证不解者，去麻黄、防风；内热不甚者，去石膏；无便秘者，去芒硝。外治法可采用密陀僧散外搽患处；或以枯矾、雄黄各等份、研细末，鲜茄子切片，蘸药粉涂搽。

十三、白藓

【概述】

本病多见于儿童，初起时头皮毛发根部出现灰白色屑斑，小者如豆粒，大则若硬币，日久可逐渐蔓延融合而扩大成片，毛发干枯，断折易落，参差不齐。瘙痒或甚明显，久则毛发黄枯脱落，形成秃斑。一般愈后毛发可以再生，亦有永不再生者。病程较长，经年不愈，多在青春期到来后或多不治自愈。

白藓大多由羊毛状小孢子菌或铁锈色小孢子菌引起的头皮和毛发感染。青春期可自愈，这可能与青春期皮脂腺发达，头皮游离脂肪酸对真菌有一定抑制作用有关，愈后不留疤痕。

中医认为本病多由接触患者的理发用具、帽、枕等传染而得；或理发时腠理司开，外邪侵入，结聚不散，以致气血不调，皮肤干枯而成；或由脾胃湿热内蕴，湿甚则痒流汁，热甚则生风生燥，肌肤失养，以致皮生白屑，发焦脱落。

【治疗】

本病以外治为主。对于顽固患者，可以配合内服法。

【方一】 白藓汤

【来源】 （经验方）

【组成】 茵陈 12 克，蒲公英 30 克，银花 15 克，土茯苓 30 克，苦楝皮 15 克，土荆皮 9 克，蛇床子 9 克，苦参 9 克。

【功效】清热解毒利湿，祛风杀虫。

【用法】水煎服，每日一剂。

【方解】茵陈、蒲公英、金银花、苦参、土茯苓共奏清热解毒利湿之功；土荆皮、苦楝皮、蛇床子具有祛风杀虫止痒的功效。

【按语】口渴心烦加花粉、栀子；脾虚湿盛加白术、滑石；咽喉肿痛加银花、山豆根；便秘加麻仁；大便秘结、舌苔黄燥加大黄。

另外，临床还常配合外治法，如外涂一扫光或雄黄膏，或5%硫磺膏配合拔发治疗。或用皂楝散：皂矾6克，炒苦楝皮9克，炒焦黄豆15克，川椒3克，共研细末，与适量桐油调和。用药前先剃去头发，再以明矾4.5克，川椒4.5克，煎水洗净患处，然后擦药，每日一次，15天为1疗程。

十四、斑秃

【概述】

斑秃是秃发的一种，俗称"鬼剃头"，是一种头发突然成片脱落、头皮鲜红光亮、无明显自觉症状的慢性皮肤病。可发生于任何年龄，但以青年人患病更为普遍。其特征为头皮突然皮状脱落，脱发处的头皮鲜红光亮、状如涂油，故名油风。若头发全部脱落称全秃，全身其他处毛发也同时脱光者，则称为普秃。

斑秃的发病机理目前尚不完全清楚，但情志抑郁、内分泌障碍等，常易引发此病，常发生于过度精神紧张和机体劳累引起。此病可能因高级神经中枢功能障碍，毛细血管痉挛，毛发营养障碍而导致脱发。如遭受强烈的精神刺激，过度疲劳等，可突然发病或加重病情。对有过敏背景的斑秃，则可能是一种自体免疫性疾病。

中医认为本病常发于青年之人，由于血热内盛，复由心绪烦躁，七情不遂，郁久化火，火热内蕴，热盛生风，毛发因之秃落。所以青少年患本病，多为内热所致，其治疗亦应以清热凉血，祛风生发之剂，不可妄服补药。精神情绪变化是本病的重要原因之一。

【治疗】

1. 血虚风燥证

【症状】包括血热风燥证、风盛血燥证等。脱发时间较短，进展很快，有时是大把脱落，常伴有不同程度的瘙痒，头发干燥，头晕，目眩，失眠。

舌质淡红，苔薄白，脉细数。

【方一】 神应养真丹

【来源】《外科正宗》

【组成】 当归、川芎、白芍、熟地、天麻、羌活、木瓜、菟丝子各等份。

【功效】 养血活络，祛风荣发。

【用法】 共为细末，入地黄膏加蜜为丸，如梧桐子大。每次10丸，空腹温酒、盐汤送下；或改为水煎服。

【方解】 方中当归、川芎、白芍、熟地养血活血；菟丝子益精荣发；合四物汤补益肝肾，养血荣发；天麻、羌活祛风散寒；木瓜化湿活络；温酒、盐汤送下以助药力。

【按语】 本方治疗风袭阳络，血虚失荣的油风。精血亏虚，失眠脱发者，加何首乌、黑芝麻养血益精；风湿阻络，日久不愈，加鸡血藤、丹参、红花、桑枝；风热上扰，头痛瘙痒者，加菊花、薄荷、防风、蔓荆子。

2. 气滞血瘀证

【症状】 在头发脱落前，先有头痛、偏头痛或者头皮刺痛等自觉症状，脱发病程较长或突然脱发，或病变处有外伤血肿史，胸胁胀痛，烦热难眠。舌淡暗紫或有瘀斑，脉沉涩。

【方一】 ①逍遥散合②通窍活血汤

【来源】 ①《太平惠民和剂局方》②《医林改错》

【组成】 炙甘草15克，当归30克，茯苓30克，芍药30克，白术30克，柴胡30克，秦艽3克，羌活3克，香附3克，桃仁9克，红花9克，当归9克，牛膝9克，川芎6克，没药6克，地龙6克，炒五灵脂（包煎）甘草6克。

【功效】 活血行气，祛瘀通络，通痹止痛，健脾养血。

【用法】 水煎服，每日一剂。

【方解】 逍遥散方中柴胡疏肝解郁，且可以作为肝经引经药；白芍养血敛阴，柔肝缓急；当归养血和血；白术、茯苓、炙甘草健脾益气；薄荷、生姜辛散达郁；通窍活血汤方中川芎、桃仁、红花当归活血祛瘀，秦艽、羌活、地龙通络活络除痹，没药、五灵脂、牛膝加强行瘀止痛之力，香附理气以利瘀血消散，甘草调和诸药。

【按语】 产后体弱、肢体周身疼痛者，加生黄芪；关节僵直、骨节畸形者，可选加蜂房、乌梢蛇、全蝎、炒穿山甲。肝郁气滞甚者，加香附、陈皮；血虚甚者，加熟地。

3. 气血两虚证

【症状】包括心脾两虚证。患者多在大病、久病、产后发病。脱发渐进性加重，病程较长。伴有唇白，心悸，气短语微，头晕目眩，面色萎黄，倦怠乏力等全身症状。舌淡苔薄白，脉虚细或细弱

【方一】八珍汤

【来源】《正体类药》

【组成】人参9克，白术9克，白茯苓9克，当归9克，川芎9克，白芍药9克，熟地9克，炙甘草6克，生姜6克，大枣5枚。

【功效】益气补血。

【用法】水煎服，每日一剂，不拘时温服。

【方解】方中人参、熟地益气养血，为君药。白术、茯苓助人参益气；当归、白芍助熟地养血，共为臣药。川芎活血行气，使全方补而不滞，为佐药。炙甘草益中并调和诸药，是为使药。诸药合用，共奏益气补血之功。

【按语】失眠者，加酸枣仁、五味子养心安神；食少者，加陈皮、砂仁醒脾和胃；气虚甚者，加黄芪以增补脾益气之力，肝阳上亢所致头面眩晕禁用本方。

4. 肝肾不足证

【症状】脱发经久不愈，甚至全秃或普秃，或边脱边长，所长之发纤细柔软。伴头晕，失眠，耳鸣，目眩，腰腿酸痛或遗精盗汗。苔少，舌质淡，脉细数。

【方一】七宝美髯丹

【来源】《积善堂方》

【组成】制何首乌赤白各300克，（去皮切片，黑大豆拌，九蒸九晒）乳拌茯苓150克，牛膝（酒浸）150克，当归（酒洗）150克，枸杞（酒洗）150克，菟丝子（酒浸蒸）150克，补骨脂（黑芝麻拌炒）120克。

【功效】滋养肝肾，补益精血，乌发壮骨。

【用法】上药研为细末，炼蜜和丸，每丸重10克。每次1丸，每日2次，清晨温酒送下，午时姜汤送下，卧时盐汤送下。

【方解】方中何首乌补肝肾，益精血，乌须发，强筋骨，为君药。枸杞、菟丝子补肾益精，养肝补血，共为臣药。当归补血养肝；牛膝补肝肾而强筋骨；茯苓健脾助运，淡渗利浊，以防纯朴而碍中焦之运化；补骨脂温补肾阳，助阴药之生化，寓"阳中求阴"之意为佐药。

【按语】本证辨证要点为须发变白，牙齿松动，腰膝酸软。对于脾胃虚弱而兼有痰饮内停者，不宜使用。临床可配合首乌针剂注射或冲剂口服；黄芪当归针剂注射；乌须生发丸内服；金锁固精丸口服；七宝美髯丹；六味地黄丸、肾气丸或八珍丸，或神应养珍丹。

十五、足癣

【概述】

足癣是一种极常见的足部浅层真菌感染性皮肤病，因其脚趾间或足底部生小水疱，脱皮糜烂流汁而有特殊气味，故称脚湿气。足癣因脚部角质层厚、皮脂缺乏、汗腺丰富、出汗较多、足部潮湿，利于霉菌生长繁殖而起，常在夏季加重，也有人终年不愈。其特征是足部出现水疱，脱皮，皲裂，糜烂。本病多系足跖部、趾间感染皮肤癣菌主要是红色毛癣菌、须癣毛癣菌和絮状表皮癣菌所致。

中医将本病称为"脚气疮""烂脚丫"。《外科正宗》曰："妇人脚丫作痒，乃三阳风湿下注，凝结不散，故先痒而后湿，又或足底弯曲之处痒湿皆然。"因此，本病发生是由脾胃二经湿热下注而成；或久居湿地，水中工作，水浆浸渍，感染湿毒所致。

【治疗】

本病一般无需内治，但病情较重或病程较长时，可辨证分为二型论治。

1. 偏湿证

【症状】表现为水疱与脱屑，初起水疱成片，干后脱屑，搔痒无度，夏重冬轻，舌质红，苔薄，脉数或滑数。

【方一】三妙散
【来源】《济世奇方》
【组成】夏枯草 15 克，金银花 15 克，蒲公英 15 克。
【功效】清热解毒，消肿散结。
【用法】水煎服，每日一剂。
【方解】方中金银花味甘性寒，清热解毒消痈；蒲公英味苦甘性寒，清热解毒，消痈散结；二药合用，可解一切痈疡肿毒。夏枯草清泄肝火，清热散结。诸药合用，共奏清热解毒，消肿散结之功。

【按语】热毒重者，加连翘、野菊花；成脓者，加皂角刺、炙山甲。

2. 偏热证

【症状】趾间湿润，糜烂浸淫，瘙痒臭秽，红烂脱皮，或者染毒成黄水疮，局部焮红肿痛，舌红苔黄，脉滑数。

【方一】萆薢渗湿汤

【来源】《疡科心得集》

【组成】萆薢 30 克，薏米 30 克，滑石 30 克，黄柏 12 克，赤苓 15 克，丹皮 15 克，泽泻 15 克，通草 6 克。

【功效】清热利湿，和营消肿。

【用法】水煎服，每日一剂。

【方解】方中萆薢、薏米、滑石健脾利水渗湿，丹皮、赤芍、泽泻清热凉血，通草清热利湿，黄柏清热燥湿、泻火解毒。

【按语】本方治疗湿热下注之臁疮、下肢丹毒、脚丫破烂、肛周脓肿、妇女带下阴痒等。兼久病气虚者，加白术、黄芪；腰酸神疲者，加人参、鹿角胶。

对糜烂型，临床可配合半枝莲煎水待温浸泡患足，再外敷荆芥散或脚气粉；水疱型者，可以用复方土槿皮酊外搽，有脓疱者，用青黛膏外搽。

十六、带状疱疹

【概述】

带状疱疹是由水痘带状疱疹病毒引起的急性炎症性皮肤病，其主要特点为簇集水泡，沿一侧周围神经作群集带状分布，伴有明显神经痛。带状疱疹系感染水痘——带状疱疹病毒所致，一般经呼吸道感染后，病毒因其亲神经性，可长期潜伏在脊髓后根神经节，免疫功能减弱，可诱发水痘带状疱疹病毒可再度活动，沿周围神经波及皮肤，发生带状疱疹。带状疱疹患者一般可获得终生免疫。

中医将本病称为"缠腰火龙""缠腰火丹"。一般认为本病与肝、肺、脾病变及外感湿热邪毒有关，或因情志内伤，肝经气郁生火以致肝胆火盛；或因脾湿郁久，湿热内蕴，外感毒邪而发病。热毒蕴于血分，则发为红赤斑片；湿热蕴阻肌肤，则起黄白水疱；湿热阻滞经络，不通则痛。若年老体弱患者，常因血虚肝旺，湿热毒盛，气滞血凝，而致病后疼痛剧烈，且持续很久才能消退。

【治疗】

1. 毒热证

【症状】皮肤潮红，疱壁紧张，疼痛剧烈，皮损常见于胸肋腰背部，呈单侧性沿神经走向分布，自觉灼热刺痛，常伴有程度不等的全身症状，如口苦咽干，烦躁易怒，小便黄，大便干，舌质红，苔黄，脉弦滑。

【方一】龙胆泻肝汤

【来源】《医方集解》

【组成】龙胆草3克，黄芩3克，栀子3克，泽泻3克；川木通1.5克，车前子1.5克，当归1.5克，生地1.5克，柴胡1.5克，甘草1.5克。

【功效】清热利湿，祛风止痒。

【用法】水煎服，每日一剂。

【方解】龙胆草上清肝胆实火，下泻肝胆湿热，泻火除湿，两擅其功；黄芩、栀子两药苦寒，归经肝胆三焦，泻火解毒，清热燥湿；湿热壅滞下焦，故用渗湿泄热之车前子、木通、泽泻清热利湿，导湿热下行，从水道而去，使邪有出路，则湿热无留；生地养阴，当归养血活血；柴胡疏畅肝胆；甘草调和诸药。

【按语】湿盛热轻者，去黄芩、生地，加滑石、薏米以增利湿之功；阴囊红肿热痛者，去柴胡，加连翘、大黄以泻火解毒。亦可服用成药龙胆泻肝丸。

2. 湿盛证

【症状】红晕皮损处可见密集成簇的水疱，皮肤淡红，疱壁松弛，疼痛较轻，纳差或腹胀，大便溏，舌质淡，苔白厚或白腻，脉沉缓。

【方一】除湿胃苓汤化裁

【来源】《医宗金鉴》

【组成】炒苍术8克，炒厚朴8克，陈皮8克，猪苓8克，泽泻8克，赤茯苓8克，炒白术8克，滑石8克，防风8克，栀子8克，木通8克，肉桂3克，甘草3克，灯心草2克。

【功效】健脾除湿，理气和中。

【用法】水煎服，每日一剂。

【方解】方中苍术、厚朴、陈皮、白术健脾除湿，理气和中；猪苓、泽泻、赤茯苓、滑石、栀子利水渗湿；防风祛风胜湿；肉桂温中健脾；甘草解毒和中；灯心草利尿通淋。诸药合用，共奏健脾利湿，理气和中之功。

【按语】口苦而粘，苔黄腻者，去肉桂，加黄连、车前子；神疲乏力者，加党参、黄芪。

3. 气滞血瘀证

【症状】证见患处皮损大多消退，结痂脱落，但疼痛不止，或隐痛缠绵，咳嗽或动则加重，伴心烦、夜寐不安，舌质紫暗，苔白，脉细涩。

【方一】柴胡疏肝散

【来源】《景岳全书》

【组成】陈皮6克，柴胡6克，川芎5克，香附5克，枳壳5克，芍药5克，甘草3克。

【功效】疏肝解郁，行气止痛。

【用法】水煎服，每日一剂。

【方解】方中用柴胡疏肝解郁为君药，香附理气疏肝，川芎行气活血而止痛，两药相合，增强行气止痛之功，为臣药。陈皮、枳壳理气行滞；芍药、甘草养血柔肝，缓急止痛，为佐药。甘草兼调诸药，亦为使药之用。诸药相合，共奏疏肝行气，活血止痛之功。

【按语】若痛甚者，酌加当归、郁金、乌药等以增强其行气活血之力。

【方二】桃红四物汤

【来源】《医宗金鉴》

【组成】桃仁9克，红花6克，熟地12克，当归9克，白芍9克，川芎6克。

【功效】养血活血，祛瘀。

【用法】水煎服，每日一剂。

【方解】桃仁、红花活血化瘀，行气止痛；熟地滋阴养血，当归补血养肝，和血调经；白芍养血柔肝，川芎行气活血，诸药相合，活血而不伤血，化瘀而不伤正。

【按语】血崩气脱之证不宜用本方。临症时，可根据病情选用清热解毒消肿或祛湿收干之药水煎外敷，另外水疱未破者可用金黄散，水疱已破者可用四黄膏外涂。

第三章　妇科疾病

一、月经先期

【概述】

月经周期每月提前 7 天以上，甚至半月一行，连续两个周期以上者为"月经先期"。月经先期，现代医学称之为月经频发，多指月经周期短于 21 天。月经频发与卵泡期过短、卵泡发育迅速而致排卵提前有关，还与黄体功能不全及黄体过早萎缩有关，本病多见于生育期的妇女。

中医认为，本病主要由于平素嗜食辛辣油腻食物或郁怒伤肝，引动肝火，以致血分蕴热。因为冲为血海，任主胞胎，冲任两脉与月经密切相关。气虚则统摄无权，冲任失固；血热则流行散溢，以致血海不宁，均可使月经提前而至。月经先期量多者，为水火俱旺；先期量少者，为火旺而阴水枯竭。其后期量少者，固属血寒不足；后期量多者，则属血寒有余。

月经先期的治疗重在调整周期，使之恢复常度。按其症候属性或补或泻，或养或清。若虚中有实或实中有虚者，亦当注意养营安血，勿犯虚虚实实之戒。

【治疗】

1. 气虚证

（1）脾气虚弱证

【症状】月经提前，可伴量多或量少，色淡或红而不鲜，质清稀，兼见纳少便溏，脘闷腹胀，气短懒言，或神疲乏力，舌质淡，苔薄白，脉虚缓无力。

【方一】补中益气汤

【来源】《脾胃论》

【组成】党参 15 克，生黄芪 30 克，炒白术 15 克，杭白芍 9 克，当归炭

9克，陈皮4.5克，升麻9克，柴胡4.5克，炙甘草9克。

【功效】补脾益气，固冲摄血。

【用法】水煎服，每日一剂。

【方解】本方以人参、黄芪益气为君；白术、甘草健脾补中为臣；当归补血，陈皮理气为佐；升麻、柴胡升阳为使。

【按语】全方共奏补中益气，升阳举陷，摄血归经之效，使月经自调。若经量过多，可酌加炒地榆、龙骨、牡蛎固涩止血。若气虚日久，导致阳虚，而见经色淡白、质清稀，小腹冷痛，脉沉迟者，可酌加盐炒小茴香、桂枝、淫羊藿、巴戟肉等温宫散寒、固冲止血之品。若气虚挟瘀可在益气化瘀前提下，酌加益母草、茜草、三七等。

（2）肾气虚证

【症状】月经提前，经量或多或少，经色暗淡而质薄，可伴有腰脊酸痛，或夜尿频多，舌质淡嫩，苔白润，脉细弱。

【方一】固阴煎

【来源】《景岳全书》

【组成】菟丝子12克，熟地12克，山茱萸15克，人参9克，山药30克，炙甘草6克，五味子12克，远志9克。

【功效】补益肾气、固冲调经。

【用法】水煎服，每日一剂。

【方解】方中菟丝子补肾益精气，熟地、山萸肉，滋肾益精；人参、山药、炙甘草健脾益气，补后天养先天以固命门；五味子、远志交通心肾，使心气下通，以加强肾气固摄之力。

【按语】全方共奏补肾益气，固冲调经之效。腰脊酸痛或强痛者，酌加羌活、鹿角霜、金毛狗脊通达督脉。精血亏虚者，酌加枸杞、熟地、山萸肉等。

2. 血热证

（1）阳盛血热证

【症状】经来先期，量多，色深红或紫，质稠粘。或伴心胸烦躁，面红口干，小便短黄，大便燥结，舌质红，苔黄，脉数。

【方一】清经散

【来源】《傅青主女科》

【组成】熟地15克，地骨皮15克，粉丹皮12克，杭白芍9克，黄柏9克，茯苓9克，生甘草4.5克。

【功效】清热凉血调经。

【用法】水煎服，每日一剂。

【方解】方中丹皮、青蒿、黄柏清热泻火凉血；地骨皮、熟地清虚热而滋肾水；白芍养血敛阴；茯苓行水泻热。全方清热泻火，凉血敛阴，使热去则阴不伤，血安而经自调。

【按语】若大便燥结，心胸烦躁，面赤舌红，可去黄柏，酌加炒大黄，以清解阳明燥实。若血色紫红而稠粘，可酌加益母草、法半夏，化瘀祛湿。若经量过多，可去茯苓之渗利，以免伤阴，酌加炒地榆、茜草，凉血止血。

（2）肝郁血热证

【症状】月经提前，量或多或少，色紫红有块。或少腹胀痛，或胸闷胁胀，乳房胀痛，或心烦易怒，或口苦咽干，舌红，苔薄黄，脉弦数。

【方一】丹栀逍遥散

【来源】《内科摘要》

【组成】丹皮 12 克，栀子 9 克，柴胡 9 克，当归 9 克，白芍 12 克，茯苓 12 克，白术 12 克，薄荷 3 克，炙甘草 4.5 克。

【功效】舒肝清热，凉血调经。

【用法】水煎服，每日一剂。

【方解】方中丹皮、栀子、柴胡舒肝解郁，清热凉血；当归、白芍养血柔肝；白术、茯苓、炙甘草健脾补中；薄荷助柴胡舒达肝气。诸药合用，使肝气畅达，肝热得清，热清血宁，则经水如期。

【按语】经行不畅血块多者，加泽兰、丹参、益母草活血行滞。如少腹痛甚，可加炒金铃子、酒元胡，疏郁理气止痛。经量多者，去当归，因其香窜活血，性温，走而不守，故血热经多者用之不妥。

（3）阴虚血热证

【症状】经来先期，量少或量多，色红质稠，或伴两颧潮红，手足心热，舌红，苔少或无苔，脉细数。

【方一】两地汤

【来源】《傅青主女科》

【组成】生地 15 克，地骨皮 15 克，玄参 10 克，麦冬 9 克，阿胶 9 克（烊化）白芍 9 克。

【功效】养阴、清热、调经。

【用法】水煎服，每日一剂。

【方解】方中生地、玄参、麦冬养阴滋液，壮水以制火；地骨皮清虚热，泻肾火；阿胶滋阴补血；白芍养血敛阴；旱莲草、女贞子清热凉血滋阴。全方重在滋阴壮水，水足则火自平，阴复则阳自秘，则经行如期。

【按语】虚阳上亢，出现头晕、耳鸣、冲热等症，可在两地汤中加蒺藜、钩藤、夏枯草、龙骨、牡蛎，以平肝潜阳。若阴虚内热，热迫血行，以致经量过多者，则可在两地汤基础上加炒地榆、茜草凉血止血。

二、月经后期

【概述】

月经周期延迟7天以上，甚至每隔四、五十天一行，连续两个周期以上者，且经期和经量在正常范围，称"月经后期"，又称"经期延后""经迟"。如仅延期三、五天，且无其他不适者，不作月经后期论。若偶见一次，下次月经来潮仍然如期者，或青春期月经初潮后一年内，或围绝经期绝经前，周期时有延后，无其他症候者，亦不作病论。

月经后期现代医学称之为月经稀发。月经稀发是指月经周期超过40天的不规则子宫出血。月经稀发即可发生在有排卵性月经周期中，也可发生在无排卵性月经周期中。发生于前者，多因为卵泡发育成熟时间延长，这与甲状腺功能不足，新陈代谢过低，使得卵巢不能按时排卵有关；发生于后者，则是由于下丘脑—垂体—卵巢轴的功能失调，排卵功能受到抑制，卵泡发育不良而致月经周期延长。

【治疗】

1. 肾虚证

【症状】月经延后，量少，色黯淡，质清稀，或带下清稀；腰膝酸软，头晕耳鸣，面色晦黯，或面部黯斑；舌淡，苔薄白，脉沉细。

【方一】当归地黄饮

【来源】《景岳全书》

【组成】当归15克，熟地120克，山萸肉15克，山药10克，杜仲10克，怀牛膝10克，甘草6克。

【功效】补肾养血调经。

【用法】水煎服，每日一剂。

【方解】方中以当归、熟地、山萸肉养血益精；山药、杜仲补肾气以固命门；牛膝强腰膝，通经血，使补中有行；甘草调和诸药。全方重在补益肾气，益精养血。

【按语】若肾气不足，日久伤阳，症见腰膝酸冷者，可酌加菟丝子、巴戟天、仙灵脾、杜仲等以温肾阳，强腰膝。带下量多者，酌加鹿角霜、金樱子温肾固涩止带。

2. 血虚证

【症状】月经周期延后，量少，色淡红，质清稀，或小腹绵绵作痛；面色苍白或萎黄，头晕眼花，心悸失眠，或手足发麻；唇舌淡白，脉细弱。

【方一】 小营煎

【来源】《景岳全书》

【组成】当归 15 克，熟地 30 克，芍药 15 克，山药 15 克，枸杞 12 克，炙甘草 6 克。

【功效】益血补冲调经。

【用法】水煎服，每日一剂。

【方解】方中当归补肝血；芍药和营养肝，敛阴益血；熟地、枸杞滋阴养血填精；山药健脾滋肾；炙甘草益气健脾。全方滋肝肾，益精血，滋血之源，故主血少阴虚之证。血虚月经延后，乃营血亏少，冲任不足，肾为生精化血之所，肝为血之库府，脾为生化之源，故调之重在滋水，重在补脾，本方填精滋血，益气健脾，故亦宜之。

【按语】如因脾虚运化无力，兼见脘闷食少，便溏者去当归之润肠加党参、白术、砂仁益气健脾止泻。心悸不眠者加五味子，酸枣仁以宁心安神。如兼潮热、盗汗、心烦者，为血虚阴亏，虚热内生，酌加女贞子、旱莲草、地骨皮以滋肝肾，清虚热。如兼见四肢清冷，小腹冷，腰膝筋骨疼痛者为血虚兼寒，原方去芍药之阴柔加杜仲、牛膝、肉桂以强筋骨，温中补阳，散寒止痛。

【方二】 归地滋血汤

【来源】《中医妇科治疗学》

【组成】当归 20 克，熟地 30 克，鹿角霜 12 克，党参 10 克，白术 20 克，桑寄生 12 克，枸杞 15 克，山茱萸 12 克，香附 10 克。

【功效】滋肾益精，养血调经。

【用法】水煎服，每日一剂。

【方解】方中当归、熟地、枸杞补肝肾，养血，益阴；鹿角霜、山茱萸温肾阳，益精血；党参、白术补气健脾，益生化之源；桑寄生补肝肾，强筋骨，治腰膝酸软；香附疏达气机，使诸药补而不滞。

【按语】全方以补肝肾，益精血为主，佐以益气健脾，有气血双补之效，故宜于血虚月经后期而兼见气虚者。

3. 血寒证

（1）虚寒证

【症状】月经延后，量少，色淡红，质清稀，小腹隐痛，喜暖喜按；腰酸无力，小便清长，大便稀溏；舌淡，苔白，脉沉迟或细弱。

【方一】温经汤

【来源】《金匮要略》

【组成】当归 12 克，吴茱萸 12 克，桂枝 9 克，白芍 20 克，川芎 12 克，生姜 6 克，丹皮 12 克，法半夏 9 克，麦冬 10 克，人参 9 克，阿胶 11 克，甘草 6 克。

【功效】扶阳祛寒调经。

【用法】水煎服，每日一剂。

【方解】方中吴茱萸、桂枝温经散寒暖宫，通利血脉；当归、川芎、白芍、阿胶养血活血调经；丹皮祛瘀；麦冬、半夏、生姜润燥降逆和胃；人参、甘草补气和中。

【按语】全方寒热虚实并用，而以温经散寒，养血祛瘀调经为主。古人誉本方为调经之祖方；若阳虚甚，症见形寒肢冷，腰膝冷痛者，酌加补骨脂、巴戟天、仙灵脾等以温肾助阳。

（2）实寒证

【症状】经期延后，量少或正常，经色黯红，质正常，有血块，小腹冷痛拒按，得热则减；面色青白，或肢冷畏寒，唇色黯红，舌紫而黯，或有瘀点，脉沉紧或沉涩。

【方一】姜黄散

【来源】《证治准绳》

【组成】姜黄 9 克，白芍 12 克，玄胡索 12 克，牡丹皮 9 克，当归 20 克，莪术 9 克，红花 15 克，桂心 6 克，川芎 15 克。

【功效】温经散寒，活血行滞。

【用法】水煎服，每日一剂。

【方解】方中桂心辛甘大热，温通血脉，散寒止痛；当归、川芎养血活血调经；姜黄、莪术破血祛瘀，行气止痛；玄胡索活血行气止痛；丹皮、红花活血祛瘀，白芍药养血柔肝止痛。

【按语】全方除丹皮、白芍外，均为辛温之品，合用能温经散寒，破血祛瘀，行气止痛，故治血脏久冷，月水不调，脐腹刺痛等寒凝血瘀之证。月经后期，经色黯红，量少有块，小腹冷痛拒按，亦属寒凝血瘀，采用本方施治，颇为相宜。

【方二】温经汤

【来源】《妇人大全良方》

【组成】当归20克，川芎15克，芍药12克，桂心6克，莪术6克，牡丹皮10克，人参9克，牛膝12克，甘草（炒）6克。

【功效】温经散寒，通脉止痛。

【用法】水煎服，每日一剂。

【方解】方中桂心温经散寒通血脉而止痛，当归补血调经，又能活血止痛，川芎活血行气，人参补气扶正，助桂、归、芎宣通阳气而散寒邪；莪术、丹皮牛膝活血散瘀，芍药、甘草缓急止痛。

【按语】全方有益气通阳，温经散寒，活血祛瘀之效。故宜于寒气客于血室，以致血气凝滞，脐腹作痛之证。今用以治寒凝血瘀，月经后期，小腹冷痛拒按，兼见气短神疲者，亦取其益气通阳、温经活血之力，如腹痛甚者酌加蒲黄、五灵脂或延胡索以化瘀止痛，经量过多者去莪术、牛膝之破血祛瘀加炮姜炭、焦艾叶以温经止血。

3. 气滞证

【症状】月经周期延后，量少或正常。色质正常或色红质稠，行而不畅，或有小血块。小腹胀痛，按之不减。精神郁闷，胸胁胀满不舒，时欲叹息，或胸闷胁胀或乳房胀痛，舌质正常或偏红，苔正常或薄黄，脉弦或弦数。

【方一】加味乌沉汤

【来源】《证治准绳》

【组成】乌药6克，砂仁6克，木香6克，玄胡索15克，香附（炒，去毛）12克，甘草6克。

【功效】理气行滞，活血调经。

【用法】水煎服，每日一剂。

【方解】方中乌药、香附理气行滞，木香行气止痛，砂仁和中气行气，养胃醒脾，甘草和中，兼能调和诸药。

【按语】全方重在理气行滞以调经止痛。妇人经前脐腹疼痛，痛在经前为实，痛而拘急为气滞，治宜理气行滞止痛，故用本方主之。此处以治气滞所致的月经后期，亦取其理气行滞之功，用时加当归、川芎增强活血调经之力，使气血流畅，则病自愈。如兼见经量过多，经色深红，舌质红、苔黄、脉弦数者为气邪化热，上方加丹皮、栀子清泻郁热，两胁痛者加青皮、白芍理气柔肝止痛。

【方二】疏肝解郁汤

【来源】《中医妇科治疗学》

【组成】香附12克，青皮12克，柴胡15克，郁金3克，丹参9克，川芎9克，泽兰6克，延胡15克，金铃炭9克。

【功效】疏肝理气，活血止痛。

【用法】水煎服，每日一剂。

【方解】方中香附、青皮、柴胡、郁金解郁行气疏肝；丹参、川芎、泽兰活血化瘀；延胡索行气活血止痛；金铃炭行气止痛兼能清热。

【按语】诸药合用有行气活血止痛之效，故宜于痛经证见月经量少，行而不畅，脘胁胀满，矢气即舒等气郁血滞之证而兼有微热者。月经后期量少、有块，小腹胀痛，胸胁胀满为气郁血滞。经血红，舌质红，苔微黄为郁已化热。脉弦涩，为气郁血滞之征。故亦属气郁血滞化热之证，宜用此方加黄芩、山栀。经量多者去川芎之辛温活血，加益母草、茜草炭、炒地榆以清热止血。

三、月经衍期

【概述】

月经不按周期来潮，提前或错后超过7天，连续3个周期以上者称"月经先后无定期"，亦称"经行先后无定期"。本病以月经周期紊乱为临床特征，可连续两三个周期提前又出现一次后退，亦可能两三个周期推后又见一次提前，没有一定规律，故又称为"经乱"。

月经先后不定期与下丘脑-垂体-卵巢轴功能失调直接有关。当体内促卵泡生成激素与促黄体生成激素的比例失调，或下丘脑分泌的黄体生成激素释放激素受到抑制，月经中期的黄体生成激素高峰消失，则表现为月经后期。若卵泡发育不良，雌激素分泌不足，则表现为月经提前。

中医认为，气血失调，冲任功能紊乱，血海蓄溢失常是造成本病的主要病机，其病因多由肝气瘀滞或肾气虚衰所致，而以肝郁为主。肝为肾之子，肝气郁滞，疏泄失调，子病及母，使肾气的闭藏失司，故常发展为肝肾同病。

本病治法贵在调理气血、冲任，从而达到调整月经周期。治疗应按病性的虚实寒热或补、或疏、或温、或清。肾气亏虚者补之固之，肝郁气滞者疏之调之，脾气虚弱者益之健之。气血和，冲任调，则经自如期。

【治疗】

1. 肾气亏虚证

【症状】月经周期时先时后，量少，色淡，质清，带下清稀量多；精神不振，头晕耳鸣，腰酸软，小便频数清长，或尿后余沥不尽，或夜尿频多。舌淡苔白，脉细弱。

【方一】归肾丸

【来源】《金匮要略》

【组成】熟地 15 克，山萸肉 12 克，山药 20 克，茯苓 12 克，当归 12 克，枸杞 12 克，杜仲 12 克，菟丝子 12 克。

【功效】补益肾气，调固冲任。

【用法】水煎服，每日一剂。

【方解】归肾丸平补肾气，不寒不热，故宜于肾气亏虚，月经先后无定期者，但方中茯苓行水，非肾气虚小便频数清长者所宜，故去而不用。加益智仁补肾气，缩小便。

【按语】适用于肾气亏虚，月经先后无定期，量少、色淡、质清，兼见头晕耳鸣，腰酸软，小便频数或清长，舌淡脉细弱者。

【方二】右归丸

【来源】《景岳全书》

【组成】熟地 124 克，山药 12 克，菟丝子 12 克，鹿角胶 12 克，杜仲 12 克，山萸肉 9 克，枸杞子 9 克，当归 9 克，制附子 6 克，肉桂 6 克。

【功效】温肾壮阳，补冲调经。

【用法】水煎服，每日一剂。

【方解】方中归肾丸补肾气，去茯苓之渗利。加鹿角胶补肾阳，益精血，制附子，温补肾阳，益命门之火。肉桂温脾肾之阳，益火消阴。全方温肾阳，益精血，兼能温冲调经。故宜于肾阳虚封藏失司，而月经先后无定者。

【按语】如经量过多者去当归、肉桂之通利血脉，加补骨脂，焦艾叶温经止血。若大便溏泻者去当归之润肠，鹿角胶之滋腻，加补骨脂，肉豆蔻补肾助阳，温脾止泻。食少腹胀者加砂仁和中醒脾。夜间尿多者加乌药、益智仁温肾缩小便。白带清稀量多者加金樱子、生牡蛎固涩止带。

2. 肝气失调证

【症状】 月经周期先后无定，经量或多或少，色正常或紫红，经行不畅，或有血块。经前乳房或小腹胀痛，经来痛减；精神郁闷，或心烦易怒，或胸闷不舒，时欲太息，两胁胀痛，舌质正常或红，苔薄白或薄黄，脉弦或弦数。

【方一】 逍遥散

【来源】《太平惠民和剂局方》

【组成】 柴胡 15 克，当归 9 克，白芍 9 克，白术 12 克，茯苓 9 克，甘草 6 克，煨姜 3 片，薄荷 3 克。

【功效】 疏肝解郁，养血调冲。

【用法】 水煎服，每日一剂。

【方解】 方中当归、白芍养血柔肝；茯苓、白术、甘草培补脾土。加薄荷少许以强疏散条达之功，煨姜配归、芍以调气血。诸药合用，共奏疏肝解郁，补脾养血之功，故主肝郁血虚，脾土不和之证。用以治肝气失调之月经先后无定期，亦取其疏肝解郁养血之意。

【按语】 如兼见脘闷纳呆者，加厚朴、陈皮理气和胃。气滞血滞，经来有块，小腹胀痛，加延胡索、丹参、炒蒲黄、五灵脂，行滞活血止痛。肝郁化热，经量增多，色红，质稠者去当归、煨姜之辛温行血，加丹皮、栀子、茜草炭、贯众炭清热止血。肝阳偏亢，并见头目眩晕，舌红口干者，原方去煨姜、薄荷等辛散之品，酌加钩藤，菊花、石决明等平肝潜阳。

【方二】 定经汤

【来源】《傅青主女科》

【组成】 菟丝子（酒炒）15 克，白芍（酒炒）12 克，当归（酒洗）9克，熟地黄 15 克，山药（炒）12 克，白茯苓 12 克，荆芥穗（炒黑）9 克，柴胡 12 克。

【功效】 疏肝养血，补肾调经。

【用法】 水煎服，每日一剂。

【方解】 方中柴胡、荆芥穗疏肝解郁；当归、白芍养血柔肝；菟丝子、熟地黄，山药补肾气、益精血；茯苓健脾行水。

【按语】 全方重在舒肝郁以解肾郁，补肾精以生肝血，使肝肾之气舒而精血旺，则经水自有定期。今用治肝郁月经先后无定期，兼见腰酸软，精神疲惫；经量减少等肝肾同病者颇为相宜。

四、经期延长

【概述】

月经周期正常，经期超过了 7 天以上，甚或 2 周方净者，称为"经期延长"，又称"经事延长"。本病相当于西医学排卵型功能失调性子宫出血病的黄体萎缩不全者、盆腔炎症、子宫内膜炎等引起的经期延长。宫内节育器和输卵管结扎后引起的经期延长也按本病治疗。

中医认为，本病发病机理主要是冲任不固，经血失于制约而致。常见的分型有气虚、虚热和血瘀。

本病以经期延长而月经周期正常为辨证要点。治疗以固冲调经为大法，气虚者重在补气升提，阴虚血热者重在养阴清热，瘀血阻滞者以通为止，不可概投固涩之剂。

【治疗】

1. 气虚证

【症状】经行时间延长，量多，经色淡红，质稀，肢倦神疲，气短懒言，面色㿠白，舌淡，苔薄，脉缓弱。

【方一】举元煎加阿胶、艾叶、乌贼骨

【来源】《景岳全书》

【组成】人参 9 克，黄芪 15 克，白术 12 克，炙甘草 6 克，升麻 6 克，阿胶 11 克，艾叶 12 克，乌贼骨 12 克。

【功效】补气升提，固冲调经。

【用法】水煎服，每日一剂。

【方解】方中人参、白术、黄芪、炙甘草补气健脾摄血；升麻升举中气；阿胶养血止血；艾叶暖宫止血；乌贼骨固冲止血。全方共奏补气升提，固冲止血之效。

【按语】若经量多者，酌加生牡蛎、五味子、棕榈炭；伴有经行腹痛，经血有块者，酌加三七、茜草根、血余炭；兼血虚者，症见头晕心悸，失眠多梦，酌加制首乌、龙眼肉、熟地。

2. 虚热证

【症状】经行时间延长，量少，经色鲜红，质稠，咽干口燥，潮热颧红，手足心热，大便燥结，舌红，苔少，脉细数。

【方一】 清血养阴汤

【来源】《妇科临床手册》

【组成】生地 15 克，丹皮 12 克，白芍 12 克，玄参 12 克，黄柏 12 克，女贞子 15 克，旱莲草 12 克。

【功效】养阴清热，凉血调经。

【用法】水煎服，每日一剂。

【方解】方中黄柏、丹皮清热凉血；生地、玄参、旱莲草滋阴凉血止血；女贞子滋肾阴；白芍敛肝阴。全方共奏滋阴清热，凉血调经之效。

【按语】若月经量少者，酌加热地、丹参；潮热不退者，酌加白薇、地骨皮。

3. 血瘀证

【症状】经行时间延长，量或多或少，经色紫黯有块，经行小腹疼痛拒按，舌紫黯或有小瘀点，脉涩有力。

【方一】 棕蒲散

【来源】《陈素庵妇科补解》

【组成】棕榈炭 12 克，蒲黄 9 克，炭归身 9 克，炒白芍 12 克，川芎 9 克，生地 12 克，丹皮 12 克，秦艽 9 克，泽兰 12 克，杜仲 12 克。

【功效】活血祛瘀，固冲调经。

【用法】水煎服，每日一剂。

【方解】方中归身、川芎、泽兰活血祛瘀；丹皮、生地、白芍凉血和阴，清泄血分之热；秦艽、杜仲壮腰补肾，固摄冲任；蒲黄炭、棕榈炭活血止血。

【按语】全方活血祛瘀，凉血止血，故月经可调。

五、痛经

【概述】

妇女在月经期或行经前后小腹剧烈疼痛，或伴腰骶部疼痛及其他症状，严重者可出现呕吐、面色苍白、手足厥冷等症，并随月经周期发作，影响日常工作和生活者，称为"痛经"或"经行腹痛"。

痛经分为原发、继发两类，原发性痛经多源于功能性原因，继发性痛经多系器质性病变所为。原发性痛经的病因有内分泌因素，有子宫因素，也有精神神经性因素。

关于痛经的病因病机，中医认为，痛经有情志所伤，起居不慎或六淫为害等不同病因，并与素体及经期、经期前后特殊的生理环境有关。在上述致病因素的影响下，气血运行不畅，冲任胞脉受阻，月经排出困难，不通则痛。其病位在冲任、胞宫，变化在气血，表现为痛症。其随月经周期发作，与经期冲任气血变化有关。

痛经的治疗，当以调理冲任气血为主，又须根据不同证型，或行气、或活血、或散寒、或清热、或补虚、或泻实。经期调血止痛治标，平时辨证求因治本，并结合素体情况，或调肝，或益肾，或扶脾，使气血流通，经血畅行。

【治疗】

1. 气滞血瘀证

【症状】每于经前一二日或经期中小腹胀痛，拒按，经量少或行经不畅，经色紫黯有块，血块排出疼痛可减，经净后疼痛自消；常伴见胸胁、乳房作胀，舌质黯或见瘀点，脉弦或弦滑。

【方一】膈下逐瘀汤

【来源】《医林改错》

【组成】当归 12 克，川芎 12 克，赤勺 15 克，桃仁 12 克，红花 9 克，枳壳 9 克，延胡索 12 克，五灵脂 9 克，丹皮 12 克，乌药 9 克，香附 12 克，甘草 6 克。

【功效】理气化瘀止痛。

【用法】水煎服，每日一剂。

【方解】方中以枳壳、乌药、香附、理气调肝止痛；当归，川芎养血柔肝、调血止痛；赤芍、桃仁、丹皮活血祛瘀；延胡索、五灵脂止痛化瘀；甘草调和诸药缓急止痛。共奏理气化瘀止痛之效。

【按语】肝气夹冲气犯胃，痛而恶心、呕吐者，加吴茱萸、法半夏、陈皮和胃降逆。小腹胀坠或二阴胀坠不适，加柴胡、升麻行气升阳。郁而化热，心烦口苦、舌红苔黄、脉数者，加栀子、黄柏、夏枯草。

【方二】八物汤

【来源】《医垒元戎》

【组成】当归 15 克，芍药 12 克，川芎 9 克，熟地 15 克，川楝子 6 克，木香 12 克，槟榔 9 克，延胡索 12 克。

【功效】养血和血，理气止痛。

【用法】水煎服，每日一剂。

【方解】本方以四物汤养血和血，川楝子、延胡索疏肝行气止痛，木香、槟榔理气行滞，气行血畅，则无痛虑。

【按语】若兼口苦，苔黄，月经持续时间延长，经色紫黯，经质稠粘者，为肝郁化热之象，当佐以清泄肝热，加栀子、夏枯草、仙鹤草。兼前后二阴坠胀者，宜加柴胡、升麻。证见食少，胸脘闷者，肝郁伐脾，加炒白术、茯苓、陈皮。痛而见恶心呕吐者，为肝气挟冲气犯胃，当佐以和胃降逆，可于方中加黄连、吴茱萸、生姜。

2. 寒凝血瘀证

（1）阳虚内寒型

【症状】经期或经后小腹冷痛喜按，得热痛减，经量少，经色黯淡；腰腿酸软，小便清长，脉沉、苔白润。

【方一】温经汤

【来源】《金匮要略》

【组成】吴茱萸20克，当归12克，芍药12克，川芎9克，人参9克，生姜3片，麦门冬12克，半夏9克，牡丹皮12克，阿胶11克，桂枝6克，甘草6克。

【功效】温经暖宫，调血止痛。

【用法】水煎服，每日一剂。

【方解】本方用此以吴茱萸、桂枝温经散寒兼通血脉以止痛；当归、川芎养血调血止痛；阿胶、麦冬养血益阴，丹皮化瘀行血；芍药、甘草缓急止痛；人参益气，元气不虚者可去之。生姜、半夏温中和胃安冲气，疼痛而见恶心呕吐者宜用。

【按语】临症可加附子、艾叶、小茴香以增强温肾暖宫，散寒止痛之效。

【方二】当归四逆汤

【来源】《伤寒论》

【组成】当归12克，白芍12克，桂枝6克，细辛1.5克，通草9克，大枣三个，甘草6克。

【功效】温经散寒止痛。

【用法】水煎服，每日一剂。

【方解】本证借用此方，以其能除厥阴虚寒而止痛。方中桂枝、细辛温经散寒止痛，大枣、甘草和中调营，佐以木通疏通脉络。

【按语】诸药合用，温而不燥，补而不滞，共奏温经通脉之效，使阴血充，客寒除，阳气振，经脉通。

（2）寒湿凝滞证

【症状】经前数日或经期小腹冷痛，得热痛减，按之痛甚，经量少，经色黯黑有块；或有畏冷身痛，苔白腻，脉沉紧。

【方一】少腹逐瘀汤

【组成】小茴香12克，干姜9克，延胡索12克，没药6克，当归9克，川芎12克，肉桂3克，赤芍9克，蒲黄3克，五灵脂9克。

【功效】温经散寒除湿，活血理气止痛。

【用法】水煎服，每日一剂。

【方解】方中肉桂、小茴香、干姜温经散寒，当归、川芎、赤芍养营活血，蒲黄、五灵脂、没药、延胡索化瘀止痛。寒散血行，冲任、子宫气血调和流畅，自无疼痛。

【按语】寒凝气闭，痛甚而厥，四肢冰凉，冷汗淋漓，加附子、细辛、巴戟回阳散寒。冷痛较甚，加艾叶、吴茱萸。痛而胀者，酌加乌药、香附。若伴肢体酸重不适，苔白腻，或有冒雨、涉水、久居阴湿之地史，乃寒湿为患，宜加苍术、茯苓、苡仁、羌活以散寒除湿。

3. 湿热瘀阻证

【症状】经前、经期小腹胀痛，拒按，有灼热感，或伴有腰骶部胀痛；或平时小腹部时痛，经来疼痛加剧，经色黯红，质稠或有块；素常带下量多，色黄质稠有臭味；或伴有低热起伏，小便黄赤；舌质红，苔黄腻，脉滑数或弦数。

【方一】清热调血汤

【来源】《古今金鉴》

【组成】丹皮12克，黄连15克，生地15克，当归9克，白芍12克，川芎9克，红花9克，桃仁9克，莪术9克，香附12克，元胡12克，红藤9克，败酱草12克，苡仁9克。

【功效】清热除湿，化瘀止痛。

【用法】水煎服，每日一剂。

【方解】本方以桃红四物汤为基础以养血活血，丹皮凉血化瘀，生地清热凉血，黄连清热解毒燥湿，香附、元胡、莪术调气止痛，加红藤、败酱草、苡仁增强清热除湿，消瘀止痛之功。

【按语】 若痛连腰骶，加续断、狗脊、秦艽清热除湿止痛。伴见月经量多或经期长，酌加地榆、槐花、马齿苋、黄芩凉血止血。带下异常者，加黄柏、土茯苓除湿止带。

【方二】 芍药汤

【来源】 《素问病机气宜保命集》

【组成】 芍药 15 克，甘草 6 克，木香 12 克，槟榔 9 克，肉桂 3 克，当归 12 克，黄芩 12 克，黄连 9 克，大黄 6 克。

【功效】 行气止痛，和血调经。

【用法】 水煎服，每日一剂。

【方解】 本方用此以芍药、甘草缓急止痛，木香、槟榔行气止痛；肉桂（小量）、当归和血调血止痛；黄芩、黄连清热燥湿；大黄导滞泻热。

【按语】 本方原为治湿热痢方，用治湿热痛经亦颇相宜。诸药共奏清热解毒、消瘀之力。

4. 气血虚弱证

【症状】 经净后或经前或经期小腹隐隐作痛，喜揉按，月经量少，色淡、质薄；神疲乏力，面色萎黄，或食欲不振，舌质淡，苔薄白，脉细弱。

【方一】 圣愈汤

【来源】 《兰室秘藏》

【组成】 人参 9 克，黄芪 12 克，熟地 15 克，当归 9 克，川芎 12 克，生地 12 克。

【功效】 益气补血止痛。

【用法】 水煎服，每日一剂。

【方解】 本方加减后用于本证痛经，以人参、黄芪补气，四物养血调血，香附、元胡行气止痛，气血充盈，血脉流畅，则痛自除。

【按语】 可酌加鸡血藤、桂枝、艾叶、炙甘草养血缓痛。伴腰酸不适，加菟丝子、杜仲补肾壮腰。

5. 肝肾亏虚证

【症状】 经期或经后一二日内小腹绵绵作痛，经色黯淡，经量少而质薄；或有耳鸣、头晕、眼花；或腰酸，小腹空坠不温；或潮热、脉细弱或沉细，苔薄白或薄黄。

【方一】 调肝汤

【来源】 《傅青主女科》

【组成】当归 15 克，白芍 12 克，山茱萸 15 克，巴戟天 12 克，阿胶 11 克，山药 12 克，甘草 6 克。

【功效】益肾养肝止痛。

【用法】水煎服，每日一剂。

【方解】方中当归、白芍养血柔肝，山萸肉益精气、养肝肾，巴戟温肾益任，阿胶滋阴益血山药健脾补中，全方补肾益精养血健脾以调达肝气之功。

【按语】腰骶酸痛，加菟丝子、桑寄生。经血量少、色黯，加鹿角胶、山茱萸、淫羊藿。头晕耳鸣、健忘失眠酌加枸杞子、制首乌、酸枣仁、柏子仁。夜尿清长者，加益智仁、桑螵蛸、补骨脂。

【方二】 益肾调经汤

【来源】《中医妇科治疗学》

【组成】巴戟 12 克，熟地 15 克，续断 12 克，杜仲 12 克，当归 9 克，白芍 12 克，台乌 9 克，焦艾 12 克，益母草 9 克。

【功效】补肾益精，活血调经。

【用法】水煎服，每日一剂。

【方解】方中巴戟、杜仲、续断补肾，熟地益精养血，当归、白芍养血柔肝，焦艾台乌温宫理气止痛，益母草活血调经。

【按语】兼胸胁胀者，酌加川楝子、郁金。眼花、苔薄黄者，用调肝汤加菊花、丹皮、赤芍。潮热者酌加鳖甲、青蒿、地骨皮。小腹空冷者，用益肾调经汤去益母草，酌加附片。

六、闭经

【概述】

　　女子年逾十八周岁月经尚未初潮，或已行经而又中断达三个月以上者，称为闭经。有的少女初潮后一段时间内有停经现象，及更年期的停经及绝经；妊娠期或哺乳期暂时性的停经现象等，属生理现象，不作闭经论。由于生活环境的突然改变，偶见一两次月经不潮，又无其他不适者，亦不作病论。

　　闭经分为原发性和继发性两类，其病变可发生在下生殖道或子宫、卵巢、垂体、下丘脑及中枢神经等部位，也有因肾上腺病变而引起的。多数先天性异常所致的闭经被列入原发性闭经，继发性闭经则由获得性疾病引起。

凡引起脏腑功能失常，气血失调，以致肾、天癸、冲任、胞宫任何一个环节发生功能失调或器质性病损都可导致闭经。先天肾气未充，天癸未至或迟至，乃至冲脉不盛，任脉未通，故月经不潮；或因后天肾气受损，或因气血虚弱，冲任虚损；或因情志伤肝，气滞血瘀，冲任阻隔；或因痰湿，脂膜壅阻冲任，经隧受阻。闭经的发病机理可分为虚实两类，虚者血海空虚，无血可下；实者经隧阻隔，经水不行。

【治疗】

1. 肾阴不足证

【症状】 年逾十八尚未行经；或由月经后期量少逐渐发展至闭经；体质虚弱，腰酸腿软，头晕耳鸣。舌淡红、苔少，脉沉弱或细涩。

【方一】 归肾丸

【来源】《景岳全书》

【组成】 熟地 15 克，山药 15 克，山萸肉 12 克，茯苓 12 克，当归 12 克，枸杞 12 克，杜仲 12 克，菟丝子 9 克，鸡血藤 12 克，何首乌 9 克。

【功效】 补肾养肝调经。

【用法】 水煎服，每日一剂。

【方解】 本方以补肾气、益精血、调肝脾为主，加鸡血藤、何首乌以增强补血之效。肾气得充，肝血和调，化源充足，冲任得养，血海渐盈，则月经可望复常。

【按语】 若见畏寒肢冷，腰痛如折，面色晦暗，大便溏薄，宜加巴戟天、仙茅、补骨脂以温肾壮阳调冲；夜寐多梦，加夜交藤、五味子。

2. 气血虚弱证

【症状】 月经逐渐后延，量少，经色淡而质薄，继而停闭不行；或头昏眼花，或心悸气短神疲肢软，或食欲不振，毛发不泽易脱落，羸瘦萎黄，脉沉缓或虚数，舌淡苔少或白薄。

【方一】 人参养荣汤

【来源】《太平惠民和剂局方》

【组成】 人参 9 克，黄芪 15 克，煨白术 12 克，茯苓 12 克，远志 9 克，陈皮 12 克，五味子 12 克，当归 12 克，白芍 12 克，熟地 12 克，桂心 6 克，炙甘草 6 克。

【功效】补气养血调经。

【用法】水煎服，每日一剂。

【方解】方中人参大补元气，配以黄芪、白术、茯苓、陈皮、甘草补益中气；当归、白芍、熟地养血调经；五味子益气养心；远志宁心安神；桂心温阳和营。

【按语】全方补气生血养营，以益生发之气，阳生阴长，精充血旺，则经行如常。

【方二】八珍汤

【来源】《正体类要》

【组成】党参12克，白术12克，茯苓9克，炙甘草6克，当归12克，熟地12克，白芍12克，川芎12克。

【功效】补气养血，调经止痛。

【用法】水煎服，每日一剂。

【方解】方中四君补气，四物养血，补气可以生血，养血可以益气。待气血渐复后，再酌情加泽兰、茺蔚子、鸡血藤、丹参、山楂、牛膝等活血通经。

【按语】若因产后大出血所致的经闭，除见气血虚弱证象外，更见神情淡漠，阴道干涩，阴、腋毛脱落，性欲减退，生殖器官萎缩等证，此乃精血亏败，肾气虚惫，冲任虚衰，可于上方加仙茅专温命火，鹿角霜、紫河车等血肉有情之品填补精血，长期服用。若因思虑过度，营阴暗耗而致心悸怔忡，失眠多梦者，方用柏子仁丸，方中柏子仁养心，清润生津；熟地滋阴养血；续断补肝肾；卷柏、牛膝、泽兰通血脉。本方活血之中兼以养血，行中有补。若因虫积而致血虚闭经，当先治虫，继以扶脾胃，补气血而治经闭。

3. 阴虚血燥证

【症状】月经周期延后、经量少、色红质稠，渐至月经停闭不行；五心烦热，两颧潮红，盗汗，或骨蒸劳热，或咳嗽唾血。舌红苔少，脉细数。

【方一】加减一阴煎

【来源】《景岳全书》

【组成】生地15克，芍药12克，麦冬18克，熟地12克，炙甘草9克，知母12克，地骨皮9克，丹参9克，枳壳9克。

【功效】养阴清热调经。

【用法】水煎服，每日一剂。

【方解】 本方以生地、麦冬、知母滋阴清热；熟地、黄精、白芍养血益精；地骨皮凉血退蒸，除虚热；丹参活血凉血，除烦安神；枳壳调气宽中，甘草调和诸药。

【按语】 若因实火灼阴，而致血燥闭经者，宜在此方中加玄参、黄柏。汗多加沙参、浮小麦、煅龙骨、牡蛎；心烦心悸加柏子仁、珍珠母；失眠加五味子、夜交藤。

【方二】 补肾地黄丸

【来源】 《陈素庵妇科补解》

【组成】 熟地12克，枣皮12克，山药9克，茯苓12克，丹皮9克，桑螵蛸9克，泽泻12克，知母12克，黄柏9克，玄参12克，龟板9克，麦冬12克，竹叶9克，远志9克，枣仁30克。

【功效】 滋阴清肺，清热调经。

【用法】 水煎服，每日一剂。

【方解】 此方以知柏地黄丸滋养肾水除虚劳，配玄参、龟板、桑螵蛸滋阴敛汗；麦冬、竹叶润肺清虚热；远志、枣仁养心安神；全方能益水源而降浮热。

【按语】 若虚烦潮热甚者，加青蒿、鳖甲。兼咳嗽、唾血者酌加五味子、百合、川贝母、阿胶。

4. 气滞血瘀证

【症状】 月经停闭不行，精神抑郁，烦躁易怒，胸胁胀满，少腹胀痛或拒按。舌边紫黯，或有瘀点，脉沉弦或沉涩。

【方一】 血府逐瘀汤

【来源】 《医林改错》

【组成】 桃仁12克，红花12克，当归6克，生地15克，川芎9克，赤芍12克，牛膝6克，桔梗12克，柴胡12克，枳壳6克，甘草6克。

【功效】 理气活血，祛瘀通经。

【用法】 水煎服，每日一剂。

【方解】 选用本方以方中桃红四物汤活血祛瘀，牛膝引血通经，柴胡、枳壳疏肝理气；桔梗开胸宣气；甘草和中。

【按语】 诸药合用既有活血化瘀养血之功，又有理气解郁之效，使气血流畅，冲任瘀血消散，经闭得通，则诸证可除。

【方二】 生化通经汤

【来源】 《中医妇科治疗学》

【组成】酒丹参 15 克，当归尾 6 克，桃仁 12 克，红花 12 克，泽兰 20 克，土牛膝 6 克，香附 12 克。

【功效】行气活血，祛瘀通经。

【用法】水煎服，每日一剂。

【方解】方中丹参、当归尾养血活血调经；桃仁、红花、泽兰、土牛膝活血祛瘀通经；香附理气行滞。

【按语】若偏于气滞，证见胸胁及少腹胀甚者，方中加莪术、青皮、木香。偏于血瘀，证见少腹疼痛拒按者，上方加姜黄、三棱。

5. 痰湿阻滞证

【症状】月经延后，经量少，色淡质粘腻，渐至月经停闭；形体肥胖，胸胁满闷，呕恶多痰，神疲倦怠，或面浮足肿，或带下量多色白，苔腻，脉滑。

【方一】丹溪痰湿方

【来源】《丹溪心法》

【组成】苍术 12 克，白术 12 克，半夏 6 克，茯苓 12 克，滑石 12 克，香附 12 克，川芎 9 克，当归 9 克。

【功效】燥湿化痰，活血通经。

【用法】水煎服，每日一剂。

【方解】方中苍术、白术、半夏、茯苓健脾燥湿化痰；滑石利水渗湿，湿去则痰不生；香附理气行滞；当归、川芎养血活血。

【按语】若痰湿化热，带下色黄，苔黄腻者，加黄连、黄芩。若呕恶，满闷者，加厚朴、竹茹。

七、崩漏

【概述】

崩漏是指妇女在非行经期间阴道大量出血或持续淋漓不断，相当于西医的"功能不良性子宫出血"，简称"功血"，是最常见的月经疾病之一。本病系由内分泌失调所引起的子宫异常出血，由于诊查无器质性病变，认为是功能性失调而得名。

崩与漏在症状及程度上有所不同。崩出血量多，来势急，病情重；漏则出血量少，淋漓不断，来势较缓，病情较轻，但二者在发病过程中可相互转化。因此，崩与漏是一种疾病的两种不同表现，"崩为漏之甚，漏为崩之渐"，故临床统称为之崩漏。

关于本病病机，《素问·阴阳别论》谓："阴虚阳搏谓之崩"，《诸病源候论》概括其病机为损伤冲任，《血证论》则云"崩漏者，非经期而下血之谓也。少者名曰漏下，多则名曰血崩，……古为崩中，谓血乃中州脾土所统摄，脾不统血，是以崩溃，故曰崩中。示人治崩必治中州也。"提出崩漏论治当需重脾的见解。《丹溪心法附余》将治法归纳总结为塞流、澄源、复旧的治崩大法。

【治疗】

1. 血热证

（1）虚热证

【症状】经血非时而下，量少淋漓，或量急，血色鲜红而质稠；心烦潮热，小便黄少，或大便结燥，苔薄黄，脉细数。

【方一】保阴煎

【来源】《景岳全书》

【组成】生地 15 克，熟地 12 克，芍药 12 克，山药 12 克，续断 12 克，黄芩 15 克，黄柏 12 克。

【功效】滋阴清热，固冲止血。

【用法】水煎服，每日一剂。

【方解】生地养阴凉血止血，熟地滋肾水益真阴，白芍配地黄养血敛阴，山药益肾固精，续断补肝肾固冲止血，黄柏制相火，退虚热，黄芩清热泻火止血，生甘草调和诸药。

【按语】本方可加生脉散益气滋阴敛血，阿胶养血止血；若血久不止，气血亏损，证见面色苍白，气短倦卧，心悸头昏，血色淡而质清者，为气血俱虚之象，方中加黄芪、枸杞、首乌。

【方二】上下相资汤

【来源】《石室秘录》

【组成】人参 9 克，沙参 12 克，玄参 12 克，麦冬 12 克，玉竹 9 克，五味子 9 克，熟地 12 克，枣皮 12 克，车前子 9 克，牛膝 9 克。

【功效】滋阴清热，固冲止血。

【用法】水煎服，每日一剂。

【方解】此方以熟地、枣皮补肾为君，元参滋水清热，佐以沙参、麦冬、玉竹滋阴润肺，使母子相资、上下相润。精生而液亦生，虚火除而血气宁。更有人参补气摄血，五味子宁心敛血，车前子引诸阴药，使滋而不腻，牛膝行血，宜去之。全方共具"资血之源，安血之室"的功效。

【按语】若出血似崩者，加仙鹤草、乌贼骨以增强止血之效。淋漓不断者，加蒲黄，三七以化瘀止血，以其久漏必瘀之故。若证见心烦少寐者，为心阴不足，加炒枣仁、柏子仁、夜交藤等养心安神。证见眩晕、轰热、易怒，为阴虚肝旺，可加龟板、龙骨育阴潜阳，白芍柔肝养血。

（2）实热证

【症状】经血非时忽然大下，或淋漓忽又增多。血色深红或鲜红。质或稠，或有血块；口渴烦热，有发烧，或有小腹少腹疼痛，小便黄或大便干结，苔黄或黄腻、脉洪数。

【方一】清热固经汤

【来源】《简明中医妇科学》

【组成】生黄芩12克，焦栀子9克，大生地12克，地骨皮12克，地榆12克，阿胶（烊化）11克，生藕节15克，陈棕炭12克，炙龟板9克，牡蛎9克，粉生甘草6克。

【功效】泻热凉血，止血调经。

【用法】水煎服，每日一剂。

【方解】本方以生黄芩、栀子泻火清热止血；地榆、藕节清热止血；生地、地骨皮清热凉血；阿胶养血止血；龟板、牡蛎育阴敛血；陈棕炭收涩止血；加沙参益气滋阴。全方泻热于滋阴之中，体现了实热崩漏的功效特点。

【按语】全方诸药各司其职，集清热、泻火、凉血、育阴、祛瘀、胶固、炭涩、镇潜、补任、固冲多种止血法于一方之中，能收清热凉血，固冲止血之功。

【方二】滋水清肝饮

【来源】《医宗已任篇》

【组成】柴胡12克，当归9克，白芍12克，山栀9克，枣皮12克，茯苓12克，淮药12克，丹皮9克，泽泻9克，生地12克，大枣3个。

【功效】清肝泻火，固冲止血。

【用法】水煎服，每日一剂。

【方解】用于本证以方中寓六味地黄丸滋水以泻火；柴胡疏肝解热；栀子清热止血；当归、白芍养血柔肝；大枣补脾固气；当归性偏温而行血，出血期间不宜用。加仙鹤草清热止血，益母草化瘀止血。

【按语】全方滋水清肝泻火，适用于肝经郁热而致的实热崩漏证。

2. 肾虚证

（1）肾阳虚证

【症状】经来无期，出血量多或淋漓不尽，色淡质清；畏寒肢冷，面色晦暗，腰腿酸软，小便清长，舌质淡，苔薄白，脉沉细。

【方一】 右归丸

【来源】《金匮要略》

【组成】制附子6克，肉桂3克，熟地12克，山药12克，山茱萸12克，枸杞12克，菟丝子15克，鹿角胶12克，当归6克，杜仲12克。

【功效】温肾固冲，止血调经。

【用法】水煎服，每日一剂。

【方解】本证选此方以制附子温补命门之火以强壮肾气，杜仲、菟丝子温补肾阳，鹿角胶温肾气、养精血、固冲任，熟地、山萸肉、枸杞补养精血，山药补脾固气。

【按语】临床可加黄芪补气摄血、覆盆子、赤石脂固肾涩血。肉桂宣通血脉，当归辛温行血，出血期宜去之。

【方二】 通脉大生丸

【来源】《中医妇科治疗学》

【组成】杜仲12克，续断12克，菟丝子12克，艾叶15克，肉苁蓉12克，紫河车3克，鹿角霜9克，枸杞12克，炙首乌30克，当归6克，砂仁9克，茯苓12克，山药12克，台乌6克，车前子12克。

【功效】温肾调经，固冲止血。

【用法】水煎服，每日一剂。

【方解】用于肾虚崩漏以方中杜仲、续断、菟丝子、艾叶、肉苁蓉、紫河车、鹿角霜温补气，调固冲任；枸杞、首乌、当归养血益肝；砂仁、茯苓、山药调补脾胃；台乌温气理血；车前子、引诸药下行。

【按语】本方重在温补肾阳，兼顾肝脾，使肾中阳气得充，精血得养，冲任得固而经水自调。

（2）肾阴虚证

【症状】经乱无期，出血淋漓不净或量多，色鲜红，质稍稠；头晕耳鸣，腰膝酸软，或心烦，舌质偏红、苔少、脉细数。

【方一】 左归丸合二至丸

【来源】《景岳全书》

【组成】熟地 12 克，山药 12 克，枸杞 12 克，山茱萸 12 克，川牛膝 6 克，菟丝子 12 克，鹿角胶 6 克，龟胶 6 克。

【功效】滋水益阴，止血调经。

【用法】水煎服，每日一剂。

【方解】方中熟地滋阴养血，龟胶益阴潜阳敛血，杞子、山萸、菟丝、山药补肝肾益冲任，鹿角胶温养精血。川牛膝引血下行，故不用。合二至丸滋养肝肾，全方有滋水益阴，止血调经之功。

【按语】若肾阴虚不能上济心火，或阴虚火旺，烦躁失眠，心悸，可加生脉散，加强益气养阴，宁心止血之功。

【方二】补肾调经汤

【来源】《新中医》

【组成】熟地 12 克，制首乌 12 克，枸杞 20 克，黄精 15 克，桑寄生 12 克，鹿角霜 12 克，金樱子 9 克，菟丝子 12 克，续断 12 克，党参 15 克，白术 12 克，甘草 9 克。

【功效】滋肾养血，固冲摄血。

【用法】水煎服，每日一剂。

【方解】方中熟地、制首乌、枸杞、黄精、桑寄生、鹿角霜滋肝肾、养精血、益冲任；金樱子、菟丝子，续断补肾气、固冲任；党参、白术、甘草补气摄血固冲。

【按语】若肝阴失养，症见咽干、眩晕者，加夏枯草、生牡蛎、元参；若心阴不足，症见心烦、眠差者，加五味子、夜交藤。

3. **脾虚证**

【症状】经血非时而至，崩中继而淋漓，血色淡而质薄；气短神疲，面色㿠白，或面浮肢肿、手足不温，或饮食不佳。舌质淡，苔薄白，脉弱或沉弱。

【方一】固本止崩汤

【来源】《傅青主女科》

【组成】人参 9 克，黄芪 20 克，白术 15 克，熟地 12 克，当归 6 克，黑姜 6 克。

【功效】补气摄血、养血调经。

【用法】水煎服，每日一剂。

【方解】方中人参、白术、黄芪补气培元，固冲摄血；熟地滋阴养血；黑姜温中止血；当归药性温行，故暂不用。加升麻以升提气机；山药、大枣补中益气；乌贼骨涩血固冲。

【按语】全方气血两补，使气壮固本以摄血，血生配气以涵阳。气充而血沛，阳生而阴长，冲脉得固，血崩自止。气虚运血无力易于停留成瘀，常加田七、益母草或失笑散化瘀止血。

【方二】济生归脾汤

【来源】《济生方》

【组成】人参12克，白术12克，茯苓12克，黄芪18克，龙眼肉12克，酸枣仁24克，木香12克，炙甘草9克，生姜6克，大枣3个。

【功效】补脾益气，补气摄血。

【用法】水煎服，每日一剂。

【方解】方中人参、黄芪、白术、甘草固气健脾；当归、龙眼肉养血补脾；茯神、枣仁养心安神，宁血；木香宣畅三焦，调气健脾。

【按语】该方重在固气生血，归脾统之，则经调如期。

4. 血瘀证

【症状】经血非时而下，时下时止，或淋漓不尽，或停闭日久又突然崩中下血，继而淋漓不断，色紫黑有块。

【方一】四物汤合失笑散加三七粉、茜草炭、乌贼骨

【来源】《太平惠民和剂局方》

【组成】熟地12克，当归12克，川芎12克，芍药9克，蒲黄9克，（冲服）五灵脂9克，三七粉5克，（冲）、茜草炭12克，乌贼骨20克。

【功效】活血化瘀，止血调经。

【用法】水煎服，每日一剂。

【方解】方中四物养血和血调经，失笑散活血化瘀止血，三七粉、茜草炭化瘀止血，乌贼骨涩血而不滞瘀。共奏活血化瘀、止血调经之效。

【按语】若兼气滞者，症见胁腹胀甚，上方加炒川楝子、香附；久漏不净加桃仁、红花、益母草；崩下不止，去当归、川芎，加党参、仙鹤草、益母草；瘀而化热，症见口干苦，血色红而量多，苔薄者，加仙鹤草、地榆、茜草、夏枯草。

【方二】红花桃仁煎

【来源】《陈素庵妇科补解》

【组成】红花12克，桃仁12克，熟地12克，当归6克，川芎9克，白芍12克，丹参12克，延胡12克，香附9克，青皮12克。

【功效】活血化瘀，养血调经。

【用法】水煎服，每日一剂。

【方解】方中寓有桃红四物加丹参以活血祛瘀、养血调冲；香附、青皮调气开郁；延胡止痛化瘀；用于肝郁血瘀证尚宜。

【按语】气血虚而兼瘀滞证者，宜调补气血，化瘀生新，用八珍汤加益母草、鸡血藤、香附。

八、带下病

【概述】

带下病是指带下量明显增多或减少，色、质、气味发生异常，或伴有全身或局部症状者。带下明显增多者称为带下过多，带下明显减少者称为带下过少。在某些生理性情况下也可出现带下量增多或减少，如妇女在月经期前后、排卵期、妊娠期带下量增多而无其他不适者，为生理性带下；绝经前后白带减少而无明显不适者均不作病论。

"带下"有狭义和广义之分，狭义带下又有生理与病理之分。本章所讨论的是狭义的病理性带下。带下病以带下的量增多或色、质、气味的异常为其主证。病因不同，表现的量、色、质、气味亦有所异。临床常见带下色白或白如米泔，或白如痰浊；色黄或黄绿如脓；色赤白相兼，或杂色混浊。带质或清稀，或稠粘，或无臭，或腥臭，或秽臭，或腐败恶臭，常伴见不同的全身或局部症状，如小腹痛、腰骶痛、发热，局部发痒或坠痛、肿胀等。

【治疗】

1. 脾虚证

【症状】带下量多，色白，质稠粘，无臭气；面色㿠白或萎黄，四肢欠温，颜面及足跗浮肿，精神倦怠，纳少或便溏，舌质淡，苔白或腻，脉濡弱。

【方一】完带汤

【来源】《傅青主女科》

【组成】白术30克，山药12克，人参15克，白芍12克，车前子12克，苍术12克，甘草6克，陈皮12克，黑芥穗9克，柴胡12克。

【功效】健脾益气，升阳除湿，佐以调肝。

【用法】水煎服，每日一剂。

【方解】本证选用此方，常以泡参易人参，补气而不碍湿。白术、山药健脾益气；苍术、陈皮运脾燥湿；车前子清利湿邪；柴胡、芥穗既有升阳之效，又与白芍为伍，调肝柔肝防其侮脾。

【按语】全方选药精当有治有防，为治脾虚带下首选方之一。原方云："此方脾、肾、肝三经同治之法，寓补于散之中，寄消于升之内，开提肝木之气，则肝血不燥，何至下克脾土；补益脾土之元，则脾气不湿，何难分消水气。主于补脾而兼以补胃者，由里以及表也。脾非胃气之强，则脾之弱不能旺，是补胃正所以补脾。"

【方二】参苓白术散
【来源】《和剂局方》
【组成】人参9克，白术12克，扁豆24克，茯苓12克，甘草9克，山药12克，莲肉24克，桔梗12克，薏苡仁12克，砂仁24克。
【功效】健脾除湿，益气止带。
【用法】水煎服，每日一剂。
【方解】人参、白术、扁豆健脾益气，薏苡仁、茯苓健脾除湿，山药健脾补肾，莲肉补脾，桔梗宣肺，通调水道，砂仁健脾胃除湿。

【按语】本方用治带下病，有淡渗实脾除湿之效，脾健湿运，任带健固则带病自愈。若证见带多色白，质清稀，腰痛，肢冷为脾虚及肾，可酌加续断、鹿角霜、覆盆子、金樱子等温补肾阳、固涩止带之品。证兼少腹两侧疼痛，胁痛，乳胀，脉弦者，为脾虚肝乘之征，常可转化为肝热脾湿，宜加川楝、香附以疏肝；丹皮、鱼腥草以防肝郁化热。

2. 肾虚证

（1）肾阳虚证
【症状】带下量多，色白如鸡蛋清，或清冷如水，绵绵而下无休止，甚则滑脱不禁；腰脊酸楚，形寒畏冷，小腹冷坠，或脑转耳鸣，小便清长，夜尿增多，大便溏薄。舌质淡嫩，苔白，脉沉弱。

【方一】鹿角菟丝子丸
【来源】《中医妇科治疗学》
【组成】鹿角霜12克，菟丝子12克，杜仲15克，白术24克，莲须6克，芡实12克，白果12克，牡蛎15克。
【功效】补肾固精止带。
【用法】水煎服，每日一剂。
【方解】本方以鹿角霜温养肾气，菟丝子温阳益肾，杜仲补肾强腰固带脉，白术补中固气，莲须、芡实健脾止带，白果、牡蛎收涩止带，为治肾虚带下证的经验方。

【按语】若便溏，加补骨脂、肉豆蔻；小便清长或夜尿频多者，加益智仁、覆盆子；若带下如崩，加莲子、白芷、金樱子加强补肾固涩止带之功。

【方二】 金锁固精丸

【来源】《医方集解》

【组成】沙苑18克，蒺藜18克，芡实12克，莲须6克，龙骨15克，牡蛎15克。

【功效】补脾固肾，收涩固带。

【用法】莲子粉糊为丸，盐汤下。

【方解】本方原为治男子肾虚精滑之剂，借以治女子肾虚精关不固、带液下滑，亦取其补肾固精之效。方中蒺藜补肾益精，莲子交通心肾，芡实、莲须收涩补脾固肾，牡蛎收涩固带，全方涩精秘气、止滑脱、固任带以收功。

【按语】带下清冷如水，形寒畏冷，小腹冷坠者，加附片补命门之火，并能散寒除湿。肾虚脾阳失煦，证见纳呆便溏，加附片、干姜。老年患者经妇科检查无病理性变化，白带量多如崩者，常配伍柴紫河车、秦艽、甘草、可收减少带量之效。

（2）肾阴虚证

【症状】一般带下量虽不多，但色呈淡红或赤白相兼，质或粘稠，或感阴道干涩灼热；心烦少寐，手足心潮热，咽干口燥，腰酸耳鸣，或头昏眼花，舌质红，少苔，脉细数。

【方一】 知柏地黄丸

【来源】《医宗金鉴》

【组成】熟地12克，山萸肉12克，山药30克，丹皮12克，茯苓30克，泽泻12克，知母24克，黄柏24克。

【功效】滋阴泻火。

【用法】水煎服，每日一剂。

【方解】方中熟地滋阴补肾，益精生血；山萸肉温补肝肾，收涩精气；山药健脾滋肾，涩精止泻；泽泻清泻肾火；丹皮清肝泻火；茯苓健脾利湿；知母、黄柏清热泻火滋阴。

【按语】失眠多梦者加柏子仁、酸枣仁；咽干口燥甚者加沙参、麦冬；五心烦热甚者，加地骨皮、银柴胡；头晕目眩者加女贞子、旱莲草、白菊花、钩藤；舌苔厚腻者，加薏苡仁、扁豆、车前草。

【方二】 愈带丸

【来源】《饲鹤亭集方》

【组成】 熟地12克，白芍12克，当归6克，川芎9克，黄柏12克，椿根皮12克，良姜12克。

【功效】 养阴清热，除湿止带。

【用法】 水煎服，每日一剂。

【方解】 本方用于本证，体现养血清热除湿功效，方中熟地、白芍、当归、川芎组成四物汤以养阴血，黄柏、椿根皮清热除湿治带，良姜活血止痛，无痛可去之。

【按语】 阴虚复感湿邪，证见苔腻者，加苍术、苡仁、牛膝，去山萸肉。并配合外洗方：银花藤、灵仙、萆薢、秦艽、甘草各30克，（经验方），煎水至1000毫升，去渣，分二次熏洗坐盆，早晚各一次，以10天为一疗程。手足心烦热者加地骨皮、银柴胡、胡黄连以清虚热。症见纳差或便溏者，加炒白术。

3. 湿热证

【症状】 带下量多，色黄或赤，或赤白相兼，质稠，有臭味，或少腹疼痛拒按，或阴中灼痛，或有月经增多或经期延长；小便黄热或淋涩，大便或溏，或有低烧，舌红，苔黄腻，脉弦数或滑数。

【方一】 止带方

【来源】《世补斋·不谢方》

【组成】 茵陈15克，栀子12克，黄柏12克，丹皮12克，赤芍12克，牛膝6克，猪苓12克，泽泻12克，车前子12克，茯苓12克。

【功效】 清热利湿。

【用法】 水煎服，每日一剂。

【方解】 方中茵陈、栀子、黄柏清热除湿，丹皮、赤芍清热凉血，牛膝活血，引诸药下行，猪苓、泽泻、车前子利湿，茯苓健脾渗湿。全方具有清热利湿作用，常为临床所选用。

【按语】 腹痛加川楝子、延胡；若带下有臭味者加土茯苓、苦参。

【方二】 龙胆泻肝汤

【来源】《医方集解》

【组成】 龙胆草24克，黄芩12克，栀子12克，泽泻12克，通草12克，车前子15克，当归12克，柴胡12克，甘草9克，生地12克。

【功效】清热利湿，除湿止带。

【方解】本方用于此治湿热带下证。以龙胆草泻实热，柴胡平肝热，黄芩、栀子清三焦之热，泽泻、木通利湿邪，当归、生地养血益肝使泻实而不伤阴，甘草缓中养胃气，全方以清热除湿止带之功。

【按语】肝热侮脾，脾虚生湿，蕴结为湿热者，常兼纳呆、腹胀、乳胀，可加厚朴、藿香、苍术、青皮以宽中理气化浊。伴少腹疼痛加川楝、延胡。低热起伏者，加青蒿、银柴胡。并见痛经、月经过多、经期延长、阴痒、阴吹者，当参照有关章节处理。

4. 湿毒证

【症状】带下量多，色黄质稠，或黄绿如脓，或挟血色、臭秽，阴部灼痛，或浑浊如米泔，或似豆渣，阴部瘙痒，或并见月经过多，经期延长，阴痒、阴疮等病；或见发热，小腹疼痛，拒按。烦渴不欲饮，小便短黄，大便燥结，舌质红，苔黄腻，脉数或滑数。如病变仅局限于局部，也可无发热。

【方一】萆薢渗湿汤

【来源】《疡科心得集·补遗》

【组成】萆薢12克，苡仁12克，黄柏12克，丹皮15克，赤芍12克，通草12克，泽泻12克，滑石24克。

【功效】清热利湿止带。

【用法】水煎服，每日一剂。

【方解】方中萆薢、薏米、滑石健脾利水渗湿，丹皮、赤芍、泽泻清热凉血，通草清热利湿，黄柏清热燥湿、泻火解毒。

【按语】原方为疡科常选方，用治"湿热下注，臁疮、漏蹄等证"。用于本证之湿盛而热毒不甚者颇宜。另加红藤、败酱、蒲公英以增其清热解毒之力。若见脓性带下增多，高烧、腹痛应仔细检查局部，找出排脓部位，针对局部及全身情况，选择治疗方法，必要时中西医结合治疗。并见阴痒、阴疮者，可参照有关章节处理。伴高烧头痛可加菊花、青蒿。

九、妊娠腹痛

【概述】

妊娠期因胞脉阻滞或失养，气血运行不畅而发生小腹疼痛者，称为

"妊娠腹痛"，亦称为"胞阻""痛胎""胎痛""妊娠小腹痛"。妊娠腹痛是孕期常见病，若不伴有下血症状，一般预后良好。若痛久不止，病势日进，也可损伤胎元，甚则发展为堕胎、小产。

本病的发病机理主要是血虚、气郁、虚寒等，以致胞脉受阻或胞脉失养，气血运行不畅，因而发生腹痛。其病变仅在胞脉，尚未损及胎元，但严重时亦可因胞脉阻滞，血脉不通，胞胎失养而影响胎元。血虚素体气血虚弱，妊娠以后血聚养胎，阴血益虚，气血运行无力，胞脉失养，因而腹痛；气郁素性忧郁，孕后血以养胎，肝血偏虚，肝气失于条达，血海气机失调，胞脉阻滞，气血不畅，以致腹痛；虚寒素体阳虚，孕后胞脉失于温照，有碍气血畅行，因而发生腹痛。

辨证主要根据腹痛的性质和程度，结合兼症及舌脉特点辨其虚实。本病治法以调理气血为主，使胞脉气血畅通，则其痛自止。

【治疗】

1. 血虚证

【症状】妊娠小腹绵绵作痛，头晕心悸，失眠多梦，面色萎黄，舌淡，苔薄白，脉细滑。

【方一】 当归芍药散去泽泻加党参

【来源】《金匮要略》

【组成】当归12克，白芍15克，川芎12克，白术12克，茯苓20克，泽泻15克。

【功效】补血养血，止痛安胎。

【用法】水煎服，每日一剂。

【方解】方中当归、川芎养血活血，行血中之滞；白芍养血敛阴，缓急止痛；党参、白术、茯苓健脾益气，以资生化之源。全方使气充而血沛，气血运行调畅，以收胎安痛止之效。

【按语】若血虚甚者，酌加枸杞子、制首乌、菟丝子滋肾养血，濡养胞脉；心悸失眠者，酌加酸枣仁、龙眼肉、五味子养血宁心安神。

2. 虚寒证

【症状】妊娠小腹冷痛，喜温喜按，形寒肢冷，倦怠无力，面色㿠白，舌淡，苔白，脉细滑。

【方一】 胶艾汤

【来源】《金匮要略》

【组成】阿胶（烊化）12 克，艾叶 15 克，当归 12 克，川芎 12 克，白芍 12 克，干地黄 15 克，甘草 6 克。

【功效】暖宫止痛，养血安胎。

【用法】水煎服，每日一剂。

【方解】方中艾叶暖宫止痛；当归、川芎养血行滞；白芍、甘草缓急止痛；阿胶、干地黄养血安胎。全方共奏暖宫止痛，养血安胎乏效。

【按语】若肾阳虚衰，兼腰痛者，酌加杜仲、巴戟天、补骨脂以温肾助阳，使阴寒消散，气血流畅，则腹痛可止。

3. 气郁证

【症状】妊娠小腹胀痛，情志抑郁，或烦躁易怒，伴胸胁胀满，舌红，苔薄，脉弦滑。

【方一】逍遥散加味

【来源】《和剂局方》

【组成】柴胡 12 克，白芍 12 克，当归 12 克，茯苓 12 克，白术 12 克，炙甘草 6 克，苏梗 9 克，陈皮 12 克。

【功效】舒肝解郁，止痛安脐。

【用法】水煎服，每日一剂。

【方解】柴胡疏肝解郁，当归、白芍养血柔肝，三药配合，补肝体而助肝用，共为方中主药；白术、茯苓健脾和中，为方中辅药；佐薄荷、生姜助本方疏散条达之力；炙甘草调和诸药为方中使药；苏梗行气安胎，陈皮健脾利湿。诸药合用，使肝郁得解，血虚得养，脾弱得健，则诸症自愈。

【按语】若郁而化热者，酌加栀子、黄芩清热凉血，和营止痛。

十、胎漏、胎动不安

【概述】

妊娠期阴道少量下血，时下时止而无腰酸腹痛者，称为胎漏，又名漏胞、漏经。若妊娠期仅有腰酸腹痛或下腹坠胀，或伴有少量阴道出血者，称为胎动不安。胎漏、胎动不安是堕胎、小产的先兆，西医称之为"先兆流产"。

中医认为，胎漏、胎动不安的主要病机是冲任损伤、胎元不固。妊娠是胚胎寄生于母体子宫内生长发育和成熟的过程。母体和胎儿必须相互适应，否则发生流产。中医把母、胎之间的微妙关系以"胎元"来涵盖。胎元包括胎气、胎儿、胎盘三个方面。影响冲任损伤、胎元不固的常见病因病机有肾虚、血热、气血虚弱和血瘀。

【治疗】

1. 肾虚证

【症状】 妊娠期阴道少量出血，色淡黯，腰酸、腹痛、下坠，或曾屡孕屡堕，头晕耳鸣，夜尿多，眼眶黯黑或有面部黯斑，舌淡黯，苔白，脉沉细滑尺脉弱。

【方一】 寿胎丸
【来源】《医学衷中参西录》
【组成】 菟丝子 10 克，桑寄生 9 克，续断 12 克，阿胶 11 克（烊化）。
【功效】 补肾健脾，益气安胎。
【用法】 水煎服，每日一剂。
【方解】 方中菟丝子补肾养精，益阴而固阳；桑寄生、续断固肾强腰系胎又止痛；阿胶滋阴养血止血；加党参、白术意在健脾益气而载胎元。
【按语】 诸药合用，共奏肾脾双补之功，使冲任得固，胎有系载则自无内动不安之虞。

【方二】 补肾安胎饮
【来源】《中医妇科治疗学》
【组成】 菟丝子 12 克，续断 10 克，杜仲 10 克，狗脊 9 克，补骨脂 9 克，人参 6 克，白术 12 克，阿胶 11 克，艾叶 10 克。
【功效】 补肾益精，安胎止痛。
【用法】 水煎服，每日一剂。
【方解】 方中菟丝子补肾益精；续断、杜仲、桑寄生、狗脊补肾强腰、安胎止痛；补骨脂温肾助阳、暖脾土而煦膀胱；人参、白术益气载胎；配阿胶、艾叶养血止血，安胎止痛。是方亦属双补肾脾，安胎止血之剂而效较前方为优。
【按语】 阴道流血量多宜重用胶、艾，酌加仙鹤草、旱莲草止血。腰腹坠痛者可配服黄芪、升麻益气养阳。小便频数失禁酌加益智仁、覆盆子、桑螵蛸温肾缩小便。

2. 血热证

【症状】 妊娠期阴道少量下血，色鲜红或深红，质稠，或腰酸，口苦咽干，心烦不安，便结溺黄，舌质红，苔黄，脉滑数。

【方一】 保阴煎

【来源】《景岳全书》

【组成】生地12克，熟地10克，赤芍15克，山药12克，川续断9克，黄芩9克，黄柏9克，生甘草6克。

【功效】清热凉血，养血安胎。

【用法】水煎服，每日一剂。

【方解】本方生地养阴凉血止血；熟地滋肾水益真阴；白芍配地黄养血敛阴；山药益肾固精；续断补肝肾固冲止血；黄柏制相火，退虚热；黄芩清热泻火止血；生甘草调和诸药。

【按语】全方壮水滋阴，泻火止血，固宜于阴虚内热动血之各种出血证。

【方二】 清热安胎饮

【来源】《刘奉五妇科经验》

【组成】山药15克，石莲6克，黄芩10克，川连9克，椿根皮9克，侧柏炭9克，阿胶11克。

【功效】清热安胎，凉血止血。

【用法】水煎服，每日一剂。

【方解】方中黄芩、黄连清热安胎；椿根白皮味苦涩寒，收涩止血；侧柏叶苦涩微寒凉血止血，炒炭后又能收敛止血。阿胶本属甘平，刘老先生体会该药甘而微寒，有清热凉血，益阴安胎之功，又由于阿胶性粘腻，能凝固血络善于止血，对妊娠患者既能安胎又可定痛；山药味甘性平，健脾补肾，补而不热。

【按语】全方具清热凉血、收敛止血、健脾补肾诸功，于实热所致胎漏、胎动不安服之为宜。肝郁血热者宜酌加醋炒柴胡、焦栀、白芍、炒川楝、生地，疏肝清热凉血安胎。外感热邪为患又当选加银花、连翘、桑叶、淡竹叶之属以疏风清热。

3. 气血虚弱证

【症状】妊娠期少量阴道出血，色淡红，质清稀。或小腹空坠而痛、腰酸，面色㿠白，心悸气短，神疲肢倦，舌质淡，苔薄白，脉细弱略滑。

【方一】 胎元饮

【来源】《景岳全书》

【组成】人参9克，杜仲12克，白芍12克，熟地10克，白术10克，陈皮9克，炙甘草6克。

【功效】补气养血，固肾安胎。

【用法】水煎服，每日一剂。

【方解】方中人参、黄芪、白术、炙甘草甘温益气，健脾调中，助生化之源。熟地、白芍、阿胶滋阴养血填其所虚，杜仲补肾安胎，配陈皮理气健脾，惟当归补血活血，走窜行散，有阴道出血，可去而不用。

【按语】诸药同用补气又养血，固肾而安胎，胎元内有载养，胎气安和，自无漏洞之患。

【方二】安胎饮

【来源】《证治准绳》

【组成】当归12克，川芎10克，熟地黄9克，白芍9克，黄芪12克，阿胶11克，白术9克，茯苓12克，甘草6克，地榆10克，半夏6克，生姜（三片）。

【功效】补血调血，益气安胎。

【用法】水煎服，每日一剂。

【方解】方中熟地、当归、白芍、川芎合为四物具补血调血之功，动静相配，补而不滞，黄芪甘温善能补气，伍当归有阳生阴长，气旺血生之效，黄芪皆可升阳有举载胎元免于下坠之力。白术、茯苓、甘草健脾益气载胎。阿胶、地榆养血止血，配半夏、生姜降逆化痰、和中止呕。故于血虚较甚胎失所养而病胎漏、胎动不安，兼见中虚因冲气上逆而呕恶不适者，服之为宜。

【按语】若气虚明显小腹下坠，加黄芪、升麻益气升提，固摄胎元；若腰酸明显，或有堕胎史，亦可与寿胎丸合用，加强补肾安胎之功。

十一、产后腹痛

【概述】

产妇在产褥期内，发生与分娩或产褥有关的小腹疼痛，称为"产后腹痛"。其中因瘀血引起者，又称"儿枕痛"。本病相当于西医学的产后宫缩痛及产褥感染引起的腹痛，以新产后多见。

孕妇分娩后，由于子宫的缩复作用，小腹呈阵阵疼痛，这种腹痛是产后正常的生理现象。一般多在产后1~2天内出现，持续2~3天后自然消失。疼痛时，下腹部呈阵发性疼痛，产后恶露增加。初产妇疼痛较经产妇轻，疼痛时间也比较短。

产后腹痛的主要机理有不荣而痛与不通而痛。产后腹痛有虚实之分。血虚者，小腹隐痛，喜按，恶露量少，色淡；血瘀者，小腹疼痛拒按，恶露量少，色黯有块；热结者，小腹灼痛，按之剧痛，恶露初则量多，继则量少，甚如败脓。

【治疗】

1. 血虚证

【症状】产后小腹隐隐作痛，喜揉喜按，恶露量少，色淡，头晕眼花，心悸怔忡，大便秘结，舌淡红，苔薄白，脉细弱。

【方一】肠宁汤

【来源】《傅青主女科》

【组成】当归12克，熟地12克，阿胶11克，人参9克，山药12克，续断9克，麦冬9克，肉桂3克，甘草6克。

【功效】养血益气，缓急止痛。

【用法】水煎服，日一剂。

【方解】方中当归、熟地、阿胶养血滋阴；人参、山药、甘草益气健脾以资化源；续断补肝肾，益精血；麦冬养阴生津；佐以少量肉桂以温通血脉。全方合用，养血益阴，补气生津，血旺则胞脉得以濡养，气旺则率血以行，其痛可除。

【按语】若血虚兼寒者，症见面色青白，小腹疼痛，得热痛减，形寒肢冷，或大便溏薄，舌淡，脉细而迟。治宜养血温中，方用当归建中汤。

2. 血瘀证

【症状】产后小腹疼痛拒按，得热痛减，恶露量少，色紫黯，夹有血块，块下痛减，形寒肢冷，面色青白，舌淡黯，脉沉紧或沉弦。

【方一】生化汤

【来源】《傅青主女科》

【组成】当归9克，川芎12克，桃仁12克，炮姜3克，炙甘草6克。

【功效】温经活血，祛瘀止痛。

【用法】水煎服，日一剂。

【方解】方中当归、川芎补血活血；桃仁化瘀止痛；炙甘草补气缓急止痛；炮姜温经止痛。全方寓攻于补之中，化瘀血，生新血，血行流畅，通则痛止。

【按语】 若兼小腹冷痛、绞痛者，酌加小茴香、吴茱萸以增温经散寒之功；若伴肢体倦怠，气短乏力者，酌加黄芪、党参以益气补虚；若兼心烦易怒，胸胁胀痛，小腹胀甚而痛者，酌加郁金、香附以舒肝理气，行滞止痛。

3. 热结证

【症状】 产后小腹疼痛拒按，或灼热疼痛，恶露初则量多，继则量少，色紫黯或如败脓，其气秽臭，高热不退，口渴欲饮，大便秘结，小便短赤，舌红绛，苔黄而燥，或起芒刺，脉弦数。

【方一】 大黄牡丹皮汤
【来源】《金匮要略》
【组成】 大黄 12 克，牡丹皮 9 克，桃仁 12 克，冬瓜仁 30 克，芒硝 9 克。
【功效】 泻热逐瘀，活血止痛。
【用法】 水煎服，日一剂。
【方解】 方中大黄、芒硝荡涤瘀结，通腑泻热；桃仁、丹皮凉血祛瘀，与大黄同用逐瘀力更强；冬瓜仁清热消痈排脓。
【按语】 本方有急下存阴，逐瘀止痛之效。

十二、产后排尿异常

【概述】

产后排尿异常是指产后发生小便不通，或频数甚至失禁的总称，又"产后小便异常"。产后小便不通是新产后排尿困难，甚至小便闭塞不通，亦称"癃闭"。产后小便频数是产后小便次数增多，甚至日溲数十次。产后小便失禁则是指产后排尿不能自己控制，也称产后遗尿。上述三种病变临床症状虽有不同，但其病因病机基本相同，常是同一病因病机的不同表现。

本病包括了西医的产后小便不通、产后尿潴留、产后尿频和为尿失禁。由于妊娠分娩使盆底肌肉筋膜组织松弛，尿道阻力降低，一旦腹内压增加，即可诱发不自主排尿；或因产后膀胱炎症对膀胱黏膜的刺激导致逼尿肌收缩所引起；或因产伤致膀胱阴道瘘，尿液经瘘道而外溢。

中医认为，本病的发生主要是膀胱气化失职所致，但与肺、脾、肾三脏有关。因肾司二便，与膀胱相表里，温煦控制膀胱的气化。肺主一身之气，通调水道，下输膀胱。脾主中气，运化水液，临床常见的有气虚、肾虚、膀胱损伤。

【治疗】

1. 气虚证

【症状】新产后小便不通，小腹胀急坐卧不安，或小便频数或时欲小便不得出甚或失禁；面色无华，神疲气短，懒言语细，四肢无力，食欲不振，舌淡苔白脉细弱。

【方一】 升阳调气汤

【来源】《万氏女科》

【组成】人参9克，黄芪20克，炙甘草6克，升麻9克，益智仁12克。

【功效】补气升清，化气行水。

【用法】水煎服，每日一剂。

【方解】方中人参、黄芪、炙草、升麻，补中益气升清，使膀胱得以气化而通溺。益智仁补肾缩小便。桔梗升提肺气，有下病上取，提壶揭盖之意。云苓、通草利水。全方共奏补气升清，化气行水之功。

【按语】如小便不道，则上方去益智仁之固涩，加猪苓、泽泻以加强通溺之功。或结合坐浴治疗用陈瓜蒌30~60克，煎汤坐浴约20分钟，可使肺气下行，清利膀胱以达小便流畅之效。如小便频数、失禁，则上方加山萸肉、金樱子补肾固涩，并重用北芪以补气固脬。

2. 肾虚证

【症状】产后小便不通，小腹胀急而痛，或尿意频欲数解不能，或小便频数，日夜数十次之多，或小便失禁或夜间遗尿；面色晦暗，腰膝酸软，形寒怕冷，舌淡黯苔白，脉沉细无力。

【方一】 桑螵蛸散

【来源】《千金翼方》

【组成】桑螵蛸15克，鹿茸12克，黄芪15克，人参9克，牡蛎30克，厚朴12克，赤石脂24克。

【功效】补肾温阳，化气行水。

【用法】水煎服，每日一剂。

【方解】方中桑螵蛸补肾缩小便，鹿茸补元阳，温肾补督，黄芪、人参补气升提、牡蛎、赤石脂固涩敛小便，厚朴化气。全方有补肾回阳益气固涩之功。

【按语】 如小便不通，上方去牡蛎 . 赤石脂之收涩加桂枝温阳化气行水，并用葱白适量，捣烂捏成薄块贴敷脐上，配合艾条温灸，常可奏效。

3. 湿热蕴结证

【症状】 产后尿意频数，尿道灼热，涩痛，或小便艰涩不通、溺黄，兼见外阴伤口愈合不良；口干苦，胸闷纳呆，大便不畅，舌红，舌根黄腻苔，脉数。

【方一】 加味五淋散
【来源】 《医宗金鉴》
【组成】 黑栀 12 克，赤茯苓 12 克，当归 12 克，白芍 12 克，黄芩 15 克，甘草 9 克，生地 12 克，泽泻 12 克，车前子 12 克，滑石 18 克，通草 12 克，益母草 12 克。
【功效】 清热利湿通淋。
【用法】 水煎服，每日一剂。
【方解】 此方当归、白芍、生地养阴，山栀、黄芩清热泻火，赤茯苓、泽泻、车前、滑石，通草、甘草梢利湿通淋。
【按语】 全方既以清热利湿通淋为主，又照顾了产后血虚的特点，使邪去正不伤，加益母草，取其活血化瘀、利尿之效。

4. 膀胱损伤证

【症状】 多因产理不顺，或接生不慎，手术损伤膀胱，出现产后小便失约而自遗，或排尿淋漓夹血丝；面色苍白无华，表情痛苦，舌淡苔白，脉细弱。

【方一】 黄芪当归散
【来源】 《医宗金鉴》
【组成】 黄芪 15 克，当归 12 克，人参 9 克，白术 12 克，白芍 12 克，甘草 6 克，生姜 3 片、大枣 3 个、猪尿脬 3 个。
【功效】 补气养血固脬。
【用法】 水煎服，每日一剂。
【方解】 方中人参、黄芪、白术、甘草补气；当归、白芍补血；猪尿脬以形补形，固补膀胱；黄芪益气，桃仁、益母草活血化瘀，改善受伤膀胱的血运。全方有补气养血。祛瘀固脬之功。对新产后的脬损，或可获救。
【按语】 如膀胱破口较大或日久不愈者，则要进行手术修补。

十三、子宫脱垂

【概述】

子宫脱垂是指子宫从正常位置沿阴道下降，宫颈外口达坐骨棘水平以下，甚至子宫全部脱出于阴道口以外的疾病。本病常合并阴道前壁和后壁膨出。

中医认为，子宫脱垂与分娩损伤有关，患者素体虚弱，中气不足，分娩损伤，冲任不固，带脉失约，或经行产后负重操劳，耗气伤中；或久居湿秽之地，寒湿袭于胞络，损伤冲任带脉而下脱；或先天不足，或房劳多产，伤精损肾；或年老体弱，肾气亏虚，冲任不固，带脉弛纵，无力系胞，而致子宫脱出。亦见于长期慢性咳嗽、便秘、年老体衰之体，冲任不固，带脉提摄无力而子宫脱出。

【治疗】

1. 气虚证

【症状】阴户中有物突出，坠胀后重，平卧则回纳还纳，过劳则突然加重，带下量多，质稀色白；小腹下坠，四肢乏力，少气懒言，面色少华，小便额数，舌淡苔薄，脉虚细。

【方一】补中益气汤

【来源】《脾胃论》

【组成】黄芪30克，党参12克，甘草9克，升麻9克，柴胡12克，白术12克，当归9克，川续断12克，金樱子12克。

【功效】补气升提。

【用法】水煎服，每日一剂。

【方解】方中黄芪，党参、甘草益气升提；升麻、柴胡升提阳气，以助益气之力；白术健脾：当归补血；炒川断补肾，金樱子收敛固脱。

【按语】子宫脱垂较重者，补中益气汤中须重用芪、参，尤其是黄芪可用30~90克，以增强益气举陷之力，另外加人炙乌梅等收敛之品，也有单以枳壳来治疗者．药理研究枳壳具有增强子宫甲滑肌收缩之作用，但枳壳剂量大干30克，才能达到升提的作用。

2. 肾虚证

【症状】阴中有物脱出阴道口外，久脱不复；腰膝酸软，小便频数，夜间尤甚，小腹下坠，头晕耳鸣，舌淡红，脉沉弱。

【方一】 当归养荣散

【来源】《陈素庵妇科补解》

【组成】当归 12 克，黄芪 30 克，牡蛎 24 克，赤芍 12 克，防风 12 克，龙骨 30 克，陈皮 12 克，蛇床子 9 克，白芷 12 克，川芎 9 克，生地 12 克，升麻 9 克，甘草 6 克。

【用法】水煎服，每日一剂。十日外加人参、熟地、白芍，地榆，去白芷、赤芍、生地，再用枳壳、诃子、白矾、酸笃子草（即雀儿酸）煎汤熏洗。

【功效】益气补血，补肾固脱。

【方解】明代陈文州补按："阴脱，当火补药中兼升提，玉门不闭，当大补药中加敛涩，蛇床子兼暖子宫、补命门，四物补阴血，参芪陈草补卫气，脱者升之，弛者敛之，虚者补之，虚寒者温而补之，至于阴脱之症，或肿摘，或淋沥，则方中有防风、地榆、白芷、白芍药为作佐使也。"

【按语】若子宫脱出阴道口外，常因磨撩损伤，继发湿热症候，可出现红、肿、溃烂，黄水淋漓、带下盈多，色黄如脓，污秽臭气，肛门肿痛，发热口渴，小便黄赤、灼热而痛等症状。轻者可于前方加黄柏、苍术、土茯苓、车前草等以清利湿热，重者应首先清热利湿，待湿热清除后再行扶正，可先用龙胆泻肝汤。

十四、阴道炎

【概述】

阴道炎是指当阴道环境酸碱度改变或局部黏膜变薄、破损、抗病力减低时，易被滴虫、霉菌或细菌入侵引起炎症。常见的有滴虫性阴道炎、霉菌性阴道炎、老年性阴道炎。

（一）滴虫性阴道炎

【概述】

滴虫性阴道炎由阴道毛滴虫感染引起。滴虫属厌氧的寄生原虫，对不同环境的适应力很强，不仅易寄生于阴道内，并可侵入尿道及尿道旁腺，甚至上至膀胱、输尿管及肾盂。滴虫性阴道炎属性传播疾病之一，其传播途径除由性交直接传播外，尚可通过诸如被污染的浴池、浴巾、游泳池、衣被、器械、坐式马桶边等而间接传播。

中医将滴虫性阴道炎归属于"阴痒""带下病"及"淋证"等范畴。多由脾虚湿盛，湿热下注，或感染病虫所致。临床常见症候有湿热下注证、肝经湿热证、湿毒蕴结证等。

【治疗】

1. 湿热下注证

【症状】带下量多、泡沫状、色黄质稀、气腥臭，镜检可见滴虫，阴部灼热瘙痒，尿黄，大便溏而不爽，口腻而臭。舌质偏红，苔黄腻，脉滑数。

【方一】加味四妙散

【来源】《成方便读》

【组成】苍术15克，黄柏15克，薏苡仁30克，牛膝9克，白鲜皮9克，百部9克，苦参9克。

【功效】清热、利湿、杀虫。

【用法】水煎服，每日一剂。

【方解】苍术、苡仁健脾化湿，黄柏清下焦湿热，白鲜皮、百部杀虫止痒。

【按语】若脘闷身重，神疲乏力，纳少便溏，苔白黄腻者，加茯苓、白术各15克，陈皮5克，以健脾燥湿。

2. 肝经湿热证

【症状】带下量多如泡沫状，有滴虫，色黄或黄绿，质稀，气味腥臭，阴部瘙痒灼痛，头晕目胀，心烦口苦，胸胁、少腹胀痛，尿黄便结，苔黄，脉弦数。

【方一】龙胆泻肝汤加减

【来源】《医宗金鉴》

【组成】龙胆草9克，生地黄12克，当归9克，柴胡9克，生甘草45克，泽泻9克，车前子（包煎）9克，木通15克，黄芩9克，炒栀子9克，苦参9克，苡米仁30克。

【功效】泻肝清热，除湿杀虫。

【用法】水煎服，每日一剂。

【方解】本方为龙胆泻肝汤加苦参苡米组成，具有清肝利湿为主兼以解郁的功效，具有较强的除湿杀虫的作用，标本兼治，临床疗效显著。

【按语】如湿蕴甚者，需加入瞿麦、扁蓄等清利之品。

3. 湿毒证

【症状】带下量多，有滴虫，色黄如脓，混杂血丝，或浑浊如泔，杂下脓血，臭秽，阴痒，阴中灼热，阴道潮红有草莓状突起，尿频涩痛，舌红苔黄腻，脉滑数。

【方一】草薢渗湿汤加减

【来源】《疡科心得集》

【组成】草薢 15 克，生苡仁 30 克，黄柏 15 克，赤茯苓 9 克，丹皮 12 克，泽泻 9 克，通草 45 克，滑石 30 克，（包）、百部 15 克，贯众 10 克，野菊花 10 克，炒荆芥穗 9 克。

【功效】清热解毒，除湿祛邪。

【用法】水煎服，每日一剂。

【方解】百部、草薢、贯中利湿杀虫，黄柏、丹皮、野菊花清热解毒，苡仁健脾利湿，滑石、泽泻、通草清热利湿。

【按语】全方各药相合共奏清热渗湿，杀虫止痒之功。

（二）霉菌性阴道炎

【概述】

霉菌性明道炎多由白色念珠菌引起，少数病人可分离出其他念珠菌及球拟酵母属菌。本病多见于孕妇、糖尿病及接受雌激素或长期应用广谱抗生素及肾上腺皮质激素者，其他如严重的传染性疾病、消耗性疾及复合维生素 B 缺乏等，均为念珠菌生长的有利环境。

中医将本病归属于"阴痒""阴痛""带下病"等范畴。一般认为，本病病因病机为素体阴虚或久病伤阴，阴窍失养；或脾虚肝郁，湿浊下注；或感染邪毒致虫蚀阴中，湿热蕴结而致。临证常见症候有湿热蕴结证、阴虚夹湿证等。

【治疗】

1. 湿热蕴结证

【症状】阴痒，坐卧不安，带下量多或少，豆渣样，色白或淡黄，脘腹胀满，纳呆，便溏，苔腻，脉滑。

【方一】 清热化湿分清饮

【来源】《妇科经方录》

【组成】川草薢 24 克，石菖蒲 9 克，黄柏 15 克，茯苓 15 克，土炒白术 9 克，车前子 15 克，（包），鹤虱 9 克，白鲜皮 9 克，苍术 15 克，苦参 15 克，白通草 12 克。

【功效】清热除湿，化浊止痒。

【用法】水煎服，每日一剂。

【方解】方中清热川草薢、石菖蒲、黄柏清热利湿，茯苓、白术健脾利湿，白通草、车前子利尿同淋，鹤虱、白鲜皮、苦参杀虫止痒。

【按语】若神疲乏力，舌淡胖，去黄柏、莲子心，加党参、薏仁、白果、芡实，以健脾化湿；若阴道红肿，尿频急涩痛，便结，烦渴加紫花地丁、大青叶、椿根皮，生大黄以清热解毒。

2. 阴虚夹湿证

【症状】阴痒灼痛，反复发作，带下量可多可少，豆渣样或水样，或灾有血丝，五心烦热，夜寐不安，口干不欲饮，尿频涩，舌红少苔或中根部有黄腻苔，舌上少津，脉细数。

【方一】 生地骨皮饮

【来源】《从春雨中医妇科经验》

【组成】生地 15 克，山栀子 9 克，木通 3 克，甘草 5 克，鹤虱 9 克，白鲜皮 9 克，地骨皮 15 克，赤芍 9 克，白茅根 15 克，女贞子 9 克，旱莲草 9 克，炒荆芥穗 9 克，黄柏 15 克。

【功效】滋阴清热，佐以化湿。

【用法】水煎服，每日一剂。

【方解】生地养阴清热，山栀子、黄柏清泄三焦火热，木通利水通淋，鹤虱、白鲜皮杀虫止痒，地骨皮清虚热，白茅根利湿，女贞子、旱莲草滋阴清热。

【按语】若带下色赤，可加丹皮，以凉血止血。

（三）老年性阴道炎

【概述】

老年性阴道炎是妇女绝经后，由于卵巢功能衰退，雌激素缺乏，阴道内 pH 值上升，局部抵抗力减弱，易受细菌感染而引起炎症。它常见于老年妇女，类似改变发生于卵巢功能衰退、卵巢切除或盆腔放射治疗后的中青年妇女。故有人认为该病应称之为"萎缩性阴道炎"。

中医常将本病归属于"带下病""阴痒"等范围，认为是由于阴血不足，阴窍失养，或脾虚湿阻，湿热下注，任脉不固，带脉失约所致，多属虚证或本虚标实证。临床常见症候肝肾阴虚证、湿热下注等。

【治疗】

1. 肝肾阴虚证

【症状】外阴干涩、灼热、疼痛、瘙痒，白带清稀，色黄或赤，量常不多，头晕耳鸣，心烦易怒，腰膝酸软，咽干口燥，舌红少苔，脉细数。

【方一】菟丝羊藿巴戟地黄丸

【来源】《从春雨中医妇科经验》

【组成】大熟地 15 克，山药 15 克，山茱萸 10 克，茯苓 15 克，泽泻 10 克，丹皮 10 克，黄柏 15 克，知母 9 克，淫羊藿 15 克，巴戟肉 15 克，菟丝子 30 克，炒荆芥穗 9 克。

【功效】滋补肝肾，清热止带。

【用法】水煎服，每日一剂。

【方解】熟地、山药、山茱萸滋补肝肾之阴，茯苓、泽泻健脾利湿，丹皮、黄柏、知母清泻火热之邪，淫羊藿、巴戟肉、菟丝子滋补肾阳，以阳中求阴。

【按语】若烘热汗出，形寒，加仙茅、五味子，以温补肾阳，阴阳并治；若带下量多，加煅牡蛎（先煎）、芡实、莲须，以固涩止带。

2. 湿热下注证

【症状】带下量多，色黄或黄稠如脓，秽臭．阴痒灼痛，阴部糜烂，口干口苦，小便短赤涩痛，苔黄腻，脉滑数。

【方一】止带地黄汤

【来源】《从春雨中医妇科经验》

【组成】茵陈 12 克，生地 15 克，土茯苓 15 克，山药 15 克，山萸肉 9 克，泽泻 9 克，丹皮 12 克，黄柏 15 克，苍术 15 克，苡米仁 30 克。

【功效】清热、利湿、止带。

【用法】水煎服，每日一剂。

【方解】茵陈化湿，生地、山药滋肾阴，清热，土茯苓利湿杀虫，山萸肉、泽泻、丹皮滋肾阴，黄柏、苍术清热除湿。

【按语】因患者多年老肾虚，故湿热解后，每改用知柏地黄丸之类以善后。若湿毒壅盛，阴道或宫腔积脓，或身热者，宜加野菊花、蒲公英、紫花地丁、败酱草各 15~30 克，以加强清热解毒之功。

（四）非特异性阴道炎

【概述】

与其他类型阴道炎不同，非特异性阴道炎不是由特异性病原体，如滴虫、霉菌、淋球菌等所致的，而是由一般病原菌，如葡萄球菌、链球菌、大肠杆菌、变形杆菌等引起的阴道炎，统称为非特异性阴道炎或细菌性阴道炎。常见于身体衰弱及个人卫生条件差的妇女。多种因素导致阴道正常防御功能遭到破坏，为病原菌的生长繁殖创造了条件而发病。

中医将本病归于"阴痛""带下病""淋证"等范畴。其主要病机是肝脾肾功能失调，邪气内侵，经络阻滞，带脉失约，任脉不固。临床常见症候有肝肾阴虚证、肝郁脾虚证、湿热下注证等。

【治疗】

1. 肝肾阴虚证

【症状】带下量多、色黄或赤白相间，阴道灼痛或涩痛，心烦少寐，腰酸耳鸣，手足心热，舌红少苔，脉细数。

【方一】苍术知柏二地汤
【来源】《从春雨中医妇科经验》
【组成】盐知母 15 克，盐黄柏 15 克，大熟地 15 克，炒山药 10 克，山萸 15 克，茯苓 10 克，丹皮 5 克，泽泻 5 克，苍术 15 克，生地 15 克。
【功效】滋阴清热。
【用法】水煎服，每日一剂。
【方解】盐知母、黄柏清热化湿，熟地、山药、山萸滋肾阴，茯苓、丹皮、泽泻健脾利湿，苍术清热化湿，生地滋阴清热。
【按语】若阴痛明显，加白芍、生甘草、以养血柔筋，缓急止痛；心烦耳鸣明显者，加鳖甲（先煎）、龟板（先煎），以滋阴潜阳；若带下赤白相间，丹皮宜用至、并加茜草以止血。

2. 肝郁脾虚证

【症状】阴部坠胀、灼热，甚至痛连少腹、乳房，带下量多、色黄、质稠，甚或有臭气。烦躁易怒，胸脘痞闷，纳差便溏，苔薄腻，脉弦细。

【方一】青囊丹栀逍遥散

【来源】《从春雨中医妇科经验》

【组成】丹皮 15 克，山栀子 9 克，当归 9 克，白芍 15 克，柴胡 45 克，白术 10 克，茯苓 10 克，茵陈 15 克，车前子（包）10 克，生甘草 5 克，黄柏 15 克，醋香附 9 克，台乌药 9 克。

【功效】疏肝清热，健脾除湿。

【用法】水煎服，每日一剂。

【方解】丹皮清热凉血，栀子清利三焦湿热，当归、白芍、柴胡、白术疏肝健脾，除湿，茯苓、茵陈、车前子健脾利湿，黄柏清泄下焦湿热，香附、乌药行气止痛。

【按语】痛甚者倍芍药、甘草，加五灵脂、生蒲黄以和营止痛；神疲气短纳差者，去丹皮、栀子，加党参、山药、砂仁健脾。

3. 湿热下注证

【症状】带下量多、色黄、质粘稠、有臭味，阴痛肿胀，或潮红有溃疡小便短赤涩痛，舌红，苔黄腻，脉滑数。

【方一】龙胆泻肝汤加减

【来源】《医宗金鉴》

【组成】龙胆草 24 克，栀子 12 克，黄芩 12 克，车前子 12 克，木通 12 克，泽泻 15 克，生地 12 克，金银花 15 克，连翘 18 克。

【功效】清热利湿。

【用法】水煎服，每日一剂。

【方解】龙胆草清理肝胆湿热，栀子、黄芩清泄三焦火热，车前子、木通、泽泻利湿，生地滋阴清热，当归活血止痛，柴胡疏肝理气止痛，土茯苓祛湿止痒，金银花、连翘清热解毒。

【按语】若小便涩痛，可加滑石，清热利湿通淋；阴户肿痛溃疡者，加丹皮、赤芍，三七粉（冲服）以活血止痛生肌。

十五、盆腔炎

【概述】

盆腔炎是指女性内生殖器官及其周围结缔组织、盆腔腹膜发生的炎症。盆腔炎分为急性盆腔炎和慢性盆腔炎。急性盆腔炎继续发展可引起弥漫性腹膜炎、败血症、感染性体克，严重者可危及生命。若急性期未能得到彻底治愈，则可转为慢性盆腔炎。

（一）急性盆腔炎

女性盆腔生殖器官及其周围结缔组织和腹膜的急性炎症称为"急性盆腔炎"。根据其病变部位的不同，分别称作急性子宫内膜炎、急性输卵管炎、输卵管积脓、输卵管卵巢脓肿、急性盆腔结缔组织炎、急性盆腔腹膜炎等。急性盆腔炎发病急、病势进展迅速，延迟治疗，可发展为脓毒血症、败血症、感染性休克。

中医认为，急性盆腔炎多在产后、流产后、宫腔内手术处置后，或经期卫生保健不当之际。邪毒乘虚侵袭，稽留于冲任及胞宫脉络，与气血相搏结，邪正交争，而发热疼痛，邪毒炽盛则腐肉酿脓而发病。

【治疗】

1. 热毒炽盛证

【症状】高热腹痛，恶寒或寒战，下腹部疼痛拒按，咽干口苦，大便秘结，小便短赤，带下量多，色黄，或赤白兼杂，质粘稠，如脓血，味臭秽，月经量多或淋沥不净；舌红苔黄厚，脉滑数。

【方一】五味消毒饮

【来源】《医宗金鉴》

【组成】金银花 24 克，野菊花 24 克，蒲公英 12 克，地丁 12 克，天葵 12 克，大黄 6 克，桃仁 12 克，丹皮 12 克，冬瓜仁 12 克。

【功效】清热解毒，利湿排脓。

【用法】水煎服，每日一剂。

【方解】本方以大黄合五味消毒饮，重在清热解毒，桃仁、丹皮凉血祛瘀，芒硝通泻肠胃，使热毒从大便而解，冬瓜仁排脓祛湿。全方有清热解毒、利湿排脓、缓急止痛之功。

【按语】若带下臭秽加椿根皮、黄柏、茵陈，腹胀满加厚朴、枳实，里急后重加槟榔、枳壳，月经量多不止加地榆、马齿苋，盆腔形成脓肿者加红藤、皂刺、白芷，腹痛加延胡索、川楝子，身热不退加柴胡、生甘草。

2. 湿热瘀结证

【症状】下腹部疼痛拒按，或胀满，热势起伏，寒热往来，带下量多、色黄、质稠、味臭秽，经量增多，经期延长，淋沥不止，大便溏或燥结，小便短赤；舌红，苔黄厚，脉弦滑。

【方一】 仙方活命饮

【来源】《校注妇人良方》

【组成】 金银花 24 克，甘草 9 克，当归 12 克，赤芍 12 克，穿山甲 12 克，皂角刺 12 克，天花粉 12 克，贝母 12 克，防风 15 克，白芷 12 克，陈皮 12 克，乳香、没药各 12 克。

【功效】 清热利湿，化瘀止痛。

【用法】 水煎服，每日一剂。

【方解】 方以金银花、甘草清热解毒，防风、白芷发散湿邪，贝母、天花粉清化热痰，当归、赤芍、乳香、没药活血化瘀以止痛，陈皮理气行滞，穿山甲、皂刺引经入络，直达病所。加薏苡仁、冬瓜仁加强清湿热解毒之功。

【按语】 全方清热利湿，化瘀消肿止痛。湿热去，瘀血行，则热退痛缓，疾病可愈。

（二） 慢性盆腔炎

女性盆腔生殖器官及其周围结缔组织、盆腔腹膜发生慢性炎症性病变，称为慢性盆腔炎，常为急性盆腔炎未能彻底治疗，或患者体质虚弱，病程迁延所致；亦可无急性发病史，起病缓慢，病情顽固，反复不愈。

本病多为邪热余毒残留，与冲任之气血相搏结，凝聚不去，日久难愈，耗伤气血，虚实错杂。临床以湿热瘀结、气滞血瘀、寒湿凝滞、气虚血瘀证多见，除辨证内服有关方药外，还常常以中药保留灌肠、理疗、热敷、离子透入等方法综合治疗，以提高疗效。

【治疗】

1. **湿热瘀结证**

【症状】 少腹部隐痛，或疼痛拒按，痛连腰骶，低热起伏，经行或劳累时加重，带下量多，色黄，质粘稠；胸闷纳呆、口干不欲饮，大便溏，或秘结，小便黄赤；舌体胖大，色红，苔黄腻，脉弦数或滑数。

【方一】 银甲丸

【来源】《王渭川妇科经验选》

【组成】 金银花 24 克，连翘 12 克，升麻 9 克，红藤 12 克，蒲公英 12 克，生鳖甲 18 克，紫花地丁 12 克，生蒲黄 6 克，椿根皮 12 克，大青叶 9

克，茵陈 12 克，琥珀 9 克，桔梗 12 克。

【功效】清热利湿，化瘀止痛。

【用法】水煎服，每日一剂。

【方解】本方以金银花、连翘、蒲公英、紫花地丁、红藤、大青叶、升麻等药重在清热解毒，以茵陈、椿根皮等清热除湿为辅，伍生鳖甲、蒲黄、琥珀活血化瘀，软坚散结，桔梗辛散排脓。

【按语】全方合用，共奏清热除湿、化瘀行滞之效。湿邪甚加茯苓、厚朴、大腹皮，便溏加白术、藿香。

2. 气滞血瘀证

【症状】少腹部胀痛或刺痛，经行腰腹疼痛加重，经血量多有块，瘀块排出则痛减，带下量多，婚久不孕；经前情志抑郁；乳房胀痛；舌体紫黯，有瘀斑、瘀点，苔薄，脉弦涩。

【方一】膈下逐瘀汤

【来源】《医林改错》

【组成】当归 12 克，川芎 12 克，赤芍 12 克，桃仁 12 克，枳壳 12 克，延胡索 12 克，五灵脂 9 克，丹皮 12 克，乌药 12 克，香附 12 克，甘草 9 克。

【功效】活血化瘀，理气止痛。

【用法】水煎服，每日一剂。

【方解】当归、川芎行气活血，赤芍养血活血，桃仁活血化瘀，枳壳、延胡索疏肝理气，化瘀止痛，丹皮凉血活血，乌药、香附理气止痛，甘草调和诸药。

【按语】若因外感湿热滞留，冲任胞宫气机失畅而起，症见低热起伏，加败酱草、蒲公英、黄柏、土茯苓、柴胡；疲乏无力食少加人参、白术、焦山楂、鸡内金；有炎症结块者，加皂刺、三棱、莪术；胸胁乳房胀痛加郁金、川楝子；带下量多加薏苡仁、白芷。

3. 寒湿凝滞证

【症状】小腹冷痛，或坠胀疼痛，经行腹痛加重，喜热恶寒，得热痛缓，经行错后，经血量少，色黯，带下淋沥；神疲乏力，腰骶冷痛，小便频数，婚久不孕；舌黯红，苔白腻，脉沉迟。

【方一】少腹逐瘀汤

【来源】《医林改错》

【组成】小茴香 12 克，干姜 9 克，延胡索 12 克，没药 12 克，当归 12

克，川芎 12 克，肉桂 6 克，赤芍 12 克，蒲黄 6 克，五灵脂 9 克。

【功效】逐瘀荡胞，调经助孕。

【用法】水煎服，每日一剂。

【方解】小茴香、干姜温中暖腹，延胡索行气止痛，当归、川芎活血化瘀，养血行血，肉桂温肾元，赤芍活血，蒲黄、五灵脂活血化瘀，止血。

【按语】腹中结块加鸡内金、桃仁、莪术，四末不温加制附子；小便短数加益智仁、乌药；带下量多加茯苓、苍术；腰骶痛加桑寄生、续断、牛膝。

4. 气虚血瘀证

【症状】下腹部疼痛结块，缠绵日久，痛连腰骶，经行加重，经血量多有块，带下量多；精神不振，疲乏无力，食少纳呆；舌体黯红，有瘀点瘀斑，苔白，脉弦涩无力。

【方一】理冲汤

【来源】《医学衷中参西录》

【组成】生黄芪 15 克，党参 12 克，白术 12 克，山药 15 克，天花粉 12 克，知母 12 克，三棱、莪术各 9 克，生鸡内金 9 克。

【功效】益气健脾，化瘀散结。

【用法】水煎服，每日一剂。

【方解】本方以黄芪、党参、白术、山药健脾益气，扶正培元；三棱、莪术破瘀散结；天花粉、知母清热生津，解毒排脓；鸡内金健胃消瘀结。全方有补气健脾、活血化瘀、消癥散结、行气止痛之功效。张锡纯以三棱、莪术消冲脉之瘀血，又以参、芪护气血，使瘀血去而不至伤损气血且参、芪补气，得三棱、莪术以流通，则补而不滞，元气愈旺，元气既旺，愈能鼓舞三棱、莪术消癥之力，临证相得益彰。

【按语】若腹痛不减加白芍、延胡索、蜈蚣；腹泻去知母，重用白术；虚热未清加生地、天门冬；无腹部结块者少用三棱、莪术。若久病及肾则肾气虚血瘀，症见少腹疼痛，绵绵不休，腰脊酸痛，膝软乏力，白带量多，质稀；神疲，头晕目眩，性淡漠；舌黯苔白，脉细弱。治宜补肾活血，壮腰宽带，方选宽带汤。

第四章　儿科疾病

一、咳嗽

【概述】

支气管炎多由病毒、肺炎支原体或细菌所致。常见的病毒有流感、腺病毒及呼吸道合胞病毒；常见的细菌是肺炎链球菌、β溶血性链球菌、葡萄球菌及流感杆菌等。

中医认为，肌肤娇嫩，寒热不知自调，不论邪气从口鼻或从皮毛而入，肺必首当其冲，致使宣降失职，而发为咳嗽。小儿脾胃薄弱，易为乳食、生冷所伤，运化失调，酿为痰浊，上贮于肺，或外邪引发，壅塞气道而发咳嗽。素体虚弱，或外感咳嗽日久不愈，更易复感外邪，使咳嗽屡作。

【治疗】

1. **风寒咳嗽证**

【症状】 咳嗽咽痒，痰少而稀白，喷嚏，鼻塞流涕，头痛身楚，恶寒无汗，发热轻，苔薄白，脉浮紧，指纹浮红。

【方一】 杏苏散加减

【来源】《温病条辨》

【组成】 杏仁9克，苏叶9克，半夏9克，茯苓9克，前胡9克，桔梗6克，枳壳6克，甘草3克，生姜3片，大枣3片。

【功效】 解表散寒、宣肺止咳。

【用法】 水煎服，每日一剂。

【方解】 方中苏叶解肌发表，开宣肺气；杏仁宣肺化痰化痰，前胡疏风降气化痰，桔梗、枳壳一升一降，助杏仁宣利肺气，半夏、茯苓理气化痰；甘草合桔梗宣肺利咽，生姜、大枣调和营卫。诸药合用，使表解、气畅、痰消。

【按语】恶寒无汗者，加麻黄；苔腻者，加陈皮；腹胀便秘者，加瓜蒌、枳壳；痰多者，加半夏、莱菔子；有化热之势者，加黄芩。

2. 风热咳嗽证

【症状】咳嗽不爽，痰黄粘稠不易咯出，鼻流浊涕，口渴咽痛，伴发热头痛，汗出恶风，舌红，苔薄黄，脉浮数，指纹浮紫。

【方一】桑菊饮加减

【来源】《温病条辨》

【组成】桑叶 8.5 克，菊花 3 克，杏仁 6 克，桔梗 6 克，芦根 6 克，连翘 5 克，生甘草 2.5 克，薄荷 2.5 克。

【功效】辛凉解表，宣肺止咳。

【用法】水煎服，每日一剂。

【方解】方中桑叶清宣肺热而止咳嗽；菊花疏散风热，清利头目；杏仁、桔梗宣利肺气而止咳；连翘清热解毒；薄荷疏散风热；芦根清热生津而止渴；甘草调和诸药。

【按语】咽部红肿者，加牛蒡子、射干；气粗口渴者，加石膏、天花粉；痰多者，加瓜蒌、葶苈子；咳甚作呕者，加枇杷叶、竹茹。

3. 风燥咳嗽证

【症状】干咳或痰少黏着难以咯出，或痰中带血，鼻咽干燥，或恶风发热，咽喉疼痛，舌干少津，舌红苔薄，脉浮数，指纹浮紫。

【方一】桑杏汤加减

【来源】《温病条辨》

【组成】桑叶 3 克，川贝母 3 克，淡豆豉 3 克，栀子 3 克，梨皮 3 克，杏仁 4.5 克，沙参 6 克。

【功效】疏风宣肺，润肺止咳。

【用法】水煎服，每日一剂。

【方解】方中桑叶轻宣燥热；杏仁宣利肺气；淡豆豉助桑叶清宣解表；沙参、梨皮润肺生津；栀子清泄上焦肺热；象贝清化痰热止咳；诸药合用共奏轻宣温燥之功。

【按语】久咳不止者，加百部、款冬花；便秘者，加玄参；衄血咯血者，加茅根、茜草；声音嘶哑者，加桔梗、青果。

4. 肺热咳嗽证

【症状】咳嗽痰黄稠难咯，发热，面赤唇红，气粗口臭，口渴喜饮，烦躁不安，甚则鼻衄，便干溲赤，舌红，苔黄，脉滑数。

【方一】麻杏石甘汤加减

【来源】《伤寒论》

【组成】炙麻黄9克，杏仁9克，生石膏18克，炙甘草6克。

【功效】清热泻肺，化痰止咳。

【用法】水煎服，每日一剂。

【方解】方中麻黄辛温解表，宣肺平喘；石膏清泄肺胃之热以生津；杏仁苦降肺气而平喘咳；炙甘草益气和中并能调和诸药。

【按语】痰多心烦者，加天竺黄；衄血者，加白茅根；便秘者，加生大黄；小便少者，加车前子；积食内停着，加莱菔子、神曲。

5. 痰湿咳嗽证

【症状】咳嗽痰多，色白清稀，痰随嗽出，胸闷纳呆，苔白厚或腻，脉濡或滑。

【方一】二陈汤加减

【来源】《太平惠民和剂局方》

【组成】橘红15克，半夏15克，茯苓9克，炙甘草4.5克，乌梅1个、生姜7片（后二药煎加）。

【功效】健脾燥湿、化痰止咳。

【用法】水煎服，每日一剂。

【方解】方中半夏燥湿化痰，降逆和胃止呕；橘红、茯苓理气燥湿祛痰；生姜降逆化痰，降低半夏毒性；少许乌梅收敛肺气；甘草调和药性而兼润肺之用。

【按语】胸腔痞闷者，加厚朴、枳壳；腹胀便溏者，加苍术、白术、薏苡仁；食滞纳呆者，加莱菔子、神曲。

6. 脾肺气虚证

【症状】咳嗽无力，痰白清稀，喉中痰声漉漉，面黄唇淡，胸闷纳呆，少气懒言，病程迁延不愈，或反复遇寒则发，自汗，舌淡，苔薄白，脉沉弱。阳虚者，面色白，肢冷。

【方一】六君子汤加减

【来源】《妇人良方》

【组成】人参9克，白术9克，茯苓9克，半夏6克，橘皮6克，甘草各6克。

【功效】补益脾肺，温化痰湿。

【用法】水煎服，每日一剂。

【方解】方中人参益气健脾；白术健脾燥湿；茯苓健脾渗湿；半夏、橘皮燥湿化痰；甘草益气并调和诸药。

【按语】久咳不愈者，加银杏、五味子；痰多者，加莱菔子；阳虚者，加干姜、附子；气阴两虚者，用生脉饮加黄精、玉竹、茯苓。

二、哮喘

【概述】

本病包括支气管哮喘、哮喘性支气管炎和急性毛细支气管炎，以哮鸣，咳嗽，气喘为主要症候的疾病。哮喘为过敏性疾病，其病因为吸入异常物质，或感染邪毒，以及气候、运动、精神、饮食和药物等多种因素引起的变态反应，导致支气管痉挛而致哮喘发作。

中医认为，小儿哮喘的病因比较复杂，但不离先天、后天两方面的因素。先天因素多与本病家族史的遗传相关，由于胎禀不足，以及后天失养，反复外感等影响，导致肺脾肾三脏不足，以致生痰，使小儿形成痰气内伏的特殊体质状态。这种体质状态与哮喘的发生有密切的关系。后天因素中最多的致病之因是六淫之邪，其次是饮食、劳倦等。本病的病位在肺、脾、肾三脏；病理是痰阻气逆和痰伤气虚；发病机理为外邪袭表和内伤之邪犯肺，累及脾、肾，进而触动伏邪。

【治疗】

1. **发作期**

发病急，持续时间久暂因人因病型而异。发作期若哮喘严重，或持续不缓解期时，应该注意邪盛伤肺而引起肺气壅盛、肺气衰竭和肺心两衰等病变。哮喘发作期的辩证可以分为寒性哮喘、热性哮喘、实行哮喘、虚性哮喘四种。

（1）寒性哮喘证

【症状】初起多有咳嗽，鼻流清涕，咽痒不适。继之急性发作，喉间哮鸣，气急喘促，痰少色白多沫，形寒无汗，口不渴，饮食乏味，睡眠欠安，大便尚调，有时溏薄，小便清短，神情紧张，面色㿠白，或面色晦滞而青，口唇暗滞，舌淡，苔薄白或厚白，脉浮紧有力。

【方一】**射干汤麻黄汤**

【来源】《金匮要略》

【组成】射干9克，麻黄9克，细辛3克，紫苑6克，款冬花6克，大枣3枚、半夏9克，五味子3克，生姜9克。

【功效】宣肺祛痰，下气止咳。

【用法】水煎服，每日一剂。

【方解】射干、麻黄开痰结，宣肺气；细辛、生姜温化寒饮；紫菀、款冬、半夏降气化痰；五味子收敛肺气；大枣安中并调和诸药。

【按语】哮吼重而持续者，加地龙、白前；气喘甚者，加紫苏子、马兜铃；咳嗽重而持续者，加杏仁、百部。

(2) 热性哮喘证

【症状】起病之初，频咳，鼻流浊涕，咽红微肿，哮喘发作比较急，喉鸣不已，声高息涌，呼气延长，气喘胸闷，痰粘色黄，身热不宁，口渴汗出，乳食减少，睡眠不实，大便干，小便黄，神烦面赤，口唇干红，舌红，苔薄黄或厚黄，脉数有力。

【方一】 定喘汤

【来源】《摄生众妙方》

【组成】白果9克，麻黄9克，半夏9克，款冬花9克，杏仁9克，桑白皮9克，苏子6克，黄芩6克，甘草3克。

【功效】宣肺定喘，清热化痰。

【用法】水煎服，每日一剂。

【方解】方中以麻黄宣肺解表平喘；白果敛肺祛痰定喘；以苏子、杏仁、半夏、款冬花降气平喘，祛痰止咳；桑白皮、黄芩清泄肺热，止咳平喘；甘草调和诸药。

【按语】症见高热者，加柴胡、黄芩；低热者，加青蒿、地骨皮；咽红肿甚者，加瓜蒌；夜卧不安者，加僵蚕、蝉蜕；大便干结者，加枳实、番泻叶。

(3) 实性哮喘证

【症状】起病急骤，哮鸣气喘频作，或持续不解，呼出为快，胸满喘憋，气怯而慌，咳嗽多重，常有阵发，痰少难咯，身不热，不恶寒，食纳不甘，夜多烦躁，大小便自调，神情不安，面色青晦，口唇淡紫，舌暗红，苔厚白或粘腻，脉沉数有力。

【方一】 小青龙加减汤

【来源】《裴沛然方》

【组成】麻黄12克，桂枝10克，细辛6克，干姜9克，甘草9克，龙胆草 9 克，黄芩 12 克，五味子 9 克，桃仁 12 克，杏仁 9 克，前胡 12 克，制半夏 15 克，紫菀 15 克，枳壳 15 克。

【功效】 降逆平喘，豁痰化瘀。

【用法】 水煎服，每日一剂。

【方解】 麻黄、桂枝发汗解表，宣肺平喘；干姜、细辛温化水饮，辛散风寒；制半夏燥湿化痰；五味子敛肺止咳；龙胆草、黄芩清热除湿；桃杏仁止咳平喘；前胡降气祛痰，宣散风热；紫菀止咳化痰；枳壳行气除痰；甘草调和药性。

【按语】 若病由食气触发，哮喘伴食滞者，加大前胡汤合保和丸；因运动过度、情绪失调等引起哮喘的，加服定喘汤；每因哮吼重或持续不解而并发他证，如肺气壅塞，胸满胁胀，气急短促者，选加桃仁、全蝎、地龙、沉香、枳实、代赭石、降香；若哮喘重笃，肺气大伤而致肺气虚衰，症见气促而弱，神萎，嗜睡，面色灰晦者，佐用救肺固脱汤，加服参附汤或生脉散，以及选用麝香、麻黄、桃仁、红花、益母草；肺气衰而不解，进而累及心脏，致使肺心两衰，症见哮吼不安，气短，心悸而弱，脉微者，选加枳实、葶苈子、万年青、五加皮、汉防己。

(4) 虚性哮喘证

【症状】 起病较缓，哮作有时，气喘无力，早晚咳嗽，痰壅喉间，动则汗出，乳食不振，夜卧不宁，大便稀溏或秘结，小便清长，神乏形虚，面色㿠白，口唇干淡，舌淡，苔少，脉沉无力。

【方一】 ①苏子降气汤合②补肺汤

【来源】 ①《太平惠民和剂局方》 ②《永类》

【组成】 紫苏子 9 克，半夏 9 克，当归 6 克，炙甘草 6 克，前胡 6 克，厚朴 6 克，肉桂 3 克，生姜 2 片、大枣 1 枚、苏叶 2 克，人参 9 克，黄芪 9 克，五味子 9 克，紫菀 9 克，熟地 15 克，桑白皮 12 克。

【功效】 止哮平喘化痰、补肺益气。

【用法】 水煎服，每日一剂。

【方解】 方中苏子降气平喘，祛痰止咳；半夏、厚朴、前胡降气平喘，宽胸祛痰；肉桂温补肾阳；当归养血润燥；生姜、苏叶宣肺散寒；大枣、甘草和中调药。人参、黄芪补益肺气；五味子收敛肺气；熟地滋肾；紫菀、桑白皮止咳平喘。

【按语】 哮鸣者，加地龙、艾叶、白果、侧柏叶；咳嗽甚者，加川贝母、百部；痰多者，加白芥子、莱菔子；汗出多者，加黄芪、太子参；乳食减少者，加佛手、石斛；夜卧不宁者，加白芍、远志；大便秘结者，加枳实、莱菔子；大便稀薄者，加白术、苍术。

2. 缓解期

此期哮喘发作休止，呈缓解状态，但其余症多有肺虚而咳、脾虚痰壅或肾虚气短等正虚余邪并存之候。

（1）脾虚咳嗽证

【症状】哮喘缓解，咳嗽以夜间较甚，有的早期咳嗽也重，自汗，形体虚弱，神情疲乏，面色㿠白，舌淡，苔薄，脉沉缓无力。

【论治】益气养肺，佐以止咳。

【方一】六君子汤加减

【来源】《妇人良方》

【组成】人参9克，白术9克，茯苓9克，半夏6克，橘皮6克，甘草6克。

【功效】补益脾肺，温化痰湿。

【用法】水煎服，每日一剂。

【方解】方中人参益气健脾；白术健脾燥湿；茯苓健脾渗湿；半夏、橘皮燥湿化痰；甘草益气并调和诸药。

【按语】久咳不愈者，加银杏、五味子；痰多者，加莱菔子；阳虚者，加干姜、附子；气阴两虚者，用生脉饮加黄精、玉竹、茯苓。

（2）脾虚痰滞证。

【症状】哮证遗留有痰滞，日久不尽，动则痰鸣漉漉，乳食减少，大便稀溏，形瘦体怠，面色㿠白，活动乏力，口唇干淡，舌淡嫩，苔少，脉沉滑无力。

【方一】理中化痰丸

【来源】《名医杂著》

【组成】人参9克，白术9克，干姜9克，炙甘草9克，茯苓12克，姜半夏12克。

【功效】健脾益气，燥湿化痰。

【用法】水煎服，每日一剂。

【方解】方中干姜温中祛寒；人参补脾益气；白术燥湿健脾；茯苓渗湿健脾；姜半夏燥湿化痰；炙甘草补脾益气。

【按语】积痰难除者，加胆南星、海浮石；食少乏力者，加石斛、石菖蒲、佛手；大便稀溏者，加诃子、山药。

(3) 肾虚气短证

【症状】哮喘痰咳之候均缓，以气短为主。常见年长儿，尤其于过度活动之后，如运动、登高、负重、大喊等，则气短更明显。日久不愈则形体渐渐虚弱，懒动少言，四肢乏力，腰膝酸软，面色㿠白，舌淡，苔白薄，脉虚无力。

【方一】①生脉地黄汤和②金水六君煎

【来源】①《医宗金鉴》②《景岳全书》

【组成】熟地黄 15 克，山萸肉 12 克，山药 12 克，人参 9 克，麦冬 9 克，当归 9 克，茯苓 9 克，陈皮 9 克，丹皮 9 克，泽泻 9 克，五味子 6 克，炙甘草 6 克。

【功效】固肾益气，祛痰滋阴。

【用法】水煎服，每日一剂。

【方解】方中人参补气生津；麦冬养阴清热生津；五味子敛肺止汗生津；熟地、山萸肉、山药、当归补脾肾阴；泽泻利湿邪浊；丹皮清泄相火；茯苓淡渗脾湿；陈皮止咳化痰；炙甘草调和诸药。

【按语】本证病程较长，每遇诱因而引发起哮喘再次发作，所以在固肾益气法中应结合诱发之因素选加药物。若因寒诱发者，加椒目、白石英；因热者，加地骨皮、知母；因咸者，加木香、吴茱萸；因甘者，加瓜蒌、紫苏叶；因酸者，加白芍；因食者，加麦芽、莱菔子；因情志者，加乌药、沉香；因劳倦者，加木蝴蝶、核桃仁。

3. 稳定期

哮喘经过发作和缓解期治疗，一般症状消失，病情稳定。此期应继续治疗，进一步扶正、补肾，揭其伏痰，提高患儿对哮喘的抵抗能力，改善机体对哮喘病的反应性。

三、肺痈

【概述】

肺痈肿是由各种病原菌所引起的肺部化脓性病变。大多数继发于金黄色葡萄球菌肺炎、各种败血症病程中，导致肺实质炎性病变，最后破溃到支气管，咳出大量脓痰。本病以发热咳嗽，咳吐脓腥臭痰，患侧胸痛为主症。如合并脓气胸则使病情加重。

　　肺脓肿属中医学肺痈范畴，病位在肺，由于邪热蕴肺，炼液成痰，邪阻肺络，血滞成瘀，痰热与瘀血郁结不散，血败化脓，肺络受损。

　　肺痈的病机演变，分以下几个阶段：风热邪毒，内侵袭肺，郁结不散，敷肺成痈，相当于初期到成脓期。邪毒蓄结，热积血瘀，血败肉腐，化为脓血，相当于溃脓期。脓疡溃破后，邪毒渐泄，病情也日趋好转，但肺脏受损，气阴耗伤，故见驱邪正虚之象，相当于恢复期。若病情迁延不愈，可发展成慢性。

【治疗】

　　清肺解毒法多用于初期，化瘀解毒法多用于溃脓期，扶正解毒法多用于后期，解毒法应用于疾病全程。

1. 风热袭肺证（初期）

【症状】恶寒发热，咳嗽痰少，患侧胸痛，呼吸受限，苔薄黄，脉浮数。

【方一】银翘散

【来源】《温病条辨》

【组成】金银花15克，连翘15克，桔梗6克，薄荷6克，牛蒡子6克，竹叶4克，荆芥穗4克，淡豆豉5克，生甘草5克。

【功效】疏风解表，清肺化痰。

【用法】水煎服，每日一剂。

【方解】方中银花、连翘辛凉透表，清热解毒；薄荷、牛蒡子散风清热利咽；荆芥穗、淡豆豉发散表邪；芦根、淡竹叶清热生津；桔梗宣肺止咳化痰；甘草合桔梗清利咽喉并能调和诸药。

【按语】在早期重用解毒药。初期恶寒发热者，加薄荷、白芷；咳嗽胸痛者，加瓜蒌、枳壳；痰稠口干者，加浙贝、玄参。

2. 肺热壅盛证（成脓期）

【症状】壮热振寒，咳嗽痰多，色黄粘稠，有腥味，咳声低沉，咳时胸痛，转侧不利，呼吸浅促，小便黄少，大便干结，舌红，苔黄，脉数有力。

【方一】千金苇茎汤

【来源】《备急千金要方》

【组成】苇茎30~60克，薏苡仁30克，冬瓜仁24克，桃仁9克。

【功效】清肺化痰，逐瘀排脓。

【用法】水煎服，每日一剂。

【方解】方中苇茎清泄肺热；薏苡仁、冬瓜仁清热化痰，利湿排脓；桃仁活血化瘀，以泄热结。

【按语】壮热不已者，加生石膏、知母；胸痛明显者，加瓜蒌、薤白；食欲不振者，加山楂、莱菔子。

3. 痈成脓溃证（溃脓期）

【症状】壮热多汗，咳吐脓血，量多腥臭，婴幼儿因咽痰而呕恶，胸痛烦满，转侧不利，气短喘促，渴喜凉饮，舌红，苔黄腻，脉洪滑数。

【方一】仙方活命饮

【来源】《校注妇人良方》

【组成】金银花 25 克，当归尾 6 克，赤芍 6 克，乳香 6 克，没药 6 克，白芷 6 克，防风 6 克，炙穿山甲 6 克，炒皂角刺 6 克，天花粉 6 克，贝母 6 克，甘草节 6 克，陈皮 9 克。

【功效】解毒散结，活血化瘀，托里排脓。

【用法】水煎服，或水酒各半煎服，每日一剂。

【方解】方中金银花清热解毒；当归尾、赤芍、乳香、没药、陈皮活血散瘀，理气化滞，消肿止痛；白芷、防风疏散风热；花粉、贝母清热散结；穿山甲、皂角刺通行经络，消肿溃坚；甘草清热解毒，调和诸药。加酒煎服，是借其活血通络以助药效。

【按语】壮热不已者，加白虎汤；痰热黄稠者，加红藤、败酱草；咯血多者，加三七粉；便秘者，加大黄。

4. 正虚邪盛证

【症状】发热减退，咳嗽渐减，脓血减少，食欲日渐好转，胸痛轻微，气短乏力，自汗盗汗，面色潮红，心烦口渴，面色不华，形体消瘦，舌红，苔薄，脉细数无力。

【方一】养阴清肺汤

【来源】《重楼玉钥》

【组成】大生地 12 克，麦冬 9 克，玄参 9 克，贝母 5 克，丹皮 5 克，炒白芍 5 克，生甘草 3 克，薄荷 3 克。

【功效】养阴清肺，解毒利咽。

【用法】水煎服，每日一剂。

【方解】方中重用大生地甘寒入肾，养阴清热；玄参养阴生津，泻火解毒；麦冬养阴清肺；丹皮清热凉血消肿；炒白芍益阴养血；贝母润肺化痰，清热散结；薄荷疏表利咽；生甘草泻火解毒，调和诸药。

【按语】舌红少苔者，加玉竹；阴虚潮热者，加青蒿、白薇、地骨皮；脾虚便溏者，加白术、山药；肺络损伤，咯血不止者，加阿胶、炒藕节、三七粉。

四、泄泻

【概述】

泄泻是儿童时期常见的消化道病证，以大便稀薄或水样次数增多为主要临床特征。

中医认为，本病多由外感六淫，内伤饮食，损伤脾胃，导致运化失常而产生。四季均可发病，以夏秋季节多见。年龄愈小发病率愈高，以3岁以下的婴幼儿居多。轻者泄泻预后良好，治疗及时常很快痊愈。迁延日久，可以形成疳积。其病理变化主要在于脾胃的失调，脾胃主运化，脾健则水湿自去，无湿则不成泻，故有"湿多成五泄"之说。脾与胃互为表里，脾主升清，胃主降浊，若脾胃功能失调，则清浊不分，而成泻泄。久泻后可由脾伤及肾，肾阳虚可出现面色㿠白，神疲肢冷，完谷不化等脾肾阳虚症候。脾虚，可以导致肝木犯脾，从而出现情绪不宁，躁动不安，恶心呕吐等肝气横逆，胃火通降等证。

【治疗】

治法则应重点把握"无湿不成泻"的基本规律。治法为"风盛兼以解表，寒盛兼以温中，滑脱宜涩，虚宜补益，有积消导，湿须淡渗，陷必升举"。

1. 伤食泻证

【症状】大便稀溏，杂有残渣和乳块，气味酸臭或如败卵，脘腹部作胀，嗳气纳呆，常伴恶心呕吐，乳幼儿的腹痛信号为便前啼哭或在睡中惊醒，苔多白腻或垢腻。

【方一】保和丸
【来源】《丹溪心法》
【组成】神曲60克，山楂180克，茯苓90克，半夏90克，陈皮30克，连翘30克，莱菔子30克。
【功效】消食导滞，和胃降逆。
【用法】水煎服，每日一剂。

【方解】方中用山楂、神曲、莱菔子消食化积，其中山楂善消肉食油腻之积并行瘀；神曲善消陈腐酒食之积且健脾；莱菔子善消谷面之积而豁痰下气，三药相须为用；半夏、陈皮行气化滞，和胃止呕；茯苓渗湿健脾，和中止泻；连翘清热散结。

【按语】伴有表寒，流清涕，唇舌淡红，苔白者，去连翘，加紫苏、生姜；食滞化热，唇舌偏红，苔黄者，加黄连、竹茹；大便秘结，呕吐频繁，里实之证明显者，加大黄、枳实。

2. 湿热泻证

【症状】泄利如注，粪色深黄，臭味异常，便次多，有日行十余次至十次者，小便短少，食欲不振，常伴有呕吐恶心，精神烦躁或萎倦，口渴不多饮，苔多白腻或黄腻，最易引起失火和伤神阴、伤阳兼证。热重于湿者，选用葛根芩连汤；湿重于热者，选用藿香正气散。

【方一】葛根芩连汤

【来源】《伤寒论》

【组成】葛根 15 克，黄芩 9 克，黄连 9 克，炙甘草 6 克。

【功效】清热利湿。

【用法】水煎服，葛根先煎，每日一剂。

【方解】方中重用葛根解表且止利；黄芩、黄连清热燥湿止利；炙甘草和中并调和诸药。

【按语】腹痛者，加白芍柔肝止痛；兼里急后重者，加木香、槟榔行气除后重；下利脓血者，加白头翁清热凉血解毒。

【方二】藿香正气散

【来源】《大平惠民和剂局方》

【组成】藿香 90 克，白芷 30 克，紫苏 30 克，大腹皮 30 克，茯苓 30 克，陈皮 60 克，厚朴 60 克，半夏曲 60 克，白术 60 克，桔梗 60 克，炙甘草 75 克，生姜、大枣（后二药煎加）。

【功效】解表化湿，理气和中。

【用法】前一味研末为散，每次 6~9 克，用生姜 9 克，大枣 3 枚水煎送服。若作汤剂水煎服，用量按原方比例酌减。

【方解】方中重用藿香，芳香化湿，解表和中，辟秽止呕，善治吐泻；半夏曲、厚朴燥湿降逆，行气消胀；紫苏、白芷解表散寒；陈皮、大腹皮理气化湿；白术、茯苓健脾运湿，和中止泻；桔梗宣肺利膈；甘草、生姜、大枣调和脾胃，调和诸药。

【按语】此证必须严格区分湿热之偏盛，若热重于湿者，治宜苦寒清肠，佐以分利湿邪；湿重于热者，治宜芳香利湿，重在分利水湿。烦躁作呕者，酌用红灵丹、玉枢丹；伴有高热，烦躁引饮，舌红，苔老黄者，加生石膏、寒水石；胸闷泛恶，嗳气不畅者，加郁金、半夏，也可用辟瘟丹或多次给服纯阳正气丸，辟秽和中；兼暑秽郁表，身热无汗者，加香薷、大豆黄卷、薄荷。

3. 脾虚泻证

【症状】病程较长，常有反复腹泻发作史。大便多溏薄，食后即泻，多吃多泻，若进不消化或生冷油腻食物，则泻次明显增多，常伴有食欲不振，面色萎黄，精神萎靡，睡时出汗及露睛，或泻下色青，腹痛多啼，睡中惊叫等症，舌淡红，苔薄白或花剥。

【方一】 七味白术散

【来源】《小儿药证直决》

【组成】人参 8.5 克，白术 15 克，茯苓 15 克，藿香叶 15 克，葛根 15 克，木香 6 克，甘草 3 克。

【功效】健脾止泻。

【用法】上药为末，每次 9 克，水煎。

【方解】方中人参甘草益气，健脾养胃；白术健脾燥湿，加强益气助运之力；白茯苓健脾渗湿；木香、藿香芳香行气化湿；葛根升阳止泻，并能升津止渴；甘草益气并调和诸药。

【按语】纳差者，加麦芽、谷芽；渴甚者，重用葛根，加山药

【方二】 益黄散

【来源】《小儿药证直决》

【组成】陈皮 30 克，丁香 6 克，炮诃子 15 克，青皮 15 克，炙甘草 15 克。

【功效】温中理气，健脾止泻。

【用法】上药为末，三岁儿服 4.5 克，用水 80 毫升，煎至 24 毫升，空腹时服。

【方解】丁香温中降逆，散寒之痛；诃子涩肠止泻，敛肺止咳；陈皮理气健脾；青皮疏肝理气，消积化滞；炙甘草调和诸药。

【按语】此病不在邪多而在正虚，所以有"健脾不在补贵在运"之说。脾虚肝旺，惊泻者，治以平肝补脾，镇惊安神。泄泻反复发作，大便色淡黄，或伴有腹痛者，加炮姜；脾虚久泻者，加白芍、炙甘草；久泻脱肛，

中气下陷者，加黄芪、升麻；脾虚及肾，肾阳亏虚者，加煨益智、补骨脂或加减四神丸。

五、遗尿

【概述】

遗尿是指 3 岁以上的小儿不能自主控制排尿，经常睡中小便自遗，醒后方觉的一种病证。

年龄超过 3 岁，特别是 5 岁以上的儿童，睡中经常遗尿，轻者数日一次，重者可一夜数次，则为病态，方称遗尿症。本病发病男孩高于女孩，部分有明显的家族史。

遗尿是由于膀胱不能约束所致。《诸病源候论》云："遗尿者，此由膀胱虚冷，不能约于水故也。"现代医学通过 X 线诊断，发现某些顽固性遗尿的患儿与隐性脊柱裂有关，这类患儿治疗困难。

本病治疗，虚证以温肾固涩，健脾补肺为主；实证以泻肝清热利湿为主，配合针灸、激光、外治等法治疗。

【治疗】

1. 肾气不固证

【症状】睡中经常遗尿，甚者一夜数次，尿清而长，醒后方觉，神疲乏力，面白肢冷，腰腿酸软，智力较差，舌质淡，苔薄白，脉沉细无力。

【方一】菟丝子散加减

【来源】《医宗必读》

【组成】菟丝子 12 克，肉苁蓉 9 克，附子 1 克，五味子 9 克，牡蛎 9 克，鸡内金 9 克。

【功效】温补肾阳，固涩小便。

【用法】水煎服，每日一剂。

【方解】菟丝子、肉苁蓉、附子温补肾阳，五味子、牡蛎益肾固涩缩小便，鸡内金消食助运以利发挥温肾固涩止遗之效。可合缩泉丸协同发挥其效。

【按语】神疲乏力，纳差便溏，加党参、白术、茯苓、山楂益气健脾和中助运；智力较差者，加人参、菖蒲、远志补心气，开心窍。

2. 脾肺气虚证

【症状】 睡中遗尿，少气懒言，神倦乏力，面色少华，常自汗出，食欲不振，大便溏薄，舌淡，苔薄，脉细少力。

【方一】 补中益气汤合缩泉丸加减

【来源】 《脾胃论》

【组成】 黄芪9克，党参9克，白术9克，炙甘草6克，升麻6克，柴胡9克，当归6克，陈皮6克，益智仁9克，山药9克，乌药1克。

【功效】 益气健脾，培元固涩。

【用法】 水煎服，每日一剂。

【方解】 黄芪、党参、白术、炙甘草益气健脾、培土生金，升麻、柴胡升举清阳之气，当归配黄芪调补气血，陈皮理气调中，益智仁、山药、乌药温肾健脾固涩。

【按语】 常自汗出，加煅牡蛎、五味子潜阳敛阴止汗；食欲不振，便溏，加砂仁、焦神曲运脾开胃，消食止泻；痰盛身肥，加苍术、山楂、半夏燥湿化痰；困寐不醒，加石菖蒲、麻黄醒神开窍。

3. 肝经湿热证

【症状】 睡中遗尿，尿黄量少，尿味臊臭，性情急躁易怒，或夜间梦语磨牙，舌红，苔黄或黄腻，脉弦数。

【方一】 龙胆泻肝汤加减

【来源】 《医宗金鉴》

【组成】 龙胆草9克，黄芩9克，栀子6克，泽泻9克，木通3克，车前子9克，当归9克，生地9克。

【功效】 泻肝清热利湿。

【用法】 水煎服，每日一剂。

【方解】 龙胆草、黄芩、栀子清泻肝火，泽泻、木通、车前子清利膀胱湿热。当归、生地养血滋阴，配柴胡疏调肝气以柔肝。甘草调和诸药。

【按语】 夜寐不宁加黄连、竹叶、连翘清心除烦；尿味臊臭重，舌苔黄腻，加黄柏、滑石清利湿热。若痰湿内蕴，困寐不醒者，加胆星、半夏、菖蒲、远志清化痰湿，开窍醒神。若久病不愈，身体消瘦，舌红苔少，脉细数，虽有郁热但肾阴已伤者，可用知柏地黄丸，滋肾阴，清虚火。

【方二】 沈氏固泉丸

【来源】 《杂病源流犀烛》

【组成】 益智仁9克，茯苓9克，白术9克，白蔹9克，栀子6克，白芍 9 克。

【功效】清肝泄热，固涩止遗。

【用法】水煎服，每日一剂。

【方解】方中白芍柔肝舒肝；黑山栀清热泻火；白术调中健脾；白菝、益智仁固涩小便。

【按语】舌苔黄腻者，加黄柏、滑石清热利湿。久病不愈，肾阴耗损，舌质红者，可加知柏地黄丸滋阴降火。苔少或舌苔花剥者，加石斛、山药养阴生津。

六、细菌性痢疾

【概述】

细菌性痢疾（简称菌痢）是一种常见的肠道传染病，以发热，大便次数增多，夹杂黏液脓血，腹痛，里急后重为主症。本病全年都有发生，但常于夏秋季节流行。菌痢是由于痢疾杆菌通过粪→口感染所致。

中医学认为，本病病因为外感时邪疫毒、内伤饮食、生冷不洁等，病位主要在肠胃。病机是邪毒积滞肠胃，气机壅阻，凝滞津液，蒸腐气血。症状有发热，大便次数增多，夹杂黏液脓血，腹痛，里急后重等症状。中毒性菌痢常为发病即有高热呕吐，神昏抽搐，而无下痢。急性菌痢发病骤急，慢性则反复发作，迁延不愈。大便黏液脓血样，镜检有大量的红细胞、白细胞、脓细胞，如发现巨嗜细胞更有助于诊断。大便细菌培养痢疾杆菌阳性则可确诊。

【治疗】

1. 疫毒痢

【症状】突起高热，腹痛下痢，口渴呕吐，烦躁谵妄，反复惊厥、神志昏迷，继而面色苍白，肢厥冷汗，呼吸不匀。或初起即有高热惊厥，而无大便脓血，应作肛拭或灌肠，可发现大便脓血，舌红，苔黄腻，脉由滑数转微弱。

【方一】黄连解毒汤合白头翁汤

【来源】《外台秘要》

【组成】黄连 5 克，黄芩 8 克，黄柏 6 克，秦皮 10 克，赤芍 6 克，银花 10 克，丹皮 6 克，白头翁 12 克，菖蒲 5 克，钩藤 10 克，山栀 5 克。

【功效】泻火解毒凉血，开窍熄风。

【用法】水煎服，每日一剂。

【方解】黄连、黄芩、黄柏、山枝、银花泻一切火热而解毒；秦皮、白头翁、丹皮、赤芍清热解毒、凉血止痢；菖蒲、钩藤开窍熄风。

【按语】如见突然面色苍白、青灰，四肢发凉，血压下降，脉微欲绝，并见高热，抽搐，昏迷，呼吸不匀，为内闭外脱，可用独参汤或生脉散（人参、麦冬、五味子）或参附汤，调服安宫牛黄丸，待病有转机后，用上法治疗。

2. 湿热痢

【症状】发热，下痢赤白黏冻或脓血，初起或为水泻，一二日后再便下赤白，里急后重，肛门灼热或坠而不爽，舌苔黄腻，脉滑数。

【方一】葛根芩连汤加减

【来源】《伤寒论》

【组成】葛根10克，黄芩10克，黄连10克，大黄3克，甘草6克。

【功效】清热利湿，行气解毒。

【用法】水煎服，每日一剂。

【方解】葛根、黄芩、黄连、甘草解表清里；大黄清热解毒，泻热；甘草调和诸药。

【按语】若热痢兼表，加金银花、连翘、竹叶以清解透达。脓血多加地榆10克、桃仁8克、赤芍8克、丹皮8克；腹痛甚，加积实10克、元胡8克。

【方二】白头翁汤

【来源】《伤寒论》

【组成】白头翁10克，黄连10克，黄柏8克，秦皮10克，木香10克，槟榔6克。

【功效】清肠止痢。

【用法】水煎服，每日一剂。

【方解】白头翁、黄柏、秦皮清热解毒，凉血止痢；加木香、槟榔行气以除后重。

【按语】热痢若里热壅盛，扰动营血，壮热，躁扰谵妄，腹痛拒按，血痢者，加赤芍、地榆、水牛角、大黄、枳实等内清外泄。

3. 寒湿痢

【症状】痢下多白，清稀而腥，或纯下白冻，次数较多，饮食不振，肛门后坠，苔白腻，脉沉缓。

【方一】 理中汤合真人养脏汤

【来源】 《伤寒论》

【组成】 党参 10 克，白术 8 克，干姜 3 克，甘草 5 克，木香 5 克，（后下）诃子 10 克，当归 6 克，肉桂 3 克，豆蔻 5 克，白芍 10 克，五味子 3 克，炙甘草 5 克。

【功效】 温中散寒，化湿止痢。

【用法】 水煎服，每日一剂。

【方解】 以上真人养脏汤补虚温中，涩肠固脱，治泻痢日久，脾肾虚寒；配合参、术、姜、草组成的理中汤温中祛寒，补气健脾，则效果尤佳。

【按语】 风寒外束者，应予外散风寒、内化寒湿，上方去党参，加荆芥、防风、羌活、紫苏；风寒表证较重者，用荆防败毒散或藿香正气散；若伴夹积滞者，加莱菔子、神曲、槟榔、枳壳、山楂，或用治痢保和丸；内有冷积，面色青灰，腹痛绵绵不绝，脓血滞下不爽，里急，甚或肢冷，苔白腻，脉沉弦者，用大黄附子汤温通导下；寒逆呕吐较剧者，加半夏、丁香、吴茱萸；寒气内盛者，用桂附理中汤；脾气下陷，脱肛者加黄芪、升麻、煨诃子。

4. 久痢

【症状】 下痢迁延日久，午后低热如潮，下痢赤白黏稠，里急后重，腹中热痛绵绵，心烦口干，手足心热，形体消瘦，小便短黄，舌干红或干绛，苔少，脉细数；或者下痢日久，便多黏液白沫，甚则滑泄不止，腹痛绵绵不绝，喜温喜按，面色苍白，倦怠少食，四肢不温，舌淡，苔白滑，脉沉细而迟。

【方一】 加减黄连阿胶汤

【来源】 《伤寒论》

【组成】 黄连 10 克，乌梅 8 克，阿胶 8 克，黄芩 10 克，当归 9 克，干姜 3 克，芍药 9 克。

【功效】 养阴清热，和血止痢。

【用法】 水煎服，每日一剂。

【方解】 黄连、黄芩清热解毒，止痢；乌梅味酸敛肠收涩；当归养血和血；芍药缓急止痛，干姜温中。

【按语】 酌加诸如乌梅、白芍、石榴皮等酸味药，酸可收可敛，既可和血化阴，又可止痢。黄连、苦参、马齿苋等清热祛湿的药物，仍可应用。

痢久胃气已伤者，加山药、陈皮、扁豆、莲子、山楂。若阴虚血痢疾日久，用地榆丸。

【方二】　真人养脏汤

【来源】《太平惠民和剂局方》

【组成】白芍9克，当归9克，人参9克，白术10克，肉豆蔻6克，肉桂1克，木香8克，诃子皮10克，甘草6克。

【功效】温补脾胃，散寒止痢。

【用法】水煎服，每日一剂。

【方解】本方中罂粟壳涩肠止泻；肉豆蔻、诃子暖脾温中，涩肠止泻；人参、白术益气健脾；当归、白芍养血和血；肉桂温补脾肾；木香理气醒脾；炙甘草调和诸药。

【按语】虚寒下痢一般轻者多属脾虚，以理中汤治之；重者属肾虚，投以四逆、桂、附、干姜皆为必用之品。阳虚气不化水，出现浮肿者，加黄芪、茯苓、大腹皮、泽泻、薏苡仁；滑痢日久，脱肛者，加升麻、黄芪、煨诃子、赤石脂。久痢虚弱，此时用药，注意养阴和血，酸甘合用；也要注意排毒止痢，余毒未尽常贻害匪浅；同时也可避免苦寒滋腻之弊。

5. 休息痢

【症状】下痢日久，面色萎黄，消瘦，纳差，乏力，下痢时便中夹黏液而少脓血，或有脱肛，舌质淡胖，苔白或腻，脉濡，指纹淡。

【方一】　香砂六君子汤合香连丸

【来源】《时方歌括》

【组成】党参10克，白术10克，云苓10克，甘草5克，木香5克，（后下）砂仁5克，煨葛根12克，黄连5克，枳实6克，马齿苋12克，乌梅10克。

【功效】健脾和胃祛湿。

【用法】水煎服，每日一剂。

【方解】香砂六君子汤健脾和胃；加煨葛根、黄连、枳实、马齿苋、乌梅清热祛湿，涩肠止痢。脱肛者用补中益气汤加赤石脂15克。

【按语】若在发作时，则应根据寒热的偏重辨证用药，可参照湿热、寒湿证治疗。

七、百日咳

【概述】

百日咳是由百日咳嗜血杆菌引起的急性呼吸道传染病，以阵发性痉挛性咳嗽和痉咳末吸气时伴有特殊的鸡鸣样吼声为特征。本病一般呈散发性发病，冬春为多。5 岁以下婴儿最易感染。病经空气飞沫传播，故在儿童集体机构中易发生流行。病后可获得持久免疫力。

中医学认为本病主要由内蕴伏痰，外感时疫所致。治疗以宣肺理气，化痰降逆为主。主要病机为痰气交阻，肺气上逆，故其治法重在化痰清火、泻肺降逆。初咳期以辛温散寒宣肺、疏风清热宣肺为治法；痉咳期以化痰降气、泻肺清热为治法；恢复期以养阴润肺、益气健脾为治法。本病主证虽呛咳不已，但不可妄用止涩之药，以防留邪为患。痉咳期不可早用滋阴润肺之品，以防痰火不清，病程迁延难愈。

【治疗】

1. 初咳期

（1）风寒郁肺证

【症状】 恶寒发热，或寒热不显，喷嚏流清涕，咳嗽声浊，日渐增剧，面苍唇淡，苔薄白或白滑，脉浮，指纹淡滞。

【方一】杏苏散

【来源】《温病条辨》

【组成】 杏仁 6 克，紫苏 9 克，枳壳 6 克，桔梗 9 克，前胡 9 克，橘红 9 克，半夏 9 克，百部 10 克，甘草 6 克。

【功效】 疏风散寒、宣肺化痰。

【用法】 水煎服，每日一剂。

【方解】 本方中杏仁宣肺止咳；苏叶散表邪；桔梗、枳壳、前胡宣降肺气，祛痰止咳。法夏、云苓、陈皮、甘草燥湿化痰，止咳；大枣、生姜调和营卫。

【按语】 风寒郁表较重，恶寒无汗而发热较高者，加荆芥、防风、麻黄；痰阻较著，咳频而痰阻难出，或伴气促者，加麻黄、瓜蒌、胆南星，或用百部丸加减，或华盖散加百部；唇红心烦，苔黄口干者，加黄芩、知母、青黛、胆南星。

【方二】三拗汤加味

【来源】《太平惠民和剂局方》

【组成】麻黄 10 克，杏仁 9 克，甘草 6 克。

【功效】疏风祛邪，宣肺止咳。

【用法】水煎服，每日一剂。

【方解】麻黄辛温解表，宣肺止咳，杏仁降气化痰止咳，甘草佐麻黄，以辛甘助发散肺卫之邪。

【按语】偏风寒者，加苏叶、百部、陈皮辛温发散，理气化痰；痰多色白者，加半夏、胆星、枳壳燥湿化痰，理气止咳；偏风热者，加桑叶、黄芩、生石膏清热宣肺，化痰止咳；痰黄而粘稠者，加葶苈子、鲜竹沥、黛蛤散清化痰热。

（2）风热郁肺证

【症状】发热咳嗽，咳声亢扬，逐日加重，鼻流浊涕，面或红，唇多赤，舌尖红，苔薄黄或黄腻，脉浮数，指浮紫。

【方一】桑菊饮

【来源】《伤寒论》

【组成】桑叶 12 克，菊花 10 克，桔梗 9 克，杏仁 6 克，芦根 9 克，连翘 12 克，薄荷 3 克，瓜蒌皮 6 克，冬瓜仁 9 克，甘草 6 克。

【功效】清宣肺卫。

【用法】水煎服，每日一剂。

【方解】本方的桑叶、菊花清透肺络，散上焦风热；薄荷疏散风热，杏仁、桔梗肃肺止咳；连翘清热透邪；芦苇根生津止渴；甘草调和诸药。

【按语】火燥甚者，加玄参、生地、丹皮；肺热甚，痰粘稠，加瓜蒌、川贝、黄芩；咽喉疼痛，加马勃、牛蒡子、玄参；如果风热上扰头目，致使目赤痛，则加入白蒺藜、夏枯草、决明子。

【方二】清宁散加减

【来源】《直指小儿方》

【组成】金银花 12 克，连翘 9 克，桔梗 9 克，芦根 9 克，牛蒡子 12 克，薄荷 3 克，桑白皮 6 克，黄芩 9 克，车前子 6 克，甘草 6 克，百部 9 克，蝉蜕 6 克。

【功效】化痰降逆，止咳。

【用法】水煎服，每日一剂。

【方解】本方中黄芩、川连清泄上焦热毒；连翘、薄荷、牛蒡子疏散风热，发散郁火，散积滞；桔梗、百部、甘草，清热解毒利咽喉；车前子清热利湿。

【按语】同时应注意早期解毒，还要重视疏利气机。

2. 痉咳期

（1）痰热阻肺证

【症状】痉咳不已，痰稠难出，咳必作呕。涕泪交流，面赤唇红、目睛出血，或鼻齿衄血，或痰中带血，心烦不眠，口渴尿黄，舌系带溃烂红肿，舌红，苔黄而腻，脉滑数，指纹紫滞。

【方一】桑白皮汤合清宁散、千金苇茎汤

【来源】《景岳全书》

【组成】桑白皮 12 克，黄芩 9 克，浙贝母 9 克，苏子 9 克，葶苈子 9 克，车前子 9 克，芦根 6 克，冬瓜仁 9 克，桃仁 9 克，杏仁 6 克，黄连 9 克，栀子 9 克，甘草 6 克。

【功效】清化痰热，泻肺降逆。

【用法】水煎服，每日一剂，宜守方 5~7 剂以上。

【方解】桑白皮、黄芩、黄连、栀子清泄肺热；鱼腥草、公英、双花、连翘清热解毒，化痰排脓；杏仁、贝母、半夏、苏子化痰利气，止咳；桃仁、冬瓜仁活血祛瘀排脓。

【按语】热邪伤络，佐以凉血止血；胃火上逆，则配合清胃降逆；肝郁化火，宜清肝解郁。咳频而内热不甚者，去黄连、栀子，加百部、瓜蒌皮；痰稠难出者，加青黛、海蛤粉、海浮石；咳嗽痉挛严重者，加白僵蚕、地龙、蝉蜕，甚则加蜈蚣、全蝎；面目浮肿较著者，加薏苡仁、川木通、赤茯苓；咳逆呕吐较剧者，如旋覆花、代赭石，甚者加牵牛子、大黄；目赤流泪，两胁胀痛者，用丹栀逍遥散或龙胆泻肝汤加减，适加化痰清肺之品；阴津不足者，加天冬、麦冬、知母。

本证如痰热较重，还可造成痰热内陷，发生痰热闭肺、热陷厥阴的变证。

（2）痰饮阻肺证

【症状】痉咳不如痰热证剧烈而稍缓，痰液较稀薄，面色苍白，目胞浮肿，大便溏薄，舌淡，苔白滑或白腻，脉滑，指纹青紫而隐。

【方一】小青龙汤合止嗽散加减

【组成】麻黄 9 克，杏仁 9 克，细辛 1.5 克，半夏 3 克，苏子 6 克，白芥子 6 克，桂枝 6 克，白芍 8 克，白前 6 克，百部 9 克，陈皮 6 克，甘草 6 克。

【功效】温肺化痰，理气降逆。

【用法】水煎服，每日一剂。

【方解】方中麻黄发汗解表、宣肺行水为主药。桂枝助麻黄解表，又能温化阳气，助麻黄行水为辅药。芍药配桂枝以调和营卫。干姜、细辛温脾肺之寒，使脾散精，上归于肺，肺能通调水道，下输膀胱，故水液能在体内正常运行，以杜其生痰之源；半夏燥温化痰，治已成之水饮；甘草调合诸药，以缓和麻、桂、姜辛温刚烈之性。诸药合用，共奏解表涤痰、止咳平喘之功。

【按语】痉咳较频者、加白僵蚕、地龙、乌梢蛇等；四肢不温者，加附子、干姜；脾虚较甚者，加黄芪、党参、白术、款冬花，无论痰热或痰浊或寒热夹杂证都可选用。

3. 恢复期

（1）肺阴不足证

【症状】痉咳缓解，仍有干咳无痰。或痰少而稠，咳声嘶哑，面唇潮红，皮肤干燥，神烦盗汗，睡卧欠安，口干，舌红绛，苔少而干，脉细数，指纹细紫。

【方一】沙参麦冬汤加减

【来源】《温病条辨》

【组成】沙参 10 克，麦冬 10 克，天冬 9 克，桑叶 9 克，枇杷叶 9 克，知母 6 克，地骨皮 6 克，甘草 6 克，百部 6 克。

【功效】养阴润肺，清化痰热。

【用法】水煎服，每日一剂。

【方解】方以沙参、麦冬清养肺胃之阴，玉竹、花粉生津润燥，佐以桑叶轻宣燥热，为其配伍特点；枇杷叶滋阴润燥。

【按语】口干明显者，加天花粉；声嘶者，加木蝴蝶、玄参，桔梗；呛咳较剧者，加款冬花、乌梅；胃纳不佳者，加扁豆，生谷芽、生麦芽、生山楂。

（2）脾肺气虚证

【症状】咳声无力，少痰或痰液稀薄。面白气弱，神疲自汗，手足欠温，食少腹胀，大便溏薄，舌淡，苔薄而润，脉细弱，指纹细淡。

【方一】六君子汤加味

【来源】《校注妇人良方》

【组成】党参 9 克，白术 10 克，茯苓 9 克，炙甘草 6 克，陈皮 6 克，半夏 6 克，百部 9 克，款冬花 9 克。

【功效】健脾益气，温肺化痰。

【用法】水煎服，每日一剂。

【方解】本方能疏理中焦气机。以四君子汤益气健脾；二陈汤理气化痰，降逆和胃；加砂仁、木香理气降逆。中气健运，气顺痰除，诸证自愈。适用于治疗气虚痰饮、或饮食内停、或寒邪入侵中焦之证。

【按语】自汗多者，加黄芪、浮小麦、牡蛎；不思饮食者，加砂仁、神曲、鸡内金。

【方二】人参五味子汤

【来源】《幼幼集成》

【组成】党参9克，茯苓9克，白术12克，甘草6克，生姜3片、红枣6枚、五味子6克，麦冬6克。

【功效】养阴润肺，益气健脾。

【用法】水煎服，每日一剂。

【方解】党参、茯苓、白术、甘草、生姜、红枣补中益气，健脾养胃；五味子收敛肺气，纳气益肾；麦冬甘润养肺。

【按语】咳嗽痰多者，力口川贝母、款冬花、紫菀化痰止咳；不思饮食者，加砂仁、神曲、鸡内金助运开胃。

八、麻疹

【概述】

麻疹是由外感麻毒时邪引起的一种出疹性呼吸道传染病。以发热，咳嗽，流涕，眼泪汪汪，口腔两颊黏膜出现麻疹黏膜斑。全身布发红色斑丘疹，疹退后有色素沉着等为特征。本病一年四季可发病，但好发于冬春季节，传染性强，常引起流行。

麻疹调护适当，大多出疹顺利按期收没，预后良好；若素体虚弱，患病时气候、居住环境不良及调养不佳，复感外邪郁遏，都可导致疹出不利，麻毒内陷，则易引起并发症。

【治疗】

1. 顺证

（1）疹前期

【症状】发热咳嗽，微恶寒，喷嚏流涕，眼泪汪汪，眼睑红赤，倦怠思睡，胃纳欠佳，甚则便溏，小便短黄，苔薄白或微黄，脉浮数。

【方一】　宣毒发表汤加减

【来源】《医宗金鉴》

【组成】升麻6克，葛根9克，连翘12克，前胡9克，牛蒡子6克，桔梗6克，防风12克，荆芥9克，薄荷6克，竹叶9克，甘草6克。

【功效】辛味透疹，助邪外出。

【用法】水煎服，每日一剂。

【方解】本方由升麻葛根汤去芍药加味而成。方中荆、防、牛、薄，解肌清热，助升麻、葛根透疹除热；枳、桔、杏、前，理肺祛痰，畅肺气止咳；连翘清泄上焦之热，木通导热下行，竹叶清热除烦，甘草解毒和中。减去芍药是恐凉血敛阴而碍透疹。

【按语】若因正气虚弱，调护失宜，或风寒暑湿外束等，使麻疹不能如期透发，则宜随证配合扶正、疏风、祛寒、化湿等法治疗。咽痛明显者，加射干、马勃；气候寒冷，风寒束表，症见恶寒无汗咳喘者，加麻黄、紫苏、细辛；若春夏阴雨连绵，症见发热不扬，胸闷，肢体倦怠，恶心呕吐，苔黄或白腻者，加藿香、佩兰、石菖蒲；素体阴虚，无发汗之源，加玄参、生地黄、天花粉；若平素体虚无力透疹外达，症见面色苍白，舌淡，加人参、黄芪。

（2）出疹期

【症状】发热持续，起伏如潮，疹点按序而出，疹色红活，触之碍手，疹至手心足底即为出齐，口渴引饮，目赤眵多，咳嗽加剧，精神疲软，羞明流泪，小便短赤，舌红，苔黄，脉数。

【方一】　清解透表汤加减

【来源】《中医儿科学》

【组成】金银花12克，连翘9克，桑叶9克，菊花12克，升麻9克，葛根6克，牛蒡子9克，西河柳9克，紫草9克，大青叶9克。

【功效】清热透疹，佐以解毒。

【用法】水煎服，每日一剂。

【方解】升麻解肌透疹而解毒，葛根解肌透疹并生津；金银花、连翘、桑叶、菊花清凉解毒，西河柳、葛根、蝉蜕、牛蒡子发表透疹，升麻清胃解毒透疹。

【按语】此期疹点已发，邪在气分，根据"麻喜清凉""热者清之"的原则，侧重于清热解毒，佐以透疹点刚出，不能过用苦寒，以免遏邪。若热毒较重，疹点红赤紫暗，融合成片者，加生地黄、丹皮、生石膏（先煎）、青黛；咳嗽剧烈，影响休息睡眠，加桑白皮、桔梗、杏仁；壮热甚，面赤烦躁者，加生石膏（先煎）、青黛、知母；齿衄、鼻衄者，加藕节炭、白茅根、地黄、丹皮；疹出不畅，或出而突隐，疹色不艳，或稀疏不匀，为风寒、暑湿外遏，或体虚无力托毒透疹者，可参照疹前期用药方法；若疹已出齐，口干唇干少津者，去升麻、葛根、蝉蜕、西河柳，加鲜石斛、沙参、玉竹。

（3）疹回期

【症状】疹点出齐、热势渐退、干咳少痰，声音稍哑，食欲增加，精神好转，疹点依次收没，皮肤糠麸样脱屑，留有棕褐色素沉着，口干，小便短黄，舌红少津，苔薄或无苔或少苔，脉细数。

【方一】沙参麦冬汤加减

【来源】《温病条辨》

【组成】北沙参9克，麦冬9克，天花粉4.5克，玉竹6克，扁豆4.5克，桑叶4.5克，甘草3克。

【功效】滋阴降火。

【用法】水煎服，每日一剂。

【方解】沙参、麦冬、天花粉、玉竹滋养肺胃津液为主，扁豆、甘草清养胃气，桑叶清透余热。

【按语】本期虚多邪少，重在养阴。阴虚火旺，灼伤血络，则佐以滋阴降火、凉血止血；气阴两亏者兼以益气。纳谷不馨者，加生谷芽、生麦芽、生山楂；大便干结者，加全瓜蒌、火麻仁；余热不清，热未退尽者，加地骨皮、银柴胡、连翘；胃阴不足，口渴欲饮者，加鲜石斛；干咳少痰者，加川贝母、冬瓜仁；咽喉疼痛者，加玄参、马勃；大便稀溏者，加山药；阴虚火旺致鼻衄，齿衄，咳血者，加知母、丹皮、白茅根或藕节、白芨；气阴两虚者，合生脉散；若余热扰胃，和降失利而虚烦干呕者，用竹叶石膏汤加柿蒂、黄连。

2. 逆证

（1）麻毒闭肺

【症状】高热不退，咳嗽加剧，呼吸喘促，鼻翼煽动，疹出不多或不透，或疹见早回，或密集紫暗，烦躁不安，口渴，大便秘结，小便短赤，舌红而干，苔黄，脉数。

【方一】麻杏甘石汤加味

【来源】《伤寒论》

【组成】麻黄9克，杏仁9克，生石膏9克，甘草6克，桑白皮9克，鱼腥草9克，黄芩9克。

【功效】宣肺开闭，清热解毒。

【用法】水煎服，每日一剂。

【方解】麻黄宣肺平喘，石膏清泄肺胃之热以生津，二药相互为用，既能宣肺，又能泄热。杏仁协助麻黄以止咳平喘，甘草与化痰止咳药配伍有润肺止咳作用。

【按语】若伴风寒郁表，佐以宣肺解表；热闭，则重在清热泻肺；热陷心肝，则急以清心凉肝；心阳虚脱则回阳救逆。喘甚者，加葶苈子、苏子；痰多者鲜竹沥、天竺黄、浙贝母、胆南星；麻疹出不透者，加葛根、升麻、白僵蚕；寒束表者，加紫苏、羌活；高热气粗，大便秘结，腹胀者，加大黄、枳实，或用宣白承气汤加减；疹色紫暗，口唇发绀，四肢欠温者，加当归、赤芍、红花、紫草；若素体虚弱，正气不支，疹毒内闭于肺，则重用人参、黄芪，辅以清热透疹药物；热陷心肝，昏谵抽搐者，加羚羊角、钩藤、石菖蒲、郁金，或合用紫雪丹、安宫牛黄丸；心阳虚脱，急宜温补心阳，加用独参汤或参附龙牡救逆汤；气阴两亏者则用生脉散。

（2）麻毒攻喉

【症状】咽喉肿痛或溃烂，吞咽不利。声音嘶哑，呼吸急促，咳嗽声重，状如犬吠，喉间痰鸣，甚则张口抬肩，口唇发绀，胸胁凹陷，烦躁不安，舌红苔黄而干，脉数，重则喉头壅塞，汗多脉弱。

【方一】清咽下痰汤加减

【组成】金银花12克，薄荷6克，甘草6克，桔梗12克，牛蒡子9克，川贝母9克，板蓝根12克，葶苈子9克，射干9克，全瓜蒌3克。

【功效】清热解毒，利咽消肿。

【用法】水煎服，每日一剂。

【方解】玄参、射干、甘草、桔梗、牛蒡子清宣肺气而利咽喉，银花、板蓝根清热解毒，葶苈子泻痰行水、清利咽喉，全瓜蒌、浙贝母化痰散结，马兜铃清肺降气，荆芥疏邪透疹。

【按语】大便秘结腹胀者，加生大黄、玄明粉（兑服）。另服六神丸，加强清热解毒、利咽消肿之功。喉头壅塞，呼吸困难，病情危重时应采取多种疗法积极抢救，必要时作气管切开。

（3）邪陷心肝

【症状】高热不退，烦躁谵语，疹点紫暗，密集成片，甚则神昏抽搐，牙关紧闭，喉间痰鸣，舌红绛，苔黄，脉急数。

【方一】 羚角钩藤汤合牛黄清心丸加减

【组成】 羚羊角3克，钩藤9克，桑叶9克，菊花12克，川贝母9克，竹茹9克，郁金3克，黄连9克，栀子9克，朱砂2克，茯神9克。

【功效】 平肝熄风，清营解毒。

【用法】 水煎服，每日一剂。

【方解】 羚羊角粉（另调服）、钩藤、桑叶、菊花凉肝熄风，茯神安神定志、竹茹、浙贝母化痰清心，鲜生地、白芍、甘草柔肝养筋。痰涎壅盛者，加石菖蒲、陈胆星、矾水郁金、鲜竹沥清热化痰开窍；大便干结者，加大黄、芒硝清热通腑；高热、神昏、抽搐者，可选用紫雪丹、安宫牛黄丸以清心开窍，镇惊熄风。

【按语】 高热，昏迷较深者，合用紫雪丹或安宫牛黄丸清心开窍；痰涎壅盛，喉间痰鸣者，加石菖蒲、天竺黄、胆南星；若出现内闭外脱，症见高热、神昏、惊厥、面青、肢厥、脉微欲绝者，急宜开闭固脱，用参附汤吞服至宝丹，或用参附龙牡救逆汤。

（4）协热下利

【症状】 大便稀黄，或脓血秽臭，日行数次，甚则几十次，里急后重，发热、腹痛作坠、口渴烦躁、肛周鲜红、尿少红赤、皮肤干燥、疹点隐没，颜色紫暗，舌红或绛，苔黄厚干或夹腻，脉数。

【方一】 葛根芩连汤加味

【来源】 《伤寒论》

【组成】 葛根9克，黄芩9克，黄芪12克，甘草6克，白芍9克，连翘9克，马齿苋9克，石榴皮10克。

【功效】 清肠解毒，化湿止泻。

【用法】 水煎服，每日一剂。

【方解】 方中重用葛根甘辛而平，既能解表退热，又能升发脾胃清阳之气而止下利，为君药。臣以黄芩、黄连清热燥湿，厚肠止利。使以甘草甘缓和中，协调诸药。四药合用，共成解表清里之剂。原方先煮葛根，后纳诸药，则解肌之力优而清里之力锐，使表解里和，身热下利自愈。连翘、马齿苋、石榴皮清热解毒。

【按语】 由于热毒为患，应因势利导，切忌早用止泻药，以免留邪。热毒重则清热解毒为主；湿热并重则清利湿热；热伤血络，大便下血，宜清热凉血。若疹未出齐还应注意透疹，疹已出齐注意养阴大便脓血，赤多白少者，合白头翁汤，或黄芩芍药汤合香连丸；大便下血者加生地黄、赤芍、丹皮、地愉、槐花；腹痛作坠，里急后重者，加木香、枳壳、槟榔；腹胀纳少者，加山楂、神曲、莱菔子；疹隐不透者，加升麻、防风、金银花、紫草；恢复期下利，低热不退者，加沙参、青黛、银柴胡；素有脾虚泄泻，复感麻毒而发者，加白术、茯苓；素体阳虚，泻下稀水清冷者，加干姜；泄泻为湿偏重者，加薏苡仁、车前子；下利日久不愈者，加乌梅、诃子、赤石脂。

九、猩红热

【概述】

猩红热为乙型溶血性链球菌引起的急性传染病，临床特征为发热，咽峡炎，全身弥漫性鲜红色皮疹和恢复期皮肤脱屑。本病主要发于温带冬春两季，有强烈传染性，由产红疹毒素的乙型溶血性链球菌 A 组菌株感染而引起，患者和带菌者是主要传染源。带菌飞沫经呼吸道传播为主要途径。

中医学认为，猩红热属瘟疫范畴，为感受痧毒疫疬之邪而致，以发热，咽喉肿痛腐烂，全身猩红色皮疹为特征而区别于其他温病。根据其发病机理和传变规律分为常证和变证。常证治疗以清泄邪毒为基本原则，初起宜辛凉宣透，使邪从汗泄；病毒入里，治以清火解表，清营凉血；病久伤阴又宜养阴生津，兼轻余热。变证分别采用清热解毒排脓、益气养血复脉、祛风除湿通络、利水渗湿消肿等法辨证施治。

【治疗】

（一）常证

1. 邪郁肺胃证

（1）病势偏表

【症状】恶寒发热，继之高热头痛，面赤，咽喉红肿疼痛或白腐糜烂，或呕吐，或腹痛皮肤潮红，丹痧隐隐，舌红，苔白而干，脉浮数。

【方一】解肌透痧汤
【来源】《喉痧症治概要》
【组成】葛根 12 克，荆芥 10 克，浮萍 9 克，蝉蜕 6 克，牛蒡子 9 克，马勃 9 克，桔梗 9 克，豆豉 12 克，前胡 9 克，射干 9 克，连翘 12 克，白僵蚕 6 克，竹茹 10 克，甘草 6 克。

【功效】宣肺透邪，清利咽喉。

【用法】水煎服，每日一剂。

【方解】桔梗、甘草、射干、牛蒡子清热利咽；荆芥、蝉蜕、浮萍、豆豉、葛根疏风解肌透表；连翘、僵蚕清热解毒。

【按语】口渴者，加芦根、天花粉；咽痛甚者，加玄参、山豆根；胸闷者，加藿香、郁金；腹痛者，加芍药、甘草。痧毒郁表，宜用疏透，使邪毒从汗而解。丁甘仁有"烂喉丹痧，以畅汗为第一要义"之说，本病初起决不可过用、早用寒凉，以致邪气冰伏不能外达；也不能滥用攻下，耗气伤阴，使邪内陷变生诸证。更不能误用辛温，灼伤津液助热化火，引动肝风而致惊厥之变；诚如叶天士所说："医家见火热甚也，投以犀、羚、芩、桅、膏之类，辄至隐伏昏闭，或烂喉废食，延误不治。或便泻内陷，转眼凶危，医者束手……初起之时，频进解肌散表，温毒外达，多有生者。"此乃经验之谈。

（2）病势偏里

【症状】发热重恶寒轻，咽喉红肿腐烂，丹痧显露，舌红，苔薄黄，脉弦数。

【方一】栀子豉汤加减

【来源】《太平惠民和剂局方》

【组成】栀子9克，淡豆豉9克，金银花12克，薄荷3克，牛蒡子9克，蝉蜕5克，白僵蚕3克，连翘9克，桔梗9克，马勃9克，黄芩9克，甘草6克。

【功效】疏散清化。

【用法】水煎服，每日一剂。

【方解】本方中黄芩清泄上焦热毒；连翘、薄荷、牛蒡子疏散风热，发散郁火，散积滞；桔梗、马勃、甘草，清热解毒利咽喉；栀子、淡豆豉清热泻火；蝉蜕疏散风热，清热。

【按语】陈耕道："疫证重者，疏散清化宜并行之，表邪未解，疏散故不可少，痰火内积，清化岂可或缓？"所以本证不宜单纯解表或单纯清里，单解表则里热愈炽，纯清里则表证不解，宜两法共进，表里双解。

2. 痧毒化火证

【症状】壮热，烦躁面赤，口渴引饮，咽喉红肿腐烂，吞咽不利，丹痧增多，色红艳，尿赤便干，舌红，苔黄，脉数实。

【方一】清心凉膈散

【来源】《温热经纬》

【组成】连翘 120 克, 甘草 60 克, 黄芩 (酒炒) 30 克, 薄荷 30 克, 栀子 30 克, 桔梗 60 克, 石膏 150 克。

【功效】清气泄热, 凉膈解毒。

【用法】上为粗末。每服 9～15 克, 加竹叶 1 片, 用水 375 毫升, 煎至 250 毫升, 去滓, 入生白蜜 20 毫升, 微煎, 温服。

【方解】连翘、薄荷、生石膏、黄芩清气凉营, 泻火解毒; 栀子、鲜竹叶、薄荷甘寒清热, 护阴生津。桔梗宣肺利咽, 甘草调和诸药。

【按语】因邪在上焦气分, 系无形邪热郁结, 故不用苦寒沉降之品, 而以轻清上浮之剂透达郁热, 以免引邪深入肆虐而成燎原之势。便秘腹胀, 咽喉腐烂气味秽臭者, 加生大黄、玄明粉。

3. 气营 (血) 两燔证

【症状】壮热不退, 烦躁口渴, 嗜睡神萎, 丹痧密布, 红晕如斑, 咽喉红肿腐烂, 甚至阻塞不通, 重者神昏谵妄, 或痉厥抽搐, 舌红绛, 苔燥起刺, 状如杨梅, 脉数有力。

【方一】清瘟败毒饮
【来源】《疫疹一得》

【组成】生石膏 12 克, 生地黄 9 克, 水牛角 3 克, 黄连 10 克, 栀子 9 克, 桔梗 9 克, 黄芩 10 克, 知母 9 克, 赤芍 9 克, 玄参 9 克, 连翘 10 克, 丹皮 9 克, 竹叶 9 克, 甘草 6 克。

【功效】清气凉营, 解毒救阴。

【用法】水煎服, 每日一剂。

【方解】方中重用石膏以清气分之热; 用犀角清热凉血; 黄连、黄芩清上焦实热; 丹皮、栀子、赤芍清泄肝经之火, 连翘、玄参散上焦浮游之火; 生地、知母滋阴清热, 全方具有清热解毒凉血养阴之功。

【按语】本证既是气营两燔, 治疗需清气兼以凉营血, 宜用大剂清热解毒, 清营凉血之品, 如用药得当, 尚可冀其透热转气, 否则邪陷心肝, 则变证蜂起。又因热毒最易伤阴, 还需注意顾护阴液。喉间痰多者竹沥冲服; 壮热不已者, 加寒水石、柴胡; 烦躁不安者, 加重楼; 若高热痉厥, 为热极动风, 用羚角钩藤汤加减; 高热神昏, 烦躁谵语, 皮疹呈紫红色或有瘀点, 为热入营血, 邪闭心包, 宜用清营汤加减合用神犀丹, 或安宫牛黄丸, 或紫雪丹, 清营凉血, 清心开窍并配合西医抢救治疗。

4. 余毒伤阴证

【症状】壮热已除, 惟午后潮热咽痛减轻, 腐烂未愈, 丹痧渐消, 皮肤粗糙，开始脱屑、干咳，纳呆，舌红少津，脉细数。

【方一】 *沙参麦冬汤加减*

【来源】《温病条辨》

【组成】 沙参 10 克，麦冬 10 克，玉竹 9 克，天花粉 10 克，扁豆 9 克，桑叶 9 克，甘草 6 克。

【功效】 养阴清热，增液生津。

【用法】 水煎服，每日一剂。

【方解】 沙参、麦冬、玉竹清润燥热而滋养肺胃之阴液；天花粉生津止渴；甘草清火和中；扁豆健脾和胃；桑叶清疏肺中燥热。

【按语】 本证为阴虚有热，阴虚不复则余热难退。热不退则阴愈虚，故在治疗中，要紧紧抓住阴虚这一关键，使阴液恢复，余热得清，则诸症自愈。阴虚之热，治宜清滋，药用甘寒。低热不退者，加青蒿、鳖甲；口干舌红少津明显者，加沙参、芦根；食欲不振者，加石斛、玉竹、扁豆；干咳者，加沙参、百合、桑叶；大便干结者，加火麻仁。

（二）变证

1. *热毒流注证*

【症状】 发热不退或寒颤高热，或咽喉肿痛阻塞不通，或耳道肿痛流脓，或颈部灼热疼痛，扪及肿块。口渴引饮，甚至神昏抽搐，舌红，吞咽不利，苔黄燥，脉洪数。

【方一】 ①*五味消毒饮合*②*黄连解毒汤加味*

【来源】 ①《医宗金鉴》②《外台秘要》

【组成】 蒲公英 12 克，金银花 12 克，野菊花 12 克，紫花地丁 9 克，天葵 9 克，黄连 10 克，黄芩 9 克，黄柏 9 克，栀子 9 克，甘草 6 克。

【功效】 清热解毒、消肿排脓。

【用法】 水煎服，每日一剂。

【方解】 本方中川连、黄芩、黄柏苦寒泄降，清热解毒，其中川连清上、中焦火热；黄芩清上焦火热；黄柏清下焦火热；栀子清泻三焦，导热外出。公英、双花、野菊花、紫花地丁、天葵子共奏清热解毒，消散疔疮之效。

【按语】 应视流注的不同部位加用一定的引经药。初期以清热解毒为主，酌加活血消肿之药。成脓期应加消肿排脓之药。后期不用补法，如确属气血两虚，可加益气养阴之药，如有邪毒内陷之象，可按败血症功效，还可结合外治法综合治疗。咽喉肿痛甚者，加板蓝根、牛蒡子、马勃、玄参；耳道流脓者，加夏枯草、柴胡、龙胆草；颈项淋巴结肿痛者，加僵蚕、夏枯草、浙贝母；排脓期，加当归、皂角刺、炙山甲、红藤、败酱草。

2. 余毒损心证

【症状】神疲气短，倦怠懒言，面色苍白，自汗盗汗，心悸心慌，低热不退，舌淡红或干红少苔，脉结代或虚数。

【方一】炙甘草汤加味

【来源】《伤寒论》

【组成】炙甘草6克，人参9克，干地黄10克，桂枝9克，麦冬9克，阿胶9克，火麻仁6克，干姜3克，大枣6枚。

【功效】益气养血，滋阴复脉。

【用法】水煎服，每日一剂。

【方解】方中人参、麦冬、五味子为生脉散的组合，有益气养阴，救心复脉的作用；麦冬、阿胶养阴生津；炙甘草益心复脉。诸药合用，补益气血，益心复脉。

【按语】如以心气虚为主，用四君子汤加味；心血虚为主者，用归脾汤加减；心阴虚为主者，用天王补心丹加减；心阳虚为主者，用桂枝甘草龙骨牡蛎汤加减；如疾病日久，瘀血阻络者，用桃仁红花煎加减。

3. 毒滞关节证

【症状】关节疼痛，灼热红肿，游走不定，四肢曲伸不利，兼有发热恶风，汗出，口渴，尿赤便干，舌红，苔黄或黄腻，脉滑数。毒久羁滞留关节郁而化热易发为湿热痹证，初起还见游走不定的风邪为患的特征。部分患儿因邪毒郁遏不甚加之体质关系，可不出现热证，而仅以关节疼痛的痛痹为主。

【方一】白虎加桂枝汤加减

【来源】《金匮要略》

【组成】石斛10克，知母9克，粳米6克，甘草6克，桂枝6克，忍冬藤12克，丹皮9克，威灵仙9克，连翘12克。

【功效】清热通络，祛风除湿。

【用法】水煎服，每日一剂。

【方解】方中君药生石膏，味辛甘，性大寒，善能清热，润助石膏以生津。石膏与知母相段为用，加强清热生津之功。佐以粳米、炙甘草和中益胃，并可防君臣药之大寒伤中之弊。炙甘草兼以调和诸药为使；桂枝疏风散寒；丹皮、连翘清热解毒凉血。

【按语】诸药配伍，共成清热生津，止渴除烦之剂，使其热清烦除，津生渴止，由邪热内盛所致之诸证自解。

【方二】乌头汤加减

【来源】《金匮要略》

【组成】乌头2克，麻黄9克，黄芪12克，羌活9克，姜黄6克，牛膝6克，芍药9克。

【功效】散寒止痛，祛风除湿。

【用法】水煎服，每日一剂。

【方解】方中以乌头、麻黄温经散寒，除湿止痛；芍药、甘草缓急止痛；黄芪益气固表，并能利血通痹；羌活、姜黄祛湿散寒；牛膝引血下行。

【按语】全方共奏温经散寒，祛风除湿之效。

4. 水湿浸渍证

【症状】颜面及四肢浮肿，小便短少混浊，身重困倦，胸闷、纳呆，恶心，苔白腻，脉沉缓。

【方一】①五苓散合②五皮散加减

【来源】①《伤寒论》②《华氏中藏经》

【组成】茯苓9克，猪苓9克，泽泻9克，白术12克，桂枝6克，大腹皮9克，陈皮6克，桑白皮6克，生姜皮9克。

【功效】利水渗湿，通阳消肿。

【用法】水煎服，每日一剂。

【方解】方中茯苓、猪苓、泽泻利水渗湿为主药；白术健脾运湿，与茯苓配合更增强健脾祛湿之作用，为辅药；桂枝温阳以助膀胱气化，气化则水自行，为佐药。大腹皮、桑白皮利水渗湿消肿。诸药合用，既可淡渗以利水湿，也可健脾以运水湿，气化以行水湿，故对水湿内停所致的各种水湿证均可治之。

【按语】此证为余毒内归，影响肺、脾、肾三脏。使之宣降失调，通调失司，发为水肿，证属湿邪壅滞，多发生在病后3周左右。本证由于水湿浸渍，三焦不利，内外交困，易引起水气凌心之危证，故利水为第一要务。临床根据病机之偏重，或宣肺，或健脾，或补肾，或综合用之。血尿明显者加小蓟、白茅根；上半身肿甚伴咳喘者，加麻黄、杏仁；下半身肿甚者，伴神倦腹胀者，加汉防己、椒目；如湿邪化热，湿热壅滞者，用三仁汤加猪苓、蝉蜕、白术、车前草。

十、水痘

【概述】

水痘是感受水痘-带状疱疹病毒引起的急性出疹性传染病，以发热，分批出现丘疹、疱疹，结痂为特征。因其疱疹明亮如水，形态椭圆，状如豆粒而得名。本病四季可发生，以冬春两季发病率高，其传染性很强，预后良好。水痘是由水痘-带状疱疹病毒所致的急性传染病。

中医学认为水痘邪毒经口鼻入侵，上犯于肺，下郁于脾而发病，其病在肺脾两经。因肺主皮毛，属卫，故邪毒入侵卫表后，初起时多有类似外感初起的发热、流涕、轻微咳嗽等肺系症状。脾主运化，邪毒入里，则水气失于通调，或因水湿不化，乳食不消而见饮食减少，以及轻度腹泻等脾经症状。

【治疗】

1. 邪郁卫气证

【症状】发热轻微或无热，鼻塞流涕，偶有喷嚏及咳嗽，1~2日出疹，色红润，疱浆清亮，根盘红晕不著，点粒稀疏，此起彼伏，以躯干为多，皮疹瘙痒。二便尚调，苔薄白，脉浮数。

【方一】银翘散
【来源】《温病条辨》
【组成】金银花12克，连翘10克，桔梗6克，薄荷3克，竹叶4克，荆芥9克，淡豆豉9克，牛蒡子12克，甘草6克。
【功效】疏风清热，解毒渗湿。
【用法】水煎服，每日一剂。
【方解】金银花、连翘、竹叶清热解毒，薄荷辛凉解表，牛蒡子、桔梗、甘草宣肺解毒，利咽祛痰。荆芥穗、淡豆豉发散表邪，透热外出；也可佐以车前子、滑石化湿利水。
【按语】风热时邪尚在表卫，风宜散，热宜清。咳嗽咽红者，加牛蒡子、桔梗；乳蛾肿痛者，加马勃、山豆根；瘙痒甚者，加蝉蜕、浮萍。

2. 气营两燔证

【症状】壮热烦躁，口渴欲饮，面赤唇红，或口舌生疮，水痘分布较密，根盘红晕较著，痘色红赤或紫暗，疱浆欠清，或伴有牙龈肿痛，大便干结，小便短赤，舌红，苔黄，脉滑数。

【方一】 **清胃解毒汤加减**

【来源】《中医儿科学》

【组成】升麻6克，黄连9克，黄芩9克，石膏9克，丹皮12克，生地黄9克，玄参9克，紫草9克，甘草6克。

【功效】清气凉营，解毒利湿。

【用法】水煎服，每日一剂。

【方解】升麻清热透疹，石膏清气泄热，黄芩、黄连清热解毒，丹皮、生地凉血清热。佐以紫草、山栀、木通清热凉营渗湿。

【按语】口渴汗多，以气分证明显者，加知母、天花粉；疹色深红者，为血分有伏热，加栀子、赤芍；唇燥口干，津液耗伤者，重用生地黄、玄参，并加麦冬、芦根；龈肿口疮，疱浆欠清者，加紫花地丁、赤芍；大便干结，舌红；苔黄厚腻者，加大黄、全瓜蒌。

十一、白喉

【概述】

白喉是由白喉杆菌引起的一种以发热、气憋、声音嘶哑、犬吠样咳嗽，咽、扁桃体及其周围组织出现白色伪膜为特征急性传染病，严重者并发心肌炎和神经麻痹和全身中毒。本病一年四季可发生，但以秋冬两季，患病后有较持久的免疫力。

本病的病原体为白喉杆菌，传染途径主要是通过患者和带菌者的痰涎分泌物经呼吸道传播。病菌首先侵入呼吸道黏膜，不断繁殖而产生大量的外毒素，造成局部组织坏死。白喉外毒素毒性强烈，经血液循环散布到全身组织器官。

中医认为本病主要是感受疫毒时邪所致。但气候干燥，素体阴亏，肺胃伏热也是重要因素。白喉发病较急，病情也较复杂，且易发生变证，分为常证与变证。常证又分风热疫毒白喉、阴虚疫毒白喉、痰火疫毒白喉三种，变证则分疫毒损心和疫毒窜经两种。

【治疗】

1. **常证**

（1）风热疫毒证

【症状】初起发热，微恶风寒，头身疼痛，咳嗽气粗，微有汗出，咽及乳蛾红赤，有点状或片状白膜，苔薄白，脉浮数。

【方一】银翘散加减

【来源】《温病条辨》

【组成】金银花 12 克，连翘 9 克，薄荷 3 克，牛蒡子 9 克，竹叶 9 克，芦根 9 克，桔梗 9 克，甘草 6 克，土牛膝 6 克，山豆根 12 克。

【功效】疏风清热，利咽解毒。

【用法】水煎服，每日一剂。

【方解】方中银花、连翘清热解毒、辛凉透表为主药；辅以薄荷、荆芥、淡豆豉以辛散表邪、透热外出；竹叶清热除烦，芦根清热生津止渴协助银、翘清热透表，桔梗、牛蒡子、甘草合用，以宣肺祛痰、清利咽喉，合为佐使药。诸药合用既能透表，又能解毒。

【按语】不能拘泥"白喉忌表"，应按临床症候表现辨证施治。白喉多为燥邪、阳热疫毒，应以辛凉清解为宜，忌用辛温发散。伴咽喉干燥，舌红，苔黄者，用除瘟化毒汤加土牛膝。

（2）阴虚疫毒证

【症状】身热不扬，口唇干燥，干咳少痰，咳声嘶哑，痰涎粘稠，呼吸不利，咽及扁桃体红肿，上布有白膜，不易擦去，舌红苔少，脉细而数。

【方一】养阴清肺汤加减

【来源】《重楼玉匙》

【组成】生地黄 6 克，麦冬 6 克，玄参 5 克，丹皮 6 克，赤芍 10 克，川贝母 3 克，薄荷 3 克，甘草 6 克，土牛膝 6 克。

【功效】养阴清肺，利咽解毒。

【用法】水煎服，每日一剂。

【方解】方中生地、玄参养阴润燥清肺解毒为主药；辅以麦冬、白芍助生地、玄参养阴清肺润燥，丹皮助生地、玄参凉血解毒而消痈肿：佐以贝母润肺止咳，清化热痰，薄荷宣肺利咽，使以甘草泻火解毒，调和诸药。共奏养阴清肺解毒之功。

【按语】燥热郁甚，大便干燥者，加瓜蒌仁、火麻仁；热重口渴者，加天花粉、生石膏、淡竹叶、鲜芦根。

（3）痰火疫毒证

【症状】高热面赤，烦躁不安，呼吸急促，喉间痰鸣，咳声犬吠，声音嘶哑，恶心呕吐，小便短赤，咽红疼痛，白膜成片，布于咽喉，舌红赤，苔黄腻，脉洪数。

【方一】 神仙活命饮加减

【来源】《女科万金方》

【组成】 龙胆草9克，玄参6克，黄柏9克，板蓝根9克，瓜蒌皮6克，生石膏9克，马兜铃6克，白芍6克，焦栀子6克，生地6克，川贝母6克，杏仁6克，胆南星3克，甘草6克，土牛膝3克。

【功效】 清热化痰，泻火解毒。

【用法】 水煎服，每日一剂。

【方解】 龙胆草味苦性寒，泻肝胆实火，清下焦湿热；生地、玄参滋阴增液；板蓝根清热解毒；杏仁、川贝母止咳化痰；胆南星燥湿化痰，祛风止痉，消肿散结，止痛；马兜铃清肺降气，化痰止咳；生石膏、栀子清热泻火；瓜蒌皮行气除胀满，化痰开痹，清肺止咳。

【按语】 腹胀便秘内有燥屎者，加大黄、芒硝；喉间痰涎、面唇发绀，烦躁不安，呼吸困难，胁肋凹陷，古代称"锁喉风"，急宜合用解毒雄黄丸化水调服，涌吐痰涎秽毒。津液耗伤明显者，苦寒之药宜轻用，中病即止。此证非常危急，应采用中西医综合治疗为好。若出现喉梗阻者，宜考虑气管切开，以救危急。

2. 变证

（1）疫毒损心证

【症状】 面色苍白，神疲乏力，表情淡漠，心悸胸闷，头额汗出。四肢冷凉，脉沉微或结代。

【方一】 独参汤或人参注射液静脉缓注或滴入

【来源】《景岳全书》

【组成】 大人参20~30克（去芦）。

【功效】 益气养心，扶正复脉。

【用法】 研为粗末，加大枣5枚，水煎浓汁，顿服。

【方解】 要用于治疗元气欲脱，诸虚垂危之证。方用一味人参大补元气，能扶危救脱，单味应用，药简功专，为其配伍特点。临床应用以面色苍白、肢冷多汗、呼吸微弱、脉微欲绝，为其辨证要点。

【按语】 因白喉疫毒损心而引起的心阳虚衰，因此除有心阳虚衰的症状外，还要注意白喉症状的轻重，此时宜急则治标或攻补兼施。气阴两损，舌红少苔，脉细弱者，用生脉散加丹参，或用生脉散注射液益气救阴；肾阳虚衰，四肢冰凉，血压下降者，合参附龙牡救逆汤以回阳固脱；病情较缓者，用三甲复脉汤以益气养阴回阳。

（2）疫毒窜经证

【症状】语言不利，吞咽困难，饮水呛咳，或出现口眼歪斜，肢体瘫痪等。

【方一】当归补血汤加味

【来源】《内外伤辨惑论》

【组成】黄芪30克，当归6克，石菖蒲9克，远志9克，桑枝6克，地龙6克，川芎9克，赤芍9克，甘草6克。

【功效】益气养血、舒筋活络。

【用法】水煎服，每日一剂。

【方解】重用黄芪大补脾肺之气，以资气血生化之源；当归甘辛而温，养血和营，两药相合阳生阴长，气旺血生；石菖蒲、远志醒神开窍；桑枝、地龙疏通经络；川芎、赤芍行气活血；甘草调和诸药。

【按语】也可用补阳还五汤以益气养血，活血通络。

十二、小儿麻痹症（脊髓灰质炎）

【概述】

脊髓灰质炎又称小儿麻痹症，是由脊髓灰质炎病毒引起的急性传染病，易侵犯中枢神经系统，其主要病变在脊髓灰质。典型的临床表现为发热（双峰热），肢体疼痛，进而出现非对称性弛缓性肢体瘫痪，严重者因病变损及延髓，导致呼吸麻痹而危及生命。

中医学认为病因为外感风湿热疫毒。风湿热疫邪由口鼻而入，初起病在肺胃，既见肺卫表证，又见气分热证，如发热有汗、头身疼痛、咳嗽流涕、恶心呕吐、腹泻腹痛等症，若机体抗邪有力，则邪去热解，不再深入。若病邪不解，则蕴遏肺胃，肺主气而朝百脉，胃主宗筋而外合四肢肌肉，风湿热之邪自肺胃而流注经络，痹阻筋脉，因而发热再起，并见肢体疼痛，进而气血受阻，筋脉失养而肢体废而不用，形成瘫痪。日久，精血亏虚，肢体更失濡养，肌肉筋脉萎缩，弛缓不用，造成后遗症。

【治疗】

1. 邪犯肺胃证

【症状】初起发热，夜暮为甚，咳嗽流涕，全身不适，或有呕吐，腹痛腹泻，头痛汗出，纳少咽红，舌偏红，苔薄白或薄黄或厚腻，脉浮数或濡数，指纹浮紫。

【方一】 ①甘露消毒丹合②葛根芩连汤加减

【来源】 ①《续名医类案》 ②《伤寒论》

【组成】 葛根6克，金银花9克，滑石6克，黄芩9克，茵陈12克，石菖蒲3克，川贝、木通各6克，藿香6克，白豆蔻6克，连翘9克，薄荷3克，竹叶9克，射干6克，甘草6克，黄连6克，黄柏6克。

【功效】 疏风解表，清热利湿。

【用法】 水煎服，每日一剂。

【方解】 滑石清热利湿而解暑；黄芩、茵陈、葛根、金银花、黄连、黄柏清热燥湿，泻火解毒；石菖蒲、藿香辟秽和中，宣湿浊之壅滞；白豆蔻芳香悦脾，令气畅而湿行；木通、竹叶清利湿热，导湿热从小便而去；连翘、射干、贝母、薄荷解毒利咽，散结消肿。

【按语】 肺卫表郁重，则侧重解表宣肺，疏风通络；脾胃湿热重，则着重清热利湿，宣痹通络，总以驱邪为要。邪热偏胜者，加栀子、板蓝根、大青叶；肢体疼痛较著者，加忍冬藤、桑枝、桂枝、姜黄；汗多便秘者，加虎杖；头痛较剧者，加白芷、蔓荆子；恶心呕吐较著者，加竹茹、生姜。

2. 邪注经络证

【症状】 再度发热，肢体疼痛，转侧不利，拒绝抚抱，项背强直疼痛，烦躁不安。汗多尿黄，舌红，苔黄而腻，脉濡数，指纹紫滞。

【方一】 越婢加术汤加味

【来源】《金匮要略》

【组成】 麻黄6克，生石膏9克，苍术6克，桂枝6克，知母9克，葛根6克，甘草6克。

【功效】 清热利湿，宣利通络。

【用法】 水煎服，每日一剂。

【方解】 麻黄宣散肺气、发汗解表"腰以上肿者，当发汗乃愈"；生石膏解肌清热；苍术燥湿；生姜辛散水气；葛根、知母清热生津。该方主要作用在于宣肺发汗、兼以健脾化湿，通过宣肺行水、开发腠理达到利水消肿的目的。

【按语】 瘫痪早期，适加蜈蚣、全蝎、红花、侧柏叶等搜风通络、活血解毒之品，有助于瘫痪的减轻和恢复；若呼吸气急，喉中痰鸣，唇发绀者，加莱菔子、苏子、麻黄、葶苈子；伴壮热神昏，四肢抽搐者，加石菖蒲、郁金、水牛角、羚羊角、钩藤、石决明，也可兼服安宫牛黄丸、紫雪丹。

3. 气虚血瘀

【症状】 身热已退，肢体瘫痪无力。或口眼歪斜，或吞咽不能，面色苍黄，舌稍暗，苔薄净，脉细弱或细涩，指纹隐滞。

【方一】 黄芪寄生汤

【来源】《中医儿科学》

【组成】黄芪9克，桑寄生9克，生地黄9克，木瓜6克，白芍9克，山药9克，枳壳6克，柴胡6克，知母6克，黄柏9克，甘草6克。

【功效】理脾通络，调和气血。

【用法】水煎服，每日一剂。

【方解】方中黄芪大补元气为君药；寄生、牛膝、杜仲补益肝肾，强壮筋骨；当归、芍药、地黄、川芎养血活血；柴胡、枳壳疏肝理气；黄柏、知母清热解毒利湿；甘草调和诸药，又为使药。

【按语】本方配伍特点是以祛风寒湿药为主，辅以补肝肾、养气血之品，邪正兼顾，有祛邪不伤正，扶正不得碍邪之义。诸药相伍，使风寒湿邪俱除，气血充足，肝肾强腱，痹痛得以缓解。

【方二】 补阳还五汤加减

【来源】《医林改错》

【组成】黄芪9克，桃仁6克，红花6克，当归尾6克，赤芍9克，川芎6克，地龙3克，白僵蚕3克，蜈蚣1条、全蝎3克。

【功效】益气活血，祛痰通络。

【用法】水煎服，每日一剂。

【方解】黄芪益气固表，调和营卫，大补脾胃之元气；当归尾、赤芍、地龙、桃仁、红花、川芎活血化瘀通络；全蝎、蜈蚣、僵蚕祛风止痛通络，全方共奏益气固表、调和营卫、活血化瘀、疏通经络、敛阴止汗之功。

【按语】此证（此期）虽是邪衰正虚，气虚血瘀，但热势刚退，恐湿热毒邪未尽，不可温补、宜补中寓消。湿热未尽者，合三妙丸；上肢瘫痪者，加桑枝、桂枝、桑寄生、五加皮；下肢瘫痪者，加木瓜、牛膝、独活；腰背部瘫痪者，加秦艽、桑寄生、续断、牛膝；舌红苔净少津，口干心烦，为阴液已伤，加沙参、麦冬、知母、黄柏；口眼歪斜者，加白附子、天麻、钩藤、秦艽、白芷。

十三、小儿暑温（流行性乙型脑炎）

【概述】

小儿暑温是感受暑温邪毒引起的时行疾病。临床以高热、抽风、昏迷为主症，发病急骤，变化迅速，易出现内闭外脱、呼吸障碍等危象，重症病例往往留有后遗症，导致终生残疾。本病主要指西医学的流行性乙型脑炎。

中医学认为夏季暑邪当令，最易伤人，特别是小儿时期神怯气弱，气血未充，脏腑未坚，不能抗御暑邪，一旦被暑邪疫毒所侵，正不胜邪时，可猝然发病。

按温病学卫气营血传变规律辨证，由于病多急暴，传变迅速，若未现卫分症状已迅即出现气分营分证者，甚则径入营血者，其由卫入气，由气入营入血的界限较难辨析。因此，根据高热、昏迷、抽风等三大主症，结合小儿惊风的热、痰、风病机转归，掌握其相互之间的联系和区别，并抓住其急性期重在热证，后期可按痰、风两证型辨证施治。

【治疗】

1. 热证

【症状】发热，其病情愈重则发热愈高，至极期更为明显。在发病的3~4日，体温达高峰，病情的恶化也在这个阶段。

【方一】新加香薷饮加减

【来源】《和剂局方》

【组成】香薷6克，薄荷3克，葛根6克，大豆黄卷6克，白僵蚕3克，金银花9克，连翘9克。

【功效】清暑解表，导邪外泄。

【用法】3岁以内，每日1剂，水煎，分3~4次服；较大儿童或高热稽留不退，每日2剂。服药后，以全身汗出潮润为宜；也可用煎药之擦澡，目的在于促使邪热从汗而解。若服药有困难，煎取500ml后（待温），肛门滴注。

【方解】香薷为解表透暑要药；银花、连翘清热解毒；暑多夹湿故加厚朴、鲜扁豆花以化湿和中；薄荷清热利咽。

【按语】夹湿者，加鲜佩兰；呕吐者，加姜半夏、姜竹茹。不宜过用苍术、厚朴等辛温燥湿之品，防止过燥伤阴。

【方二】白虎汤

【来源】《伤寒论》

【组成】生石膏9克，知母9克，生甘草6克，黄芩9克。

【功效】清热泻火，除烦止渴。

【用法】水煎服，每日一剂。

【方解】方中石膏为君，取其辛甘大寒，辛能透热，寒能胜热，故能外解肌肤之热，内能清肺胃之火，甘寒相合，又能除烦生津以止渴，可谓一举三得。配知母苦寒以清热泻火，质润以滋阴为臣；用甘草、粳米护胃和中为佐，庶乎大寒之品，无伤脾胃之虞；甘草调和诸药，兼作使药；黄芩清热解毒利湿。

【按语】诸药配伍，共成清热生津，止渴除烦之剂，使其热清烦除，津生渴止，由邪热内盛所致之主证自解。无汗或少汗者，加香薷、大豆黄卷、薄荷；有汗者，加鲜竹叶、连翘、天花粉；便秘、苔老黄者，加生大黄。

2. 痰证

【症状】意识障碍，神志不清者。有表现深度昏迷者，也有表现狂躁不宁者，且常与高热抽风并存。

【方一】苏合香丸

【组成】苏合香、冰片、麝香、安息香、青木香、香附、白檀香、丁香、沉香、荜茇、乳香、白术、诃子、朱砂、水牛角适量。

【功效】芳香开窍，泄浊化痰。

【用法】共研细末，入药为丸。

【方解】方中苏合香、麝香、安息香、冰片开窍辟秽；木香、檀香、沉香、丁香、乳香、香附六味药能行气解郁，散寒化浊；荜茇散寒开郁；水牛角解毒辟秽；朱砂镇心安神；白术补气健脾祛湿；诃子温涩敛气，防止辛香耗气。

【按语】苏合香丸适用于痰浊内蒙证，具有芳香泄浊开窍作用。喉间痰多者，加礞石滚痰丸化痰泄浊；吞咽困难者，加止痉散、半夏、胆星搜风化痰。

【方二】龙胆泻肝汤

【来源】《医宗金鉴》

【组成】龙胆草12克，黄芩4克，栀子9克，泽泻9克，木通4克，车前子4克，当归4克，柴胡4克，甘草3克，生地黄18克。

【功效】清肝胆实火，泻下焦湿热。

【用法】水煎服，每日一剂。

【方解】龙胆泻肝汤适用于痰火内扰证。龙胆草、栀子清泻心肝之痰火，生地、当归清热养阴，黄芩清热燥湿化痰，泽泻、车前子利尿清心，渗湿化痰。如虚烦不宁，舌绛无苔，为阴虚火旺，可加黄连、阿胶、鸡子黄、磁石清热滋阴，潜阳除烦。

【按语】深度昏迷者，可见苔厚腻，谓痰浊内蒙；出现狂躁不宁，苔多黄糙，证属痰火内扰。两者必须明确区别。

3. 风证

【症状】患儿颈项强直，两眼上翻，牙关紧闭，四肢抽动，有的喉中痰声漉漉，面色发灰，神志不清；有的服退热剂后汗出热退，抽风可暂时缓解；有的抽风频繁，用镇静止痉剂不能控制，且伴有呼吸不整等危象。

【方一】止痉散

【来源】《方剂学》

【组成】全蝎、蜈蚣、各等分。

【功效】祛风止痉。

【用法】上研细末，每服 1~1.5 克，温开水送服，1 日 2~4 次。

【方解】止痉散适用于络中之风证。全蝎、蜈蚣、蕲蛇、地龙、僵蚕等搜风通络；生地、当归、红花养血润燥，并制虫类药温燥辛窜，易耗伤气血之弊。

【按语】肢体僵直不用，可加木瓜、鸡血藤舒筋活络。

【方二】大定风珠

【来源】《太平惠民和剂局方》

【组成】熟地黄 9 克，白芍 9 克，山药 6 克，枸杞子 6 克，山萸 6 克，龟甲胶 3 克，鳖甲 3 克，生地黄 9 克，麦冬 6 克，龙骨 6 克，牡蛎 6 克，僵蚕 5 克。

【功效】通腑，泻火，涤痰，解毒。

【用法】水煎服，每日一剂。

【方解】大定风珠滋阴养血熄风，本方为肝风治本之主方"治风先治血，血行风自灭"之义，治血虚肝风，以养血柔肝为主，方中阿胶、鸡蛋黄滋阴熄风；生地、麦冬、白芍滋阴柔肝；龟板、鳖甲滋阴潜阳；麻仁养阴润燥；生牡蛎平肝潜阳。

【按语】临床常见的低热或不规则发热，患儿多数伴有轻度的神经、精神症状，表现为口渴，小便黄，舌红，苔薄净，神情虚烦等暑邪伤阴，余邪留络的见症，治法以清暑通络为主，常用方为清络饮，如鲜荷叶、鲜扁豆花、丝瓜络，青蒿，西瓜翠衣、六一散，再加钩藤、远志以宁心安神；若伤阴症状明显者，加生鳖甲、生地黄、玄参、石斛以育阴泄热。

外风在肌表，邪尚在卫，此类风证不宜早用平潜熄风等药物，否则，药不对证，反使暑邪不解，外风不除；应重用清暑解表，导邪外出之法。内风为炭火内炽，火动风煽，痰从内生，病的关键在于火的作祟，故非清热解毒药所能胜任，而应着重运用通腑泻火涤痰解毒法。

4. 恢复期

【症状】发热，往来寒热，患儿面色多㿠白，容易出汗，尤以入睡时为多，汗出欠温，精神萎倦，舌淡，苔白。意识障碍、失语、痴呆和吞咽困难等。

【方一】桂枝汤加黄芪、龙骨、牡蛎

【来源】《伤寒论》

【组成】桂枝6克，麻黄3克，芍药9克，甘草6克，黄芪9克，龙骨10克，牡蛎10克。

【功效】调和营卫，潜阳敛汗。

【用法】水煎服，每日一剂。

【方解】方中桂枝为君，助卫阳，通经络，解肌发表而祛在表之风邪。芍药为臣，益阴敛营，敛固外泄之营阴。桂芍等量合用，一治卫强，一治营弱，散中有收，汗中寓补，使表邪得解，营卫调和。炙甘草调和药性，合桂枝辛甘化阳以实卫，合芍药酸甘化阴以和营，功兼佐使之用。黄芪益气；龙骨镇惊安神，敛汗固精，止血涩肠，生肌敛疮。牡蛎疏肝健脾，温阳祛寒利水。

【按语】综观本方，药虽五味，结构严谨，发中有补，散中有收，邪正兼顾，阴阳并调，故而柯琴在《伤寒附翼》中赞桂枝汤"为仲景群方之冠，乃滋阴和阳，调和营卫，解肌发汗之总方也"。对本病不能见热治热，而犯虚虚之戒。

【方二】温胆汤

【来源】《外台秘要》

【组成】胆南星9克，竹沥6克，半夏5克，天竺黄6克，远志6克，干菖蒲6克。

【功效】豁痰开窍。

【用法】水煎服，每日一剂。

【方解】半夏和胃健脾，除湿化痰，下逆气止呕；竹茹辛淡甘寒，凉心缓脾，清胆和胃，止呕除烦；胆南星燥湿化痰，祛风解痉；天竺黄清热豁痰，定惊安神；远志祛痰，解郁；石菖蒲开窍，豁痰，理气，活血，散风，祛湿。

【按语】若狂躁不宁，嚎叫哭闹，精神异常，舌红、苔光者，属心阴不足，痰火内旺，宜用黄连、阿胶珠、生地黄、玄参、酸枣仁、柏子仁。

第五章　眼科疾病

一、麦粒肿

【概述】

　　麦粒肿是临床最常见的眼病之一，是由细菌感染引起的眼睑腺体急性化脓性炎症。本病为临床多发病，患者以青少年多见。体质虚弱、屈光不正以及不良卫生习惯者易患该病。葡萄球菌感染是主要原因。

　　根据病变的部位不同，麦粒肿有又内外之分。如果感染的部位为睫毛囊周围皮脂腺，称为外麦粒肿；睑板腺的感染则称为内麦粒肿。外睑腺炎是睫毛囊所属的 Zeiss 皮脂腺发炎，内睑腺炎为睑板腺的急性化脓性炎症，炎症反应较剧烈，但由于病变较深，眼睑红肿相对较轻。

　　中医眼科将本病称之为"针眼"，又有"偷针""土疳""土疡"等名称，因化脓后形如麦粒状。中医认为，本病的发生是由风热外袭，客于胞睑，灼伤津液酿脓，变生疖疮；或过食肥甘厚味，辛辣炙煿，脾胃积热，上攻胞睑，营卫失调，气血凝滞，酿脓发病；余热未清，热毒蕴伏；或正虚邪恋，反复发作，或日久不愈，而上述几种因素常常共同发挥作用。

【治疗】

　　1. **风热外袭证**

【症状】麦粒肿早期，眼睑红肿痒痛，局部硬结不大，压痛明显，尚未成脓；或伴有发热、头痛、舌苔薄黄，脉浮数。

　　【方一】**散热消毒饮**

　　【来源】《审视瑶函》

　　【组成】黄芩 12 克，黄连 10 克，牛蒡子 12 克，连翘 15 克，羌活 10 克，防风 10 克，薄荷 12 克。

　　【功效】祛风散邪，清热解毒。

【用法】 水煎服，每日一剂。

【方解】 方中黄连、黄芩、连翘清热泻火，解毒散结；羌活、防风、牛蒡子、薄荷轻清辛散，祛风消肿，对麦粒肿早期，热邪较轻者对证。

【按语】 本方清热解毒与疏风散邪并重，临床可根据病情适当加减。

【方二】 银翘散

【来源】 《温病条辨》

【组成】 金银花 20 克，牛蒡子 12 克，连翘 15 克，桔梗 10 克，荆芥穗 10 克，薄荷 10 克，豆豉 10 克，芦根 12 克，淡竹叶 10 克，甘草 6 克。

【功效】 疏风清热，解毒消肿。

【用法】 水煎服，每日一剂。

【方解】 方中金银花、连翘清热解毒；桔梗、牛蒡子、薄荷、荆芥穗、豆豉驱风散邪，清利头目；芦根、淡竹叶、甘草清热生津。全方具有轻清宣散，解毒消肿之功。

【按语】 本方对麦粒肿早期，特别是伴有咽痛不适等风热性感冒症状者效果更好。

2. 热毒亢盛证

【症状】 眼睑红肿、硬结较大，疼痛拒按，甚至眼睑难睁。全身可伴有口渴、便秘、小便短赤。

【方一】 仙方活命饮

【来源】 《外科发挥》

【组成】 金银花 20 克，天花粉 15 克，当归 12 克，赤芍 15 克，乳香 10 克，没药 10 克，穿山甲 6 克，皂刺 10 克，贝母 10 克，陈皮 10 克，防风 6 克，白芷 10 克，生甘草 6 克。

【功效】 清热解毒，活血消肿。

【用法】 水煎服，每日一剂。

【方解】 方中金银花、天花粉、生甘草清热解毒；当归、赤芍活血散结；乳香、没药散瘀止痛；穿山甲、皂刺活络消肿；贝母、陈皮化痰散结；防风、白芷祛风止痛。全方具有清热解毒，活血消肿功效。

【按语】 本方为疮疡肿毒常用有效方剂，对麦粒肿热毒显著，硬结较大，疼痛明显者，常能获得满意疗效。

【方二】 ①黄连解毒汤合②五味消毒饮

【来源】 ①《外台秘要》②《医宗金鉴》

【组成】 ①黄连 10 克，黄芩 12 克，栀子 12 克，黄柏子 12 克；②金银花 20 克，野菊花 20 克，蒲公英 15 克，紫花地丁 12 克，天葵子 10 克。

【功效】清热泻火解毒。

【用法】水煎服，每日一剂。

【方解】上述两方诸药合用，具有较强清热泻火作用。对大便秘结者，加大黄通腑泄热；疼痛严重者，加乳香、没药散瘀止痛；脓成而未溃者，加穿山甲、皂刺促其溃破。

【按语】本方具有很强清热泻火之力，临床疗效显著，但用药不可过久，特别是对脾胃虚寒者应慎用。

3. 余邪未尽证

【症状】麦粒肿反复发作，硬结长期不消，红肿较轻，或溃脓日久疮口不敛。身体较弱，乏力倦怠，食欲欠佳。

【方一】托里消毒散

【来源】《医宗金鉴》

【组成】黄芪 20 克，皂刺 12 克，金银花 15 克，甘草 6 克，桔梗 10 克，白芷 10 克，川芎 10 克，当归 12 克，白芍 12 克，白术 10 克，茯苓 10 克，党参 12 克。

【功效】扶正祛邪。

【用法】水煎服，每日一剂。

【方解】黄芪、白术、茯苓、党参、甘草、川芎、当归、白芍益气补血；金银花、白芷清解余毒，陈皮、桔梗理气。小儿食滞不化，加神曲、山楂健脾化食；硬结不消，红肿不明显者，加昆布、海藻、贝母化痰散结。

【按语】本方适用于麦粒肿中后期，症状较轻，但硬结难消或疮口不敛。红肿明显者，可增加清热解毒的药物。

二、睑缘炎

【概述】

睑缘炎是睑缘表面、睫毛毛囊及其腺组织的亚急性或慢性炎症。鳞屑性和溃疡性睑缘炎是因睑腺和睑板腺分泌旺盛，皮脂溢出，合并轻度感染所致。其中溃疡性睑缘炎多为葡萄球菌感染。此外，还有多种诱发因素，如化学、物理性刺激，不良卫生习惯，以及视疲劳、体质衰弱、营养不良等。眦部睑缘炎致病菌为 Morax-Axenfeld 双杆菌，也有核黄素缺乏所致者。

本病常为双眼发病，病程长，病情顽固，缠绵难愈。中医认为，本病常为脾胃蕴热，复受风邪，风热合邪，结于睑缘，伤津化燥所致，或脾胃湿热，外感风邪，风、湿、热邪相搏，循经上攻睑缘而发病，或心火内盛，风邪犯眦，引动心火，风火上炎，灼伤睑眦。治疗当内外合治。

【治疗】

1. 风热偏盛证

【症状】睑弦红赤刺痒，灼热疼痛，睫毛根部有糠皮样鳞屑；舌红苔薄，脉浮数。

【方一】银翘散加减

【来源】《温病条辨》

【组成】金银花 20 克，牛蒡子 12 克，连翘 15 克，桔梗 10 克，荆芥穗 10 克，薄荷 10 克，豆豉 10 克，芦根 12 克，淡竹叶 10 克，甘草 6 克。

【功效】祛风止痒，清热凉血。

【用法】水煎服，每日一剂。

【方解】方中金银花、连翘清热解毒；桔梗、牛蒡子、薄荷、荆芥穗、豆豉驱风散邪，清利头目；芦根、淡竹叶、甘草清热生津。

【按语】风盛则痒，风热客于睑弦；风热耗伤津液，故睑弦红赤干燥而起鳞屑。临床辨证以睫毛根部有糠皮样鳞屑为其要点。银翘散方疏风清热为主，可于方中加赤芍以增清热凉血之功；加蝉蜕、乌梢蛇以祛风止痒；加天花粉以生津润燥。

【方二】消风散

【来源】《外科正宗》

【组成】当归 10 克，生地 10 克，防风 10 克，蝉蜕 10 克，知母 12 克，苦参 6 克，胡麻 10 克，荆芥 10 克，苍术 10 克，牛蒡子 10 克，石膏 30 克，木通 6 克，甘草 6 克。

【功效】祛风为主，兼清湿热。

【用法】水煎服，每日一剂。

【方解】方中以荆芥、牛子、防风、蝉衣祛风止痒；苍术、苦参、木通以祛湿；石膏、知母清热泻火；生地、当归凉血散血。全方合用，可清热祛湿，疏风止痒。

【按语】本方用于风邪偏盛者。

2. 湿热偏盛证

【症状】患眼痒痛并作，睑弦红赤溃烂，出脓出血，秽浊结痂，眵泪胶粘，睫毛稀疏，或倒睫，或秃睫；舌质红，苔黄腻，脉濡数。

【方一】 除湿汤

【来源】《眼科篡要》

【组成】连翘12克，滑石10克，车前子30克，枳壳6克，黄芩15克，黄连6克，陈皮12克，荆芥10克，防风6克，甘草9克。

【功效】清热除湿，祛风止痒。

【用法】水煎服，每日一剂。

【方解】方中荆芥、防风祛风散邪；滑石、车前子、木通、茯苓除湿清热；连翘、黄芩、黄连、甘草清热解毒；陈皮、枳壳调理脾胃气机，以助化湿。

【按语】可于方中加银花、蒲公英、黄柏、栀子以助清热除湿之力。用于湿盛者。

【方二】 防风通圣散

【来源】《宣明论》

【组成】防风10克，荆芥10克，麻黄6克，栀子10克，黄芩10克，连翘10克，赤芍10克，石膏30克，滑石15克，大黄10克，甘草6克。

【功效】清热为主，佐以祛风除湿。

【用法】水煎服，每日一剂。

【方解】方中荆芥、防风、麻黄疏风散邪，大黄、滑石通二便，泻里热；栀子、黄芩、连翘、石膏、桔梗清热泻火。

【按语】本方用于热邪偏盛者。

3. 心火上炎证

【症状】眦部睑弦红赤，灼热刺痒，甚或睑弦赤烂、出脓出血；舌尖红，苔薄，脉数。

【方一】①导赤散②合黄连解毒汤

【来源】①《小儿药证直诀》②《外台秘要》

【组成】①生地15克，木通6克，竹叶10克；②黄连6克，黄芩10克，黄柏12克，栀子15克，甘草梢9克。

【功效】清心泻火。

【用法】水煎服，每日一剂。

【方解】导赤散清心导热下行，用黄连解毒汤泻火解毒，两方合用，共奏清心泻火解毒之力。

【按语】 若患处红赤较甚者，可加赤芍、丹皮以凉血退赤；痒极难忍者，酌加地肤子、白鲜皮、菊花、防风、川芎以祛风止痒。

三、沙眼

【概述】

沙眼是由沙眼衣原体引起的一种慢性传染性结膜角膜炎。由于其在睑结膜表面形成粗糙不平的外观，形似沙粒而得名。

沙眼发生于各个年龄，与生活条件和卫生状况密切相关，以结膜乳头、滤泡增生、角膜血管翳形成以及后期瘢痕为特征。多双眼发病，病程漫长，具有一定传染性。椒疮重症的并发症与后遗症较多，有睑内翻与倒睫、沙眼角膜血管翳、上睑下垂、睑球粘连、泪道阻塞和慢性泪囊炎、实质性结角膜干燥症。

本病属中医眼科学"椒疮"的范畴。一般认为，本病是由外感风热毒邪，内湿脾胃湿热，内外合邪，上壅胞睑，气血脉络阻滞而成。

【治疗】

1. **风热客睑证**

【症状】 上睑结膜乳头肥大、滤泡增生，穹窿血管模糊，或有上方角膜血管翳。伴有眼痒涩不适，舌尖红，苔薄黄，脉浮数。

【方一】 **银翘散**
【来源】《温病条辨》
【组成】 金银花20克，牛蒡子12克，连翘15克，桔梗10克，荆芥穗10克，薄荷10克，豆豉10克，芦根12克，淡竹叶10克，甘草6克。
【功效】 疏风清热散瘀。
【用法】 水煎服，每日一剂。
【方解】 方中薄荷、豆豉、荆芥、桔梗、牛蒡子疏风解表；银花、连翘清热解毒；配竹叶、芦根、甘草以加强清热之力。
【按语】 可于方中加入赤芍、生地、当归、苏木等凉血散瘀。

【方二】 **新制柴连汤**
【来源】《眼科纂要》

【组成】黄连 10 克，黄芩 10 克，栀子 10 克，柴胡 10 克，赤芍 20 克，防风 10 克，荆芥 10 克，薄荷 10 克，银花 30 克，生甘草 10 克。

【功效】疏风清热，泻火解毒。

【用法】水煎服，每日一剂。

【方解】方中黄连、黄芩、栀子、银花清热解毒；防风、荆芥、薄荷、柴胡疏风清热；赤芍活血散瘀。全方合用，共奏疏风清热、泻火解毒之功。

【按语】若眵粘稠者，可选鱼腥草、蒲公英、板蓝根各 20 克，以增清热解毒之功；若目痒灼痛重者，可加黄芩、蝉蜕、防风、白蒺藜各 10 克，以清热止痛，祛风止痒；若病及黑睛者，可加草决明 20 克，菊花、夏枯草、谷精草各 15 克，木贼 10 克，以清肝明目退翳。

2. 热毒壅盛证

【症状】睑内红赤，颗粒较多，赤脉下垂，眼灼热痒痛，羞明流泪，眵泪胶粘，舌红，苔黄，脉数。

【方一】 除风清脾饮
【来源】《审视瑶函》
【组成】黄芩 10 克，黄连 6 克，知母 12 克，连翘 10 克，桔梗 10 克，大黄 6 克，芒硝 10 克，荆芥 10 克，防风 10 克，陈皮 12 克，玄参 15 克，生地 10 克。

【功效】清热解毒，除风散邪。

【用法】水煎服，每日一剂。

【方解】方中黄连、黄芩、连翘、玄参、知母清脾胃，泻热毒；芒硝、大黄通腑，泻脾胃积热；荆芥、防风疏散风邪；生地配合大黄凉血活血消滞；

【按语】酌加赤芍、红花活血散瘀退赤。用于脾胃湿热，血热壅滞者。

【方二】 清脾凉血汤
【来源】《医宗金鉴》
【组成】防风 10 克，荆芥 10 克，蝉蜕 10 克，玄参 10 克，连翘 10 克，大黄 6 克，赤芍 15 克，竹叶 6 克，白鲜皮 10 克，苍术 10 克，陈皮 10 克，厚朴 12 克，甘草 6 克。

【功效】清脾凉血，疏风化湿。

【用法】水煎服，每日一剂。

【方解】防风、荆芥、蝉蜕祛风散热止痒、玄参、连翘、大黄、赤芍、甘草清热凉血解毒、白鲜皮清热祛风除湿、苍术、陈皮、厚朴燥湿理气消滞。

【按语】用于沙眼重症。

3. 血热瘀滞证

【症状】 胞睑厚硬，重坠难开，睑内颗粒累累，疙瘩不平，红赤显著，赤膜下垂或血翳包睛。眼内刺痛灼热，沙涩羞明，生眵流泪，舌质暗红苔黄，脉数。

【方一】 归芍红花散

【来源】《审视瑶函》

【组成】 红花9克，当归12克，赤芍12克，生地12克，大黄9克，连翘18克，栀子15克，黄芩12克，甘草3克，防风12克，白芷12克。

【功效】 清热解毒，凉血散瘀。

【用法】 水煎服，每日一剂。

【方解】 方中生地、大黄清热散结；红花、当归、赤芍活血化瘀；连翘、栀子、黄芩、甘草清热解毒；防风、白芷疏风散邪。

【按语】 若胞睑厚硬、睑内颗粒累累者，加生地、丹皮、桃仁凉血化瘀；生眵流泪加金银花、桑叶、菊花以清热解毒；赤膜下垂、黑睛生翳加石决明、密蒙花、谷精草清热明目退翳。

四、急性泪囊炎

【概述】

急性泪囊炎是泪囊周围的蜂窝组织炎，多发生在慢性泪囊炎的基础上，偶见急性原发性泪囊炎，属眼科急症。在慢性泪囊炎基础上，致病菌通过泪囊壁侵及附近组织；有时行鼻泪管探通术，不慎将泪囊穿破，可使感染扩散到泪囊周围组织，引起急性炎症。

本病属中医眼科学"漏睛疮"范畴，其病因病机为心火亢盛，上攻泪窍，蕴积不解，酿脓为患，或素有漏睛，复感风邪，风热相搏，日久酿脓，或平素多食辛辣炙煿，心脾热毒壅盛，上攻泪窍，致气血瘀滞，结聚成疮而发为本病。

【治疗】

本病起病急骤，发展迅速，须及时处理，通常采用中西医结合治疗，以期尽快控制病情。在未成脓阶段以内治为主，如已成脓，应切开排脓引流。

1. 风热上攻证

【症状】泪囊区红肿疼痛，压痛显著。可伴有头痛泪多，恶寒发热，舌苔薄黄，脉浮数。

【方一】驱风散热饮子

【来源】《审视瑶函》

【组成】羌活 10 克，防风 10 克，牛蒡子 10 克，薄荷 9 克，大黄 6 克，栀子 20 克，连翘 12 克，甘草 6 克，当归 12 克，赤芍 15 克，川芎 10 克。

【功效】疏风清热，消肿散结。

【用法】水煎服，每日一剂。

【方解】羌活、防风、牛蒡子、薄荷疏风清热散结；大黄、栀子、连翘、甘草清热解毒泻火；当归、赤芍、川芎祛瘀消肿。

【按语】病情严重者，可酌加蒲公英、地丁清热解毒泻火。

【方二】银翘散

【来源】《温病条辨》

【组成】金银花 20 克，牛蒡子 12 克，连翘 15 克，桔梗 10 克，荆芥穗 10 克，薄荷 10 克，豆豉 10 克，芦根 12 克，淡竹叶 10 克，甘草 6 克。

【功效】疏风清热，解毒消肿。

【用法】水煎服，每日一剂。

【方解】方中金银花、连翘清热解毒；桔梗、牛蒡子、薄荷、荆芥穗、豆豉驱风散邪，清利头目；芦根、淡竹叶、甘草清热生津。全方具有轻清宣散，解毒消肿之功。

【按语】病情严重者，可酌加蒲公英、地丁清热解毒泻火。

2. 热毒炽盛证

【症状】泪囊区红肿高起，坚硬痛甚而拒按，红肿或蔓延至面颊及眼睑。伴有身热口渴，大便燥结，舌质红，苔黄燥，脉洪数。

【方一】仙方活命饮

【来源】《校注妇人良方》

【组成】金银花 30 克，当归 12 克，赤芍 12 克，乳香 10 克，没药 12 克，陈皮 6 克，防风 10 克，白芷 12 克，贝母 10 克，花粉 12 克，穿山甲 20 克，皂刺 10 克。

【功效】清热解毒，消瘀散结。

【用法】水煎服，每日一剂。

【方解】金银花清热解毒，消散疮肿；当归、赤芍、乳香、没药活血散瘀止痛，陈皮理气行滞，防风、白芷疏风散结；贝母、花粉清热排脓；穿山甲、皂刺通络消肿。

【按语】红肿痛甚者，去辛温白芷、陈皮，加公英、连翘加强清热解毒功效。

【方二】黄连解毒汤

【来源】《外台秘要》

【组成】黄连 10 克，黄芩 12 克，黄柏 12 克，栀子 12 克。

【功效】清热解毒，消瘀散结。

【用法】水煎服，每日一剂。

【方解】方中四药共奏苦寒清热之功，加穿山甲、皂刺通络祛瘀，消肿止痛。

【按语】疼痛严重者，加乳香、没药活血止痛。

3. 正虚邪留证

【症状】患处时发轻度红肿，微有压痛，但不溃破；或溃后漏口难敛，脓汁稀少而不绝，面色㿠白，神疲食少，舌淡苔薄，脉弱无力。

【方一】千金托里散

【来源】《医宗金鉴》

【组成】黄芪 30 克，党参 15 克，茯苓 12 克，甘草 6 克，当归 12 克，白芍 10 克，川芎 12 克，金银花 10 克，白芷 12 克，防风 10 克，麦冬 12 克，桔梗 10 克。

【功效】扶正祛邪，托里排毒。

【用法】水煎服，每日一剂。

【方解】黄芪、党参、茯苓、甘草健脾益气；当归、白芍、川芎补血行血；金银花清热解毒；白芷、防风祛风散邪；麦冬养阴；桔梗散结载药上行，全方共奏扶正祛邪之功。

【按语】口渴甚者加沙参。

五、慢性泪囊炎

【概述】

慢性泪囊炎是以溢脓流泪及泪道冲洗后有粘脓性分泌物流出为临床特

征的泪囊组织的慢性炎症。多见于中老年女性，可单眼或双眼发病。新生儿也可罹患本病，鼻泪管阻塞是慢性泪囊炎的主要原因。鼻泪管阻塞使泪液在泪囊中潴留，细菌增长繁殖，产生黏液性或脓性分泌物。常见致病菌有葡萄球菌、链球菌和肺炎双球菌等。

本病属中医眼科学"漏睛"范畴，病因病机多由风热邪毒侵袭，停留泪窍，积伏日久，蓄腐成脓；或心有伏火，脾蕴湿热，循经上犯内眦，积聚成脓，浸渍泪窍；或椒疮邪毒侵犯泪窍，窍道闭塞，复加风热邪毒外侵所致。

【治疗】

慢性泪囊炎病程较长，由于有脓液长期外溢而对眼球形成威胁。药物治疗能暂时减轻症状，但最终多需手术治疗以彻底治愈。

1. 风热停留证

【症状】内眦皮色如常，时有泪液溢出，伴有粘浊液体自泪小点溢出；或自觉隐涩不舒，舌尖红，苔薄白，脉浮数。

【方一】白薇丸加蒲公英

【来源】《审视瑶函》

【组成】白薇 30 克，石榴皮 30 克，防风 10 克，白蒺藜 30 克，羌活 15 克。

【功效】疏风清热。

【用法】水煎服，每日一剂。

【方解】方中白薇清热凉血，利水止泪；石榴皮收敛止泪；白蒺藜、羌活、防风疏风清热，加蒲公英加强清热解毒之力。

【按语】如眦部稍有隆起，压之不痛，为肝肾不足之象，可加菊花、枸杞、补骨脂等。

2. 心脾湿热证

【症状】溢泪粘稠，脓多而黄，内眦部皮肤红赤潮湿。伴有小便黄赤，舌苔黄腻，脉濡数。

【方一】竹叶泻经汤

【来源】《原机启微》

【组成】竹叶 30 克，黄连 6 克，黄芩 12 克，大黄 6 克，升麻 9 克，茯苓 12 克，泽泻 6 克，车前子 12 克，柴胡 10 克，草决明 10 克，羌活 10 克，赤芍 12 克。

【功效】清心利湿。

【用法】水煎服，每日一剂。

【方解】方中竹叶、黄连清心火；黄芩、大黄、升麻清脾泻热；茯苓、泽泻、车前子清利湿热，使热从尿出；柴胡、草决明加强清火之力；羌活能除膀胱经风热，内眦部为足太阳膀胱起始部，内眦部红肿积脓，故用羌活以治之；赤芍凉血散结。

【按语】脓多而黄稠者，去羌活加天花粉、漏芦、乳香、没药、泽兰以清热排脓，祛瘀消滞。

六、急性卡他性结膜炎

【概述】

急性卡他性结膜炎是由细菌感染引起的急性感染性疾病，俗称"红眼病"。具有一定季节性，可散发，也可流行。本病潜伏期短，发病急，双眼同时发病。由细菌感染引起，主要病原菌有肺炎双球菌、Koch-Weeks 杆菌、流感嗜血杆菌、金黄色葡萄球菌。

本病属中医眼科学"暴风客热"的范畴。《秘传眼科龙木论》谓："此眼初患之时，忽然白睛胀起，都覆乌睛和瞳仁。或痒或痛，泪出难开，此是暴风客热。"本病多因风热邪毒，客于内热阳盛之人，风热相搏，内外交攻于白睛，猝然发病。

【治疗】

中药治疗能有效缩短病情，减轻刺激症状。

1. 风重于热证

【症状】患眼涩痒交作，灼热畏光，眼睑微肿，结膜充血、黏液性或水样分泌。可伴有恶风发热，头痛鼻塞，舌质红，苔薄白或微黄，脉浮数。

【方一】羌活胜风汤

【来源】《原机启微》

【组成】柴胡10克，荆芥10克，防风10克，羌活10克，独活15克，薄荷10克，前胡10克，白芷10克，川芎10克，白术10克，甘草3克，枳壳10克，黄芩10克，桔梗10克。

【功效】疏风散邪，兼以清热。

【用法】水煎服，每日一剂。

【方解】 方中柴胡、荆芥、防风、羌活、独活、薄荷、前胡、白芷祛风散邪；川芎通络活血，白术、甘草、枳壳调理脾胃以助升发之气；黄芩清上焦之热；桔梗开肺气而引药上行。

【按语】 热邪较重者，去羌活、独活；结膜充血明显，酌加野菊花、紫草等清热解毒，凉血退赤；痒甚者，加蝉蜕、蒺藜等祛风止痒。

【方二】 银翘散
【来源】《温病条辨》
【组成】 金银花20克，牛蒡子12克，连翘15克，桔梗10克，荆芥穗10克，薄荷10克，豆豉10克，芦根12克，淡竹叶10克，甘草6克。
【功效】 疏风清热。
【用法】 水煎服，每日一剂。
【方解】 方中金银花、连翘清热解毒；桔梗、牛蒡子、薄荷、荆芥穗、豆豉驱风散邪，清利头目；芦根、淡竹叶、甘草清热生津。全方具有轻清宣散，解毒消肿之功。
【按语】 临证可加生地、黄芩以清热解毒。

2. 热重于风证

【症状】 灼热疼痛较重，怕热畏光，分泌物多而黏稠，流泪，眼睑红肿，结膜充血水肿；或伴有口渴，便秘，溲赤；苔黄脉数。

【方一】 泻肺饮
【来源】《眼科篡要》
【组成】 石膏30克，黄芩15克，桑白皮20克，枳壳10克，木通10克，连翘15克，栀子10克，甘草3克，荆芥10克，防风10克，白芷10克，羌活5克，赤芍10克。
【功效】 清热泻火，疏风散邪。
【用法】 水煎服，每日一剂。
【方解】 方中石膏、黄芩、桑白皮清泻肺热；枳壳、木通、连翘、栀子、甘草清心导赤；荆芥、防风、白芷、羌活祛风散邪；赤芍活血凉血。
【按语】 结膜充血水肿明显，重用桑白皮，酌加桔梗、葶苈子以利水泻肺消肿；加野菊花、紫草等以清热解毒凉血退赤；便秘者加大黄、芒硝等泻火通腑。

【方二】 竹叶泻经汤
【来源】《原机启微》
【组成】 竹叶30克，黄连6克，黄芩12克，大黄6克，升麻9克，茯苓 12 克，泽泻 6 克，车前子 12 克，柴胡 10 克，草决明 10 克，羌活 10 克，赤芍 12 克。

【功效】清热泻火，解毒祛风。

【用法】水煎服，每日一剂。

【方解】方中竹叶、黄连清心火；黄芩、大黄、升麻清脾泻热；茯苓、泽泻、车前子清利湿热，使热从尿出；柴胡、草决明加强清火之力；羌活能除膀胱经风热，内眦部为足太阳膀胱起始部，内眦部红肿积脓，故用羌活以治之；赤芍凉血散结。

【按语】本方适用于心经热盛者。

3. 风热并重证

【症状】灼热不适，痛痒并作，怕热畏光，结膜红赤甚至水肿；兼见恶风发热，头痛鼻塞，口渴，便秘，溲赤；苔黄脉数。

【方一】**防风通圣散**

【来源】《宣明论》

【组成】防风 10 克，荆芥 10 克，麻黄 6 克，栀子 10 克，黄芩 10 克，连翘 10 克，赤芍 10 克，石膏 30 克，滑石 15 克，大黄 10 克，甘草 6 克。

【功效】祛风清热，表里双解。

【用法】水煎服，每日一剂。

【方解】荆芥、防风、麻黄、薄荷祛风解表；栀子、连翘、石膏、黄芩、桔梗清泻肺胃之火；大黄、芒硝、滑石、甘草通泻二便，引热下行；川芎、当归、白芍、白术和血理脾。全方表里双解，祛风解表，泻热通里。

【按语】临证时，还可根据恶寒发热的轻重及便秘溲赤的程度加减化裁。热重者，可去辛温的麻黄、川芎。

【方二】**①黄连解毒汤合②银翘散**

【来源】①《外台秘要》②《温病条辨》

【组成】①黄连 10 克，黄芩 12 克，栀子 12 克；②金银花 20 克，牛蒡子 12 克，连翘 15 克，桔梗 10 克，荆芥穗 10 克，薄荷 10 克，豆豉 10 克，芦根 12 克，淡竹叶 10 克，甘草 6 克。

【功效】清热解毒，祛风消肿。

【用法】水煎服，每日一剂。

【方解】前者清热解毒，后者祛风消肿。

【按语】若刺痒较重，加蝉蜕、蒺藜等祛风止痒。

七、病毒性结膜炎

【概述】

病毒性结膜炎是一种常见的由病毒引起的结膜炎症。可由多种病毒引起，患者临床表现有很大不同，主要与个体免疫机能及致病病毒的毒力有关。

流行性结角膜炎是一种由腺病毒引起的急性传染性眼病，可散发，也常造成流行，无明显季节性，各年龄段均可发生，病程较长，严重者可迁延数月以上。临床特点是急性滤泡性或假膜性结膜炎及角膜上皮细胞下浸润。

本病属于中医眼科学"天行赤眼"和"天行赤眼暴翳"范畴。本病多为外感疠气邪毒，内兼肺肝火旺，内外合邪，上攻于目而发病。

【治疗】

本病治疗原则是在局部用药的基础上，中医以肺肝同治，泻火退翳为主。

1. 风热外袭证

【症状】病初起，畏光流泪，涩痒刺痛，球结膜充血，分泌物清稀，眼睑轻度水肿，角膜少量点状浸润；兼见发热，耳前淋巴结肿大，头痛，鼻塞流涕；舌红，苔薄白，脉浮数。

【方一】泻肺饮

【来源】《眼科纂要》

【组成】石膏 30 克，黄芩 15 克，桑白皮 20 克，枳壳 10 克，木通 10 克，连翘 15 克，栀子 10 克，甘草 3 克，荆芥 10 克，防风 10 克，白芷 10 克，羌活 5 克，赤芍 10 克。

【功效】泻肺利气，兼以退翳。

【用法】水煎服，每日一剂。

【方解】方中石膏、黄芩、桑白皮清泻肺热；枳壳、木通、连翘、栀子、甘草清热导赤；荆芥、防风、白芷、羌活祛风散邪退翳；赤芍活血凉血。

【按语】结膜充血水肿明显，重用桑白皮，酌加桔梗、葶苈子以利水泻肺消肿；加野菊花、紫草等以清热解毒凉血退赤；便秘者加大黄、芒硝等泻火通腑。加龙胆草、蝉蜕、白蒺藜以清肝祛风，退翳明目。

【方二】 祛风散热饮子

【来源】《审视瑶函》

【组成】羌活 10 克，防风 10 克，牛蒡子 10 克，薄荷 9 克，大黄 6 克，栀子 20 克，连翘 12 克，甘草 6 克，当归 12 克，赤芍 15 克，川芎 10 克。

【功效】疏风清热。

【用法】水煎服，每日一剂。

【方解】羌活、防风、牛蒡子、薄荷疏风清热；大黄、栀子、连翘、甘草清热解毒泻火；当归、赤芍、川芎祛瘀消肿。

【按语】适用于风热重者。病情严重者，可酌加蒲公英、地丁清热解毒泻火。白睛溢血广泛，加生地、丹皮凉血清热。

2. 热毒炽盛证

【症状】患眼碜涩刺痛，流泪畏光，球结膜混合充血，视物不清，角膜浸润灶增加；兼口苦，咽干，便秘，耳鸣；舌红，苔黄，脉弦数有力。

【方一】 龙胆泻肝汤

【来源】《医宗金鉴》

【组成】胆草 10 克，栀子 10 克，黄芩 10 克，柴胡 10 克，泽泻 10 克，车前子 10 克，生地 15 克，当归 10 克。

【功效】清肝泻火，退翳明目。

【用法】水煎服，每日一剂。

【方解】方中胆草、栀子、黄芩、柴胡清泻肝肺火热；泽泻、木通、车前子清利小便，引热外出；生地、当归滋阴养血，祛邪而不伤正。

【按语】可酌加蝉蜕、密蒙花、白蒺藜疏风清热退翳。若大便秘结，去木通加玄明粉、茯苓通腑泻热。

【方二】 ①黄连解毒汤合②五味消毒饮

【来源】①《外台秘要》②《医宗金鉴》

【组成】①黄连 10 克，黄芩 12 克，栀子 12 克；②金银花 20 克，野菊花 20 克，蒲公英 15 克，紫花地丁 12 克，天葵子 10 克。

【功效】清热泻火解毒。

【用法】水煎服，每日一剂。

【方解】上述两方诸药合用，具有较强清热泻火作用。

【按语】对大便秘结者，加大黄通腑泄热；疼痛严重者，加乳香、没药散瘀止痛；脓成而未溃者，加穿山甲、皂刺促其溃破。

3. 余邪未清证

【症状】眼干涩，轻度畏光流泪，视物不清；球结膜充血消退，角膜点片状薄翳；舌红少津，脉细数。

【方一】拨云退翳丸
【来源】《原机启微》
【组成】楮实子 10 克，薄荷 10 克，川芎 20 克，黄连 10 克，菊花 10 克，蝉蜕 10 克，瓜蒌根 6 克，蔓荆子 10 克，密蒙花 10 克，蛇蜕 10 克，荆芥穗 10 克，白芷 10 克，木贼 10 克，防风 10 克，甘草 10 克。
【功效】养阴祛邪，退翳明目。
【用法】水煎服，每日一剂。
【方解】方中蔓荆子、菊花、薄荷、木贼草、蝉蜕、白蒺藜辛凉疏风，退翳明目；川椒辛散，散邪退翳；黄连、地骨皮、天花粉清余热；当归、川芎养血活血；楮实子补肝明目；甘草调和诸药。
【按语】角膜浸润明显者加石决明、乌贼骨以清肝明目退翳。

【方二】滋阴退翳汤
【来源】《眼科临证笔记》
【组成】玄参 10 克，麦冬 12 克，生地 15 克，天花粉 10 克，荆芥 10 克，防风 10 克，木贼 10 克，蝉蜕 10 克，密蒙花 10 克，白蒺藜 10 克，薄荷 6 克，甘草 3 克。
【功效】滋阴祛邪、退翳明目。
【用法】水煎服，每日一剂。
【方解】玄参、生地、麦冬、知母滋阴养液，蒺藜、木贼、菊花、蝉蜕、密蒙花退翳除障，荆芥、防风、薄荷祛风明目，甘草调和诸药。
【按语】适用于久病阴虚者。

八、泡性结膜炎

【概述】

　　泡性结角膜炎是一种由微生物蛋白质引起的迟发型免疫性结膜炎。病变以结角膜泡性结节形成为特点，好发于春秋季，多见于营养不良，体质虚弱的儿童和青少年，女性多于男性。

　　本病属于中医眼科学"金疳"的范畴，若病变在角膜缘有新生血管束状伸入，发展成束状角膜炎者，可归属于中医"风轮赤豆"范畴。中医认为，本病由肺经燥热，宣发失职，致气血郁滞而成；或肺阴不足，虚火上炎，白睛血络瘀滞不畅而发病，或脾胃虚弱，土不生金，肺金失养，肺气不利所致。

【治疗】

对本病的治疗，中医从调理肺脏着眼。初起泻肺利气散结；反复发作，则以润肺益气为主。

1. 肺燥郁热证

【症状】双目涩痛，泪热畏光，分泌物少而粘结，白睛浅层有玉粒样小泡隆起，周围局限性充血，或见小泡生于角膜边缘。可兼有口渴鼻干，便秘溲赤；舌红少津，苔薄黄，脉数。

【方一】 泻肺汤

【来源】《审视瑶函》

【组成】桑白皮 15 克，黄芩 10 克，地骨皮 10 克，知母 10 克，麦冬 15 克，桔梗 10 克。

【功效】泻肺散结。

【用法】水煎服，每日一剂。

【方解】桑白皮、黄芩泻肺热；热甚伤阴，故以地骨皮、知母、麦冬养阴清热；桔梗入肺，引药上行。

【按语】可加丹皮、赤芍、郁金等以清热活血，凉血退赤；大便秘结者，可加大黄以泻大肠之积热；如小泡生于角膜边缘，可加白蒺藜、草决明、木贼、夏枯草等清肝泻火退翳。

【方二】 桑白皮汤

【来源】《审视瑶函》

【组成】桑白皮 10 克，黄芩 12 克，菊花 12 克，旋覆花 10 克，桔梗 10 克，地骨皮 12 克，玄参 10 克，麦冬 10 克，茯苓 10 克，泽泻 10 克，甘草 6 克。

【功效】清热利肺。

【用法】水煎服，每日一剂。

【方解】桑白皮、黄芩、菊花、旋覆花、桔梗、地骨皮清肺热，利肺气；玄参、麦冬滋肺阴，清伏火；茯苓、泽泻利湿明目；甘草调和诸药。

【按语】临证时可去泽泻、茯苓，加金银花、薄荷以加强疏散外邪之力。

2. 气火郁结证

【症状】患眼涩痛难开，畏光流泪，颗粒小泡侵及角膜，并有新生血管伸入，口苦咽干，烦躁不宁；舌红，苔黄，脉弦数。

【方一】龙胆泻肝汤

【来源】《医宗金鉴》

【组成】胆草10克，栀子10克，黄芩10克，柴胡10克，泽泻10克，车前子10克，生地15克，当归10克。

【功效】清热泻火，利气散结。

【用法】水煎服，每日一剂。

【方解】龙胆草、栀子、黄芩、柴胡清泻肝胆实热，泽泻、木通、车前子引热下行；生地、当归凉血活血。

【按语】可加浙贝、连翘清热散结，牛蒡、桑叶清肺火。若球结膜充血明显，加桑白皮、丹皮、赤芍以清热退赤。

3. 肺阴不足证

【症状】眼部干涩不适，分泌物干结，球结膜生小泡，颗粒不甚高隆，周围充血，病久难愈，反复发作，可有干咳、五心烦热等，舌红，少苔，脉细数。

【方一】养阴清肺汤

【来源】《重楼玉钥》

【组成】生地15克，玄参10克，麦冬15克，白芍10克，丹皮10克，贝母10克，薄荷10克，甘草15克。

【功效】滋阴润肺，兼以散结。

【用法】水煎服，每日一剂。

【方解】方中生地、玄参、麦冬、白芍养阴清肺润燥，丹皮凉血解毒，贝母清热散结，薄荷宣肺利咽，甘草调和诸药。

【按语】可酌加黄芩、连翘、夏枯草等清热解毒散结。

4. 湿热重蒸证

【症状】眼部奇痒，痒涩不适，泪多畏光，分泌物胶结呈粘丝状；睑结膜弥漫性乳头，状如卵石，球结膜污黄，或球结膜、角膜交界处呈胶样隆起；舌红，苔黄腻，脉数。

【方一】防风通圣散

【来源】《宣明论》

【组成】防风 10 克，荆芥 10 克，麻黄 6 克，栀子 10 克，黄芩 10 克，连翘 10 克，赤芍 10 克，石膏 30 克，滑石 15 克，大黄 10 克，甘草 6 克。

【功效】清热除湿，疏风止痒。

【用法】水煎服，每日一剂。

【方解】方中荆芥、防风、薄荷、麻黄疏风散邪；大黄、芒硝、滑石通二便，泻里热；栀子、黄芩、连翘、石膏、桔梗清热泻火；当归、白芍、川芎、白术理血和脾。

【按语】痒甚者，加白鲜皮、地肤子、茵陈、乌梢蛇以增强疏风除湿止痒之功；睑内颗粒明显及有胶样结节者，酌加郁金、川芎等消郁除滞。

【方二】凉膈清脾饮

【来源】《审视瑶函》

【组成】苦参 10 克，黄芩 10 克，黄连 10 克，大黄 10 克，石膏 20 克，柴胡 10 克，前胡 10 克，荆芥 10 克，防风 10 克，甘草 3 克。

【功效】清热化湿。

【用法】水煎服，每日一剂。

【方解】苦参、黄芩、黄连清热化湿；大黄、石膏使湿热从下而解；柴胡、荆芥、防风、前胡祛风除湿，湿从表而解；甘草调和诸药。

【按语】湿重者，加车前子、滑石以清热利湿。

九、巩膜炎

【概述】

巩膜炎是巩膜基质的炎症，以眼痛、眼红和视力减退为主要临床特征。本病多见于中青年，且女性明显多于男性，病情顽固，易反复发作，并发症较多，大部分与全身结缔组织病密切相关。其中，类风湿性关节炎是前巩膜炎最重要的相关因素。

本病属中医眼科学"火疳"之重症的范畴，又名"火疡"。该病病因病机多为肺热亢盛，气极机不利，致气血瘀滞；或心肺热毒内蕴，火郁不得泄，上逼白睛；或肺肝热盛，火邪亢盛，上攻白睛深层，火邪郁滞无从宣泄，煎迫血络，血热瘀滞而成；或肺阴不足，虚火上炎，上攻白睛。

【治疗】

中医药治疗能够有效地减轻症状，缩短病程，减少复发。由于热毒壅盛、脉络瘀滞是本病主要病机特点，因此治疗中应注重清热解毒、凉血散瘀之法的应用。

1. 肺热亢盛证

【症状】 发病稍缓，眼痛流泪，前部巩膜局限性隆起、压痛，色泽暗红，结膜充血水肿。伴有咽痛便秘，舌红苔黄，脉数。

【方一】 泻肺汤

【来源】《审视瑶函》

【组成】 桑白皮 15 克，黄芩 10 克，地骨皮 10 克，知母 10 克，麦冬 15 克，桔梗 10 克。

【功效】 清热泻肺，利气散结。

【用法】 水煎服，每日一剂。

【方解】 桑白皮、黄芩、地骨皮清泻肺热；知母、麦冬清热养阴；桔梗利肺，引药上行。

【按语】 疼痛明显者，加赤芍、红花、郁金等化瘀散结止痛；热甚者，加连翘、生石膏等加强清热之功。

2. 心肺热毒证

【症状】 发病较急，疼痛较重，羞明流泪，视物不清，巩膜结节隆起赤紫，压痛明显，周围及表面血脉扩张。常伴有口苦咽干，心烦失眠，便秘溲赤，舌红苔黄，脉数有力。

【方一】 还阴救苦汤

【来源】《原机启微》

【组成】 黄连 10 克，黄芩 10 克，黄柏 10 克，知母 10 克，连翘 10 克，龙胆草 15 克，生地 10 克，红花 10 克，当归 10 克，川芎 10 克，柴胡 10 克，防风 10 克，羌活 10 克，细辛 3 克，藁本 10 克，升麻 10 克，苍术 10 克，甘草 6 克，桔梗 10 克。

【功效】 泻火解毒，凉血散结。

【用法】 水煎服，每日一剂。

【方解】 黄连、黄芩、黄柏、知母、连翘、龙胆草泻火解毒；生地、红花、当归、川芎凉血活血散结；柴胡、防风、羌活、细辛、藁本散郁通络；升麻、苍术、甘草调补中气；桔梗通利肺气，载药上行。

【按语】 临证时，上方可去苍术、升麻等以防辛温助火，加石膏、金银花增强清热泻火之功。

【方二】①黄连解毒汤合②银翘散

【来源】①《外台秘要》②《温病条辨》

【组成】①黄连10克，黄芩12克，栀子12克；②金银花20克，牛蒡子12克，连翘15克，桔梗10克，荆芥穗10克，薄荷10克，豆豉10克，芦根12克，淡竹叶10克，甘草6克。

【功效】清热解毒，泻火散结。

【用法】水煎服，每日一剂。

【方解】前者清热解毒，后者祛风散结。

【按语】便秘不解者，加大黄、元参以泻热通便。

3. 肝肺实热证

【症状】患眼胀痛难忍，羞明流泪，视力下降明显，巩膜深层结节大而隆起显著，色泽紫暗，甚至多个环绕角膜，压痛拒按，球结膜充血水肿。伴有烦躁易怒，口苦耳鸣，舌边尖红，苔黄，脉弦数。

【方一】泻肝散

【来源】《银海精微》

【组成】龙胆草15克，黄芩10克，知母12克，玄参12克，桔梗10克，羌活10克，当归10克，大黄6克，芒硝10克，车前子30克。

【功效】清肝泻肺、解毒散结。

【用法】水煎服，每日一剂。

【方解】龙胆草、黄芩、知母、玄参清肝泻火；桔梗通利肺气；羌活祛风散结；当归、大黄、芒硝、车前子引热下行，从二便而解。

【按语】结节高耸紫暗者，加赤芍、郁金、生地、红花、夏枯草以凉血散瘀，软坚散结；疼痛剧烈者，加乳香、没药、红藤凉血止痛。

4. 肺虚阴伤证

【症状】反复发作日久，眼感酸痛，视物不清，巩膜结节高起不甚，色紫暗，压痛不明显。咽干口燥，便秘不爽，舌红少津，脉细数。

【方一】养阴清肺汤

【来源】《重楼玉钥》

【组成】生地15克，玄参10克，麦冬15克，白芍10克，丹皮10克，贝母10克，薄荷10克，甘草15克。

【功效】养阴清热，兼以散结。

【用法】水煎服，每日一剂。

【方解】生地、麦冬、玄参、白芍滋阴润肺降火；贝母、丹皮助生地、玄参凉血解毒散结；薄荷宣肺利咽；生甘草解毒而调和诸药。

【按语】火热显著者，加知母、地骨皮、连翘清降虚火；结节日久不消者，加郁金、赤芍、夏枯草以祛瘀散结。

十、化脓性角膜炎

【概述】

化脓性角膜炎是由细菌感染引起的化脓性角膜炎症。本病起病急、病情重、变化多，如得不到有效治疗，可发生一系列并发症。细菌性角膜炎的致病菌较多，其中以葡萄球菌属和微球菌属、链球菌属、假单胞菌属及肠杆菌科为主。感染多见于角膜外伤后，与全身状况有很大的关系。某些局部因素亦是造成感染的重要因素。局部及全身因素可破坏角膜上皮的完整性，机体抵抗致病菌能力下降，使一些存在于结膜囊的条件致病菌也可造成角膜感染，成为细菌性角膜炎的诱因。

临床上化脓性角膜炎主要指匐行性角膜溃疡和绿脓杆菌性角膜溃疡，因其角膜溃疡面状如凝脂，故本病中医眼科学称之为"凝脂翳"。如并发前房积脓则称为"黄液上冲"。中医认为多因黑睛表层外伤，风热邪毒乘虚入侵；或肝胆热盛，上炎于目，熏灼黑睛；或久病体虚，外邪滞留，致黑睛溃陷而成。

【治疗】

本病以火热邪毒蕴结黑睛为主要病机特点，治疗上，初期风热壅盛者，治以祛风清热解毒；中期肝胆火炽者，治以清肝泻火解毒；后期虚实兼夹，治以补虚泻实，退翳明目。

1. 风热壅盛证

【症状】病变初起，头痛眼痛，畏光流泪，视力下降；睫状充血，角膜出现炎性浸润，边缘不清，表面污浊；舌红苔薄黄，脉浮数。

【方一】新制柴连汤

【来源】《眼科纂要》

【组成】柴胡10克，黄连6克，黄芩10克，赤芍10克，蔓荆子10克，栀子20克，木通6克，荆芥10克，防风10克，甘草6克，龙胆草15克。

【功效】祛风清热。

【用法】水煎服，每日一剂。

【方解】方中柴胡、蔓荆子、荆芥、防风祛风散邪止痛；黄连、黄芩、栀子、胆草清肝泻火退赤；赤芍、木通清热活血，退赤止痛；甘草清热和中。

【按语】若混合性充血，分泌物多色黄黏稠，可加金银花、千里光、蒲公英以清热解毒；加红花活血散瘀。

2. 里热炽盛证

【症状】头目疼痛剧烈，畏光流泪；眼睑红肿痉挛，结膜水肿混合充血，角膜溃疡凹陷深大，前房充满脓液，溃疡表面及结膜囊内分泌物呈黄绿色；可伴发热口渴，溲赤便秘；舌红苔黄厚，脉数有力。

【方一】四顺清凉饮子
【来源】《审视瑶函》
【组成】胆草30克，柴胡10克，黄芩10克，桑白皮20克，黄连6克，生地15克，赤芍10克，当归12克，川芎10克，羌活10克，防风10克，木贼10克，车前子15克，大黄10克，枳壳10克。
【功效】泻火解毒。
【用法】水煎服，每日一剂。
【方解】方中胆草、柴胡清肝胆火热；黄芩、桑白皮清肺泻火；黄连清心火；生地、赤芍清热凉血；当归、川芎行气活血；羌活、防风、木贼祛风退翳；车前子、大黄、枳壳通利二便，使火热自下而解。

【按语】口干便燥明显者，加天花粉、石膏、芒硝以增清热生津、泻火通腑之功；眼部红肿疼痛严重者，可加水牛角、丹皮、乳香、没药等凉血化瘀；分泌物呈黄绿色，邪毒炽盛者再加银花、蒲公英、败酱草、菊花、千里光等清热解毒之品。

3. 正虚邪留证

【症状】眼痛、畏光较轻，或眼内干涩；结膜充血不明显，角膜溃疡逐渐变浅，但迁延不愈；常伴体倦便溏；舌红，脉细数，或舌淡脉弱。

【方一】托里消毒散
【来源】《外科正宗》
【组成】黄芪30克，金银花10克，甘草6克，桔梗10克，白术15克，白芷10克，川芎10克，当归10克，白芍10克，茯苓12克，人参10克。
【功效】扶正祛邪。
【用法】水煎服，每日一剂。
【方解】方中所含八珍汤去熟地，具有补气养血、扶正祛邪之功；陈皮、桔梗理气；银花、连翘、白芷清热解毒祛邪。诸药配合，旨在扶正祛邪，促使病变愈合。

【按语】可酌加白蒺藜、木贼、蝉蜕、乌贼骨以增强祛风退翳的功效。本方用于气虚表现明显者。

十一、真菌性角膜炎

【概述】

真菌性角膜炎又称角膜真菌病，是由真菌引起的感染性角膜病变，致盲率极高。随着抗生素和糖皮质激素的广泛使用，本病有明显增多趋势，发病前常有农作物所致角膜外伤史。常见致病菌有镰刀菌属、念珠菌属、曲霉菌属、青霉菌属和酵母菌等。本病属难治性眼病，病情较轻者，经积极治疗，可痊愈或遗留轻微的云翳。若治疗不及时或病情严重，溃疡向深部发展可伴严重虹膜炎；若病变继续发展则导致角膜穿孔，真菌也可进入前房，引起真菌性眼内炎而失明。

真菌性角膜炎属中医眼科学"湿翳"的范畴。中医学认为，本病多因湿毒之邪乘伤侵入，湿邪内蕴化热，上乘熏灼黑睛所致。

【治疗】

1. 湿重于热证

【症状】患眼畏光流泪，疼痛较轻，结膜混合充血，角膜表面稍隆起，形圆而色灰白，表面如豆腐渣样堆积；伴食欲不振，口淡无味；舌苔厚腻而白，脉缓。

【方一】三仁汤

【来源】《温病条辨》

【组成】杏仁10克，薏苡仁30克，白蔻仁15克，半夏10克，厚朴10克，滑石20克，通草10克，竹叶10克。

【功效】祛湿清热。

【用法】水煎服，每日一剂。

【方解】方中杏仁、白蔻仁、薏苡仁调畅三焦，行气化湿；半夏、厚朴行气除满；滑石、通草、竹叶清热利湿。

【按语】如泪液黏稠，加黄芩、茵陈以清热利湿；口淡纳差者可加茯苓、苍术以健脾燥湿。

2. 热重于湿证

【症状】患眼异物感、不适，疼痛畏光，混合充血严重，角膜大片溃疡，表面如豆腐渣，粗糙干涩，色黄，前房积脓较多；常伴溲黄便秘；口苦，舌红、苔黄腻，脉弦数。

【方一】 甘露消毒丹
【来源】《温热经纬》
【组成】滑石 30 克，茵陈 20 克，木通 10 克，黄芩 10 克，连翘 20 克，石菖蒲 10 克，白蔻仁 20 克，藿香 10 克，薄荷 12 克。
【功效】清热化湿。
【用法】水煎服，每日一剂。
【方解】方中滑石、茵陈、木通清热利湿；黄芩、连翘清热解毒；石菖蒲、白蔻仁、藿香、薄荷祛湿化浊。
【按语】前房积脓较多者可加苡仁、桔梗、玄参以清热解毒排脓；大便秘结者，可加芒硝、石膏以泻热通腑。

十二、急性虹膜睫状体炎

【概述】
急性虹膜睫状体炎是指因虹膜、睫状体炎症所引起的，以眼部红赤、疼痛、房水混浊、瞳孔缩小，展缩失灵为主要特征的急性眼病。属于前部葡萄膜炎，是常见眼病之一。本病病因复杂，系外伤、手术、感染等外在因素，或全身性疾病等内在因素引起的，主要是一种自身免疫反应。

本病相当于中医眼科的"瞳神紧小"范畴。病因病机为外感风热，或肝郁化热，致肝胆热盛；或外感风湿，郁久化热；或劳伤肝肾或病久伤阴，虚火上炎，煎灼黄仁。众多其他眼病亦常引起本病。上述诸因，致黄仁受热邪煎灼，神水混浊，瞳神失去正常展缩功能而成病。

【治疗】
本病属于急性眼病，在发病之初应在内治的同时重视局部用药及时扩瞳，对减轻炎症，防止并发症的发生非常重要。同时应根据眼局部及全身症状，辨别虚实，分别采用清热、凉血、祛风、除湿、降火等方法，达到扶正去邪的目的。

1. 肝经风热证

【症状】起病较急，眼珠疼痛，羞明流泪，视物稍模糊，抱轮红赤，瞳孔缩小，尘埃状 KP，房水混浊，虹膜纹理不清。全身症可见头痛发热，口干舌红，舌苔薄白或薄黄，脉浮数。

【方一】新制柴连汤
【来源】《眼科篡要》
【组成】柴胡 10 克，黄连 6 克，黄芩 10 克，赤芍 12 克，蔓荆子 10 克，栀子 30 克，木通 10 克，荆芥 10 克，防风 10 克，甘草 6 克，龙胆草 15 克。
【功效】疏风清热。
【用法】水煎服，每日一剂。
【方解】方中柴胡、蔓荆子、荆芥、防风祛风散邪止痛；黄连、黄芩、栀子、胆草清肝泻火退赤；赤芍、木通清热活血，退赤止痛；甘草清热和中。
【按语】如红赤、疼痛严重者，酌加生地、丹皮、决明子以凉血清热止痛；房水混浊较重者，酌加泽泻、猪苓以增利水泻热之功。

2. 肝胆火炽证

【症状】珠痛拒按，痛连眉棱羞明流泪，视力下降明显，白睛混赤，角膜后可见血液沉积，或有黄液上冲。瞳孔甚小，房水混浊严重，全身症多有口苦咽干，大便秘结，烦躁易怒，舌红苔黄，脉弦数等。

【方一】龙胆泻肝汤
【来源】《医宗金鉴》
【组成】胆草 10 克，栀子 10 克，黄芩 10 克，柴胡 10 克，泽泻 10 克，车前子 10 克，生地 15 克，当归 10 克。
【功效】清泻肝胆，通腑泻热。
【用法】水煎服，每日一剂。
【方解】本方重在直泻肝胆实火，清利三焦湿热。方中龙胆草、栀子、黄芩清肝泻火；泽泻、车前子、木通清热利湿，导热下行；当归、生地滋阴凉血，且能防苦寒化燥伤阴；柴胡疏肝解郁，兼引药入肝；甘草调和诸药。
【按语】如眼痛充血明显，或前房积血者，加丹皮、赤芍、侧柏叶等以凉血止血、活血；若大便不通，眼痛、前房积脓不能缓解，加生石膏、大黄以通腑泻热，但应注意中病即止，勿过伤正气。

3. 风湿夹热证

【症状】发病或急或缓，但反复发作，视物不清，眼珠坠胀疼痛，眉棱骨胀痛，羞明流泪，抱轮红赤或白睛混赤，房水混浊，瞳孔紧小。眼痛常伴有头重胸闷，肢节酸痛，舌红苔黄腻，脉弦数或濡数等。

【方一】 抑阳酒连散

【来源】《审视瑶函》

【组成】独活 10 克，生地 10 克，黄柏 10 克，防己 10 克，知母 10 克，蔓荆子 10 克，前胡 10 克，羌活 10 克，白芷 10 克，防风 10 克，栀子 30 克，黄芩 10 克，寒水石 30 克，黄连 6 克，甘草 6 克。

【功效】 祛风除湿清热。

【用法】 水煎服，每日一剂。

【方解】 方中羌活、独活、防风、白芷、防己、蔓荆子祛风除湿；栀子、黄芩、寒水石、黄连、黄柏清热泻火；地黄、知母滋阴抑阳；甘草和中。

【按语】 如无肢节肿痛，可去独活、羌活；房水混浊严重，不易缓解者，加车前子、泽泻以促使邪热自小便而出。

4. 虚火上炎证

【症状】 病势较缓和或病至后期，赤痛时轻时重，反复发作，干涩不适，视物昏花，抱轮微红，房水微混。全身症见五心烦热，口燥咽干，舌红少苔，脉细而数等。

【方一】 知柏地黄丸

【来源】《医宗金鉴》

【组成】地黄 24 克，山萸肉 12 克，山药 12 克，知母 12 克，黄柏 12 克，茯苓 9 克，泽泻 9 克，丹皮 9 克。

【功效】 滋阴降火。

【用法】 水煎服，每日一剂。

【方解】 方中地黄滋补肾阴，山萸肉、山药补肝肾益脾气；知母、黄柏清虚火；茯苓、泽泻、丹皮泻脾肾。

【按语】 脾胃虚寒者慎用本方。

【方二】 杞菊地黄丸

【来源】《医级》

【组成】枸杞 12 克，菊花 15 克，熟地 124 克，山药 12 克，山茱萸 12 克，丹皮 9 克，茯苓 9 克，泽泻 9 克。

【功效】 滋补肝肾。

【用法】 水煎服，每日一剂。

【方解】 熟地、山萸肉、山药、枸杞滋肾填精，补肝益脾；茯苓健脾渗湿，泽泻清泻肾火，丹皮清肝肾之热，菊花清肝明目。

【按语】 如仅以眼干涩、视昏为主，全身虚火之象不明显者，可用此方内服。可加花粉、麦冬、天冬、石斛等加强养阴生津作用。

十三、慢性葡萄膜炎

【概述】

慢性葡萄膜炎是指因葡萄膜炎症引起的以反复发作的视物昏朦、房水混浊、瞳孔干缺不圆及眼底水肿、渗出等为特点的慢性眼病。临床自觉视物模糊，或眼前黑影飘动，或视物变形。本病包含多种葡萄膜的炎症，如后部葡萄膜炎、Behcet等多种疑难病在内。其病程冗长，易反复发作，最终可因并发或后遗多种严重眼病而失明。

本病根据其症状和体征的不同，可分别归属于中医眼科学中"瞳神干缺""云雾移睛""视瞻昏渺"等病范畴。病因病机多为肝胆湿热，郁久化火，熏蒸黄仁或病久肝肾阴亏，虚火上炎，黄仁受灼，上述诸因，致黄仁久受热邪煎灼，神水混浊，黄仁失养，瞳孔干缺不圆。

【治疗】

本病多由急性葡萄膜炎症失治或误治转化而来。临证以肝胆湿热及阴虚火旺多见，应治以清泻肝胆湿热及滋阴降火为主。

1. 肝胆湿热证

【症状】 起病较缓，眼珠坠痛，羞明流泪，视物模糊，或眼前黑影飘动，抱轮红赤，瞳孔干缺不圆，角膜后羊脂状沉着物，虹膜纹理不清，或有房水混浊，玻璃体混浊及眼底水肿、渗出等。全身症可见头重如裹，大便溏薄，小便短黄；舌红，苔黄腻，脉弦滑。

【方一】 龙胆泻肝汤

【来源】 《医宗金鉴》

【组成】 胆草10克，栀子10克，黄芩10克，柴胡10克，泽泻10克，车前子10克，生地15克，当归10克。

【功效】 清泻肝胆湿热。

【用法】 水煎服，每日一剂。

【方解】 方中龙胆草、栀子、黄芩清肝泻火；泽泻、车前子、木通清热利湿，导热下行；当归、生地滋阴凉血，且能防苦寒化燥伤阴；柴胡疏肝解郁，兼引药入肝；甘草调和诸药。

【按语】眼红赤疼痛明显者，加夏枯草、草决明以增清肝泻热之力；大便秘结者，加大黄以通腑泻热；房水混浊严重，加煅花蕊石、红花、丹皮及郁金以活血化瘀。

2. 阴虚火旺证

【症状】久病不愈，反复发作，眼干涩不适，酸胀疼痛，不耐久视，抱轮微红或不红，角膜后色素样沉着物，虹膜纹理不清，房水微混，瞳孔干缺不圆，展缩不灵，玻璃体混浊；全身可见五心烦热，腰膝酸软，失眠心悸，口干便秘，舌红少苔，或有裂纹，脉细数。

【方一】知柏地黄汤

【来源】《医宗金鉴》

【组成】地黄 24 克，山萸肉 12 克，山药 12 克，知母 12 克，黄柏 12 克，茯苓 9 克，泽泻 9 克，丹皮 9 克。

【功效】滋阴降火。

【用法】水煎服，每日一剂。

【方解】方中地黄滋补肾阴，山萸肉、山药补肝肾益脾气；知母、黄柏清虚火；茯苓、泽泻、丹皮泻脾肾。

【按语】若虚火甚而见抱轮红赤、房水混浊严重者，加地骨皮、银柴胡以增清虚热之力；口眼干涩严重，加麦冬、玄参、石斛以养阴清热；若玻璃体混浊久不吸收者，加郁金、丹参、陈皮、半夏以增活血化瘀、化痰之力；若视久疲劳，视力下降久不恢复者，加枸杞、山茱萸以补肾填精。

十四、急性闭角型青光眼

【概述】

急性闭角型青光眼是以头眼胀痛，眼珠变硬，瞳孔散大，视力严重减退为主要特征的急重眼病。本病多双眼同时或先后患病，是我国最常见的一种青光眼类型。眼球局部解剖结构变异是主要发病因素。情绪激动，暗室停留时间过长、长时间阅读、疲劳和疼痛是本病的常见诱因。

本病属中医学"绿风内障"的范畴。《外台秘要》指出本病系"内肝管缺，眼孔不通"所致，与现代研究颇为相似。其病因病机为肝胆火邪亢盛，热极生风，风火攻目；或情志过伤，肝失疏泄，气机郁滞，化火上逆；或脾湿生痰，痰郁化热生风，肝风痰火，流窜经络，上扰清窍，最终导致阴阳偏盛，气机失常诸种原因，均可导致气血失和，经脉不利，目中玄府闭塞，气滞血瘀，神水郁积，酿成本病。

【治疗】

本病一般来势凶猛，治疗的目的是迅速降低眼压，保护视觉功能。常用治疗手段为内服药物，局部用药及针刺疗法，必要时中西医结合抢救视力。

1. 风火攻目证

【症状】发病急剧，头痛如劈，眼珠胀痛欲脱，视力急降，眼珠变硬，甚至胀硬如石（眼压升高），白睛混赤浮肿，角膜呈雾状混浊，前房极浅，虹膜肿胀，瞳孔散大，瞳内呈淡绿色，房角有粘连。全身症有恶心呕吐，或恶寒发热，溲赤便结，舌红苔黄，脉弦数等。

【方一】绿风羚羊饮
【来源】《医宗金鉴》
【组成】玄参10克，防风10克，茯苓10克，知母10克，黄芩12克，细辛10克，桔梗10克，羚羊角3克，车前子15克，大黄6克。
【功效】清热泻火，凉肝熄风。
【用法】水煎服，每日一剂。
【方解】方中羚羊角清肝热，息肝风，为方中主药；玄参、知母、黄芩清热降火，凉血退赤；茯苓、车前子利尿渗湿，大黄通便泻火，二便通，则邪热从二便出；防风、细辛上达头目，祛风止痛；桔梗载药上浮，诸药配合，共奏凉肝熄风、清肝泻火之功。
【按语】若恶心呕吐者，加半夏、竹茹降逆止呕。

2. 气火上逆证

【症状】眼部主症具备，全身尚有情志不舒，胸闷嗳气，食少纳呆，呕吐泛恶，口苦、舌红苔黄，脉弦数等。

【方一】丹栀逍遥散
【来源】《和剂局方》
【组成】丹皮15克，栀子15克，柴胡10克，当归10克，白芍15克，茯苓10克，白术10克，甘草6克，薄荷10克，生姜10克。
【功效】清热疏肝解郁。
【用法】水煎服，每日一剂。

【方解】柴胡疏肝理气；当归、白芍补血养肝；茯苓、白术健脾祛湿；薄荷、生姜疏散调达；炙甘草调和诸药，丹皮、栀子清热凉血，祛瘀消肿。

【按语】若眼胀痛伴口苦便秘重者，酌加夏枯草、龙胆草以增清肝火之力；若视野缩窄严重，视物模糊者，酌加葛根、红花、丹参、细辛以活血化瘀，开通玄府；阴血亏虚、视力下降明显者可加熟地、女贞子、桑葚子；无热象者可去栀子。

【方二】①丹栀逍遥散合②左金丸

【来源】①《和剂局方》②《丹溪心法》

【组成】丹皮15克，栀子15克，柴胡10克，当归10克，白芍15克，茯苓10克，白术10克，甘草6克，薄荷10克，生姜10克，黄连10克，吴茱萸6克。

【功效】疏肝清热，和胃降逆。

【用法】水煎服，每日一剂。

【方解】柴胡疏肝理气；当归、白芍补血养肝；茯苓、白术健脾祛湿；薄荷、生姜疏散调达；炙甘草调和诸药；丹皮、栀子清热凉血，祛瘀消肿；配合黄连，吴茱萸温胃散寒。

【按语】本方用于肝郁气滞伴有脾胃虚寒者。

3. 痰火郁结证

【症状】起病急骤，头眼剧痛诸症与肝胆火炽者同。常伴身热面赤，动辄眩晕，恶心呕吐，溲赤便结，舌红苔黄腻，脉弦滑数等症。

【方一】将军定痛丸

【来源】《审视瑶函》

【组成】黄芩10克，白僵蚕10克，陈皮10克，天麻10克，桔梗10克，青礞石15克，白芷10克，薄荷（后下）10克，大黄15克，半夏10克。

【功效】降火逐痰。

【用法】水煎服，每日一剂。

【方解】黄芩、青礞石、大黄清热泻火；白僵蚕、陈皮、天麻、桔梗、白芷、薄荷、半夏豁痰定惊。全方合用，共奏降火逐痰之功。

【按语】本方不可久用，应中病即止。

第六章 耳鼻喉科疾病

一、外耳湿疹

【概述】

外耳湿疹是指发生在耳廓、外耳道及其周围皮肤的多形性皮疹，以小儿多见。湿疹是一种常见的皮肤病，主要特征为瘙痒、多形性皮疹，易反复发作。外耳湿疹以外耳皮肤潮红、瘙痒、黄水淋漓或脱屑、皲裂为特征，好发于耳后沟及耳廓皱折上下，也可蔓延到外耳道内或耳周皮肤。西医学认为外耳湿疹多因耳廓、外耳道及其周围皮肤受外用药物或其他过敏药物刺激所致，湿、热、化妆品、喷发染发剂、耳环以及鱼、虾、牛奶等均可成为致敏因素，外耳道长期脓液刺激也可引发。

中医将本病称之为旋耳疮，古代文献中又有黄水疮、月蚀疮、耳烂、浸淫疮等名称。将本病按其病程有急、慢性之不同，急性期多为风热湿邪浸渍，慢性期多为血虚生风化燥。风热湿邪犯耳：脓耳之脓液、汗水、泪液等浸渍，或接触刺激性物质，湿热邪毒积聚，引动肝经之火，内外合邪循经上犯，蒸灼耳廓肌肤而发病。血虚生风化燥：患病日久，营血耗伤，耳窍失养，加之血虚生风化燥，不能滋润耳窍肌肤，以致耳部瘙痒，缠绵难愈。

【治疗】

本病按其病程有急、慢性之不同，急性期多为风热湿邪浸渍，治以清热利湿，祛风止痒为主；慢性期多为血虚生风化燥，治以养血熄风润燥。

1. 风热湿邪证

【症状】耳部皮肤瘙痒、灼热感，数日后出现小水泡，溃破后流出黄色脂水，糜烂，甚至可波及整个耳廓及其周围皮肤。舌质红，苔黄腻，脉弦数。

【方一】　消风散

【来源】《外科正宗》

【组成】当归 10 克，生地 10 克，防风 10 克，蝉蜕 10 克，知母 12 克，苦参 6 克，胡麻 10 克，荆芥 10 克，苍术 10 克，牛蒡子 10 克，石膏 30 克，木通 6 克，甘草 6 克。

【功效】清热利湿、祛风止痒。

【用法】水煎服，每日一剂。

【方解】方中以荆芥、牛子、防风、蝉衣祛风止痒；苍术、苦参、木通以祛湿；石膏、知母清热泻火；生地、当归凉血散血。全方合用，可清热祛湿，疏风止痒。

【按语】本方用于风重者。

【方二】　萆薢渗湿汤

【来源】《疡科心得集》

【组成】萆薢 10 克，薏苡仁 30 克，黄柏 10 克，赤茯苓 10 克，牡丹皮 10 克，泽泻 10 克，滑石 20 克，夏枯草 15 克。

【功效】清热燥湿。

【用法】水煎服，每日一剂。

【方解】方中黄柏、萆薢、滑石、泽泻、通草清热祛湿而解毒；茯苓、薏苡仁除湿和中；丹皮清热凉血。

【按语】本方用于湿重者。

2. 血虚生风化燥证

【症状】耳部瘙痒，缠绵难愈，可伴有面色萎黄、纳差、身倦乏力，舌淡，苔白，脉细缓等。检查：外耳道、耳廓皮肤增厚、粗糙、结痂、皲裂。

【方一】　地黄饮

【来源】《医宗金鉴》

【组成】生地黄 20 克，熟地黄 20 克，首乌 10 克，当归 10 克，丹皮 10 克，玄参 10 克，白蒺藜 10 克，僵蚕 10 克，红花 15 克，甘草 6 克。

【功效】养血熄风润燥。

【用法】水煎服，每日一剂。

【方解】方中以熟地、当归、首乌养血；生地、丹皮、玄参、红花凉血活血；白蒺藜、僵蚕祛风；甘草调和诸药。全方以治血为主，而达治风的目的。

【按语】痒甚者，加蝉衣、地肤子、苦参等。

【方二】 ①参苓白术散合②四物汤

【来源】《太平惠民和剂局方》

【组成】 ①炒扁豆30克，人参10克，白术10克，茯苓10克，陈皮10克，怀山药15克，莲子肉12克，薏苡仁20克，砂仁10克，桔梗10克，炙甘草6克；②当归10克，白芍12克，川芎15克，熟地15克。

【功效】 健脾养血滋阴。

【用法】 水煎服，每日一剂。

【方解】 参苓白术散健脾益气，四物汤滋阴养血。

【按语】 本方适用于脾虚发病者。

二、外耳道炎及疖

【概述】

外耳道炎可分为两类，一是局限性外耳道炎，又称外耳道疖；另一类是外耳道皮肤的弥漫性炎症，又称弥漫性外耳道炎。外耳道疖是指发生于外耳道皮肤毛囊或皮脂腺的局限性化脓性炎症，多发生于外耳道外三分之一，好发于夏秋季，是外耳道软骨段毛囊、皮脂腺被细菌感染所致，多为单发。

中医将以耳痛、外耳道局限性红肿，突起如椒目为特征的疾病称为耳疖；而将弥漫性外耳道炎为外耳道的弥漫性炎症称为耳疮。耳疖、耳疮病因相似，外因多与风、热、湿邪侵袭有关，内因多责之于肝胆湿热。风热毒邪乘虚侵入，蒸灼耳窍，瘀滞脉络而发为本病；因污水入耳，脓耳脓液浸渍而发病；湿热邪毒壅盛，引动肝胆湿热，循经上乘，蒸灼耳道，壅遏经脉，气血凝聚，逆于肌肤而发病，临床上耳疖多偏热毒，耳疮偏于湿热，久病不愈，阴血耗伤，耳窍肌肤失于濡养，血虚耳燥而致耳疮。

【治疗】

1. 风热邪毒证

【症状】 耳部灼热疼痛，在张口、咀嚼、或牵拉耳廓、压迫耳屏时疼痛加重；全身或见发热、恶寒等风热表证；检查见耳道局限性红肿，突起如椒目和；或弥漫性红肿，表面有黄白色分泌物附着。

【方一】 ①五味消毒饮合②银翘散

【来源】 ①《医宗金鉴》 ②《温病条辨》

【组成】①金银花 20 克，野菊花 20 克，蒲公英 15 克，紫花地丁 12 克，天葵子 10 克；②银花 20 克，牛蒡子 12 克，连翘 15 克，桔梗 10 克，荆芥穗 10 克，薄荷 10 克，豆豉 10 克，芦根 12 克，淡竹叶 10 克，甘草 6 克。

【功效】疏风清热、解毒消肿。

【用法】水煎服，每日一剂。

【方解】前方解毒消肿，后方疏风清热。

【按语】可加夏枯草、花粉消肿解毒。

【方二】银花解毒汤

【来源】《疡科心得集》

【组成】金银花 10 克，紫花地丁 15 克，犀角 10 克，赤茯苓 10 克，连翘 15 克，丹皮 10 克，黄连 6 克，夏枯草 15 克。

【功效】清热解毒消肿。

【用法】水煎服，每日一剂。

【方解】金银花、紫花地丁清热解毒，连翘、丹皮解毒消肿，犀角、赤茯苓解毒平肝，黄连、夏枯草平肝清热。

【按语】本方对耳疮偏于风热湿邪外袭者疗效最好。

2. 肝胆湿热证

【症状】耳部疼痛较剧，痛引腮脑，或有听力减退；全身或伴有口苦、咽干、便秘、发热等；检查见患侧耳屏压痛，在张口、咀嚼、或牵拉耳廓、压迫耳屏时疼痛加重，外耳道局限性红肿，高突如椒目；或弥漫性红肿，表面有黄白色分泌物附着。

【方一】龙胆泻肝汤

【来源】《医宗金鉴》

【组成】胆草 10 克，栀子 10 克，黄芩 10 克，柴胡 10 克，泽泻 10 克，车前子 10 克，生地 15 克，当归 10 克。

【功效】清肝泻火，清热利湿。

【用法】水煎服，每日一剂。

【方解】方中胆草、栀子、黄芩、柴胡清泻肝肺火热；泽泻、木通、车前子清利小便，引热外出；生地、当归滋阴养血，祛邪而不伤正。

【按语】耳疖脓已成者加皂角刺、穿山甲以祛瘀排脓。

【方二】仙方活命饮

【来源】《外科发挥》

【组成】金银花 20 克，天花粉 15 克，当归 12 克，赤芍 15 克，乳香 10

克，没药 10 克，穿山甲 6 克，皂刺 10 克，贝母 10 克，陈皮 10 克，防风 6 克，白芷 10 克，生甘草 6 克。

【功效】 清热解毒，活血消肿。

【用法】 水煎服，每日一剂。

【方解】 方中金银花、天花粉、生甘草清热解毒；当归、赤芍活血散结；乳香、没药散瘀止痛；穿山甲、皂刺活络消肿；贝母、陈皮化痰散结；防风、白芷祛风止痛。全方具有清热解毒，活血消肿功效。

【按语】 本方多用于热蕴成脓者。

3. 血虚化燥证

【症状】 病程较长，耳痒、耳痛反复发作；全身症状不明显，舌淡，苔白，脉细数；检查外耳道皮肤潮红、增厚、皲裂，表面或见痂皮。

【方一】 地黄饮

【来源】 《医宗金鉴》

【组成】 生地黄 20 克，熟地黄 20 克，首乌 10 克，当归 10 克，丹皮 10 克，玄参 10 克，白蒺藜 10 克，僵蚕 10 克，红花 15 克，甘草 6 克。

【功效】 养血润燥。

【用法】 水煎服，每日一剂。

【方解】 方中熟地、当归、首乌养血润燥；生地、丹皮、红花、玄参凉血活血；僵蚕、白蒺藜祛风止痒；甘草调和诸药。

【按语】 可加生地、麦冬、天冬等滋阴润燥。

三、大疱性鼓膜炎

【概述】

大疱性鼓膜炎亦称出血性大疱性鼓膜炎，是鼓膜及其相连续外耳道皮肤的急性炎症。常发生于病毒性上呼吸道急性感染的流行期，亦可散发，好发于儿童及青年人，多为单侧发病。一般认为本病为病毒感染所致，少数病例与肺炎支原体感染、药物或物理刺激以及变态反应有关。临床突发耳深部剧烈疼痛，伴耳内闷胀感，可有轻度听力下降。鼓膜及其邻近外耳道皮肤充血，常于鼓膜后上方出现一个或多个红色或紫红色血疱；有时几个血疱可融合成一大疱。血疱位于鼓膜表层内，内含血液和血浆，血疱破裂时可流出少许血性渗出液，形成薄痂而渐愈，轻者血疱内液体可被完全吸收。本病治疗及时，一般预后较好。若失治误治可影响听力。

中医学认为本病的病因为时邪外袭，肝胆火毒燔灼耳窍所致。

【治疗】

本病为病毒感染所致，病人主要表现为耳内剧痛，故治疗原则以抗病毒，缓解耳痛，防止继发感染为主。中药内服以清热解毒，凉血消肿止痛为主。

1. 风热时邪，上犯耳窍证

【症状】患耳疼痛剧烈，耳胀，听力减退。全身伴有发热恶寒、头痛、鼻干、鼻塞、喷嚏，舌质红，苔薄黄，脉浮数等。检查见鼓膜及其附近外耳道皮肤充血，鼓膜后上方见红色血疱，若血疱破裂，则外耳道可见血性分泌物。

【方一】①五味消毒饮合②银翘散

【来源】①《医宗金鉴》②《温病条辨》

【组成】①金银花 20 克，野菊花 20 克，蒲公英 15 克，紫花地丁 12 克，天葵子 10 克；②银花 20 克，牛蒡子 12 克，连翘 15 克，桔梗 10 克，荆芥穗 10 克，薄荷 10 克，豆豉 10 克，芦根 12 克，淡竹叶 10 克，甘草 6 克。

【功效】疏风清热，解毒消肿。

【用法】水煎服，每日一剂。

【方解】银翘散疏风清热散邪，五味消毒饮清热解毒，合用共奏疏风散邪、清热解毒之功。

【按语】病发早期及时应用本方，收效迅速。

2. 肝胆火毒，燔灼耳窍证

【症状】耳部疼痛剧烈，痛引同侧头部及面颊。全身可伴有目赤，口苦咽干，大便秘结，小便黄赤，舌质红，苔黄，脉弦数。检查见外耳道内段及鼓膜充血，鼓膜后上方可见血疱，若血疱破溃，则见外耳道有血性分泌物流出。

【方一】龙胆泻肝汤

【来源】《医宗金鉴》

【组成】胆草 10 克，栀子 10 克，黄芩 10 克，柴胡 10 克，泽泻 10 克，车前子 10 克，生地 15 克，当归 10 克。

【功效】清泻肝胆，解毒泻火。

【用法】水煎服，每日一剂。

【方解】 方中胆草、栀子、黄芩、柴胡清泻肝肺火热；泽泻、木通、车前子清利小便，引热外出；生地、当归滋阴养血，祛邪而不伤正。

【按语】 血疱溃破出血者，去当归，加丹皮、赤芍、白茅根等以凉血止血。

四、分泌性中耳炎

【概述】

分泌性中耳炎是以传导性耳聋及鼓室积液为主要特征的中耳非化脓性炎性疾病，临床上以耳内胀闷堵塞感及听力下降为主要特征。可以发生于各个年龄段，以冬春季多发。本病可分为急慢性两种，凡急性分泌性中耳炎病程达 6~8 周而未愈者称为慢性分泌性中耳炎。目前认为咽鼓管功能不良为本病的基本病因，此外，与感染、免疫反应有关。

中医学认为耳胀多为病之初起，耳闭则多为耳胀反复发作，迁延日久，由邪毒滞留而致，与脏腑失调有关。主要病因病机为风寒外袭，肺气不宣，津液不布，聚为痰湿，积于耳窍；风热外袭或风寒化热，首先犯肺，循经上犯清窍；肝胆湿热，上蒸耳窍，外感邪热，内传肝胆，或七情所伤，肝失调达，均可致肝胆湿热，上蒸耳窍而致耳胀耳闭；久病伤脾，脾失健运，湿浊不化，内困于耳而为病；火耳胀反复，邪毒滞留耳窍，气血瘀滞，脉络受阻，耳窍闭塞而为病。

【治疗】

本病初期多为实证，临床辨证多属风邪外袭或肝胆湿热；病久多为虚实夹杂，临床辨证多属脾虚失运，湿浊困耳，或邪毒滞留，气血瘀阻。在辨证用药的基础上，应注意通窍法的运用。

1. 风邪侵袭，痞塞耳窍证

【症状】 耳内胀闷感、堵塞感或胀痛感，可有耳鸣，自听增强，按压耳屏耳堵塞感减轻。早期全身可伴有鼻塞、流涕、多涕、发热、咽痛、脉浮数紧等症。检查见耳鼓膜微红，轻度内陷，或见鼓膜有液平面。听力检查呈传导性聋，声阻抗检查异常。

【方一】 荆防败毒散

【来源】 《摄生众妙方》

【组成】 荆芥 10 克，防风 10 克，柴胡 10 克，前胡 10 克，川芎 12 克，枳壳 12 克，羌活 10 克，独活 10 克，茯苓 10 克，桔梗 10 克，甘草 6 克。

【功效】疏风散邪，宣肺通窍。

【用法】水煎服，每日一剂。

【方解】方中荆芥、防风、生姜、川芎辛温发散风寒；前胡、柴胡宣肺疏畅气机；桔梗、枳壳、茯苓理气化痰利水；羌活、独活祛风寒、除湿邪；人参扶正祛邪，体实者可减去。

【按语】本方适用于风寒证型者。

【方二】银翘散

【来源】《温病条辨》

【组成】金银花 20 克，牛蒡子 12 克，连翘 15 克，桔梗 10 克，荆芥穗 10 克，薄荷 10 克，豆豉 10 克，芦根 12 克，淡竹叶 10 克，甘草 6 克。

【功效】疏风清热，解毒消肿。

【用法】水煎服，每日一剂。

【方解】方中金银花、连翘清热解毒；桔梗、牛蒡子、薄荷、荆芥穗、豆豉驱风散邪，清利头目；芦根、淡竹叶、甘草清热生津。全方具有轻清宣，解毒消肿之功。

【按语】本方适用于偏于风热者。头痛加桑叶、菊花以清肝通窍；咳嗽咽痛加前胡、杏仁、板蓝根宣肺利咽解毒；堵塞感重加石菖蒲、薄荷、藿香、路路通等；中耳积液加车前子、木通以清热利湿。

2. 肝胆湿热，上蒸耳窍证

【症状】耳内胀闷堵塞感，耳内微痛，耳鸣如机器声，自听增强。全身可见烦躁易怒，口苦口干，胸胁苦闷，舌红苔黄腻，脉弦数。局部检查见鼓膜内陷，周边轻度充血，或见液平面，鼓膜穿刺可抽出黄色较粘稠的积液。听力检查呈传音性聋，鼓室压图多为 B 型。

【方一】龙胆泻肝汤

【来源】《医宗金鉴》

【组成】胆草 10 克，栀子 10 克，黄芩 10 克，柴胡 10 克，泽泻 10 克，车前子 10 克，生地 15 克，当归 10 克。

【功效】清泻肝胆，利湿通窍。

【用法】水煎服，每日一剂。

【方解】方中胆草、栀子、黄芩、柴胡清泻肝肺火热；泽泻、木通、车前子清利小便，引热外出；生地、当归滋阴养血，祛邪而不伤正。

【按语】可加入芳香通窍、化湿通窍之品，如辛夷、细辛、石菖蒲、藿香等。

3. 脾虚失运，湿浊困耳

【症状】耳内胀闷堵塞感，日久不愈，听力逐渐下降，耳鸣嘈杂。全身可伴有胸闷纳呆，腹胀便溏，肢倦乏力，舌淡胖，脉滑数或细缓。局部检见鼓膜内陷，浑浊，增厚，鼓膜穿刺可抽出积液。鼓室压图多为 B 型或 C 型。

【方一】参苓白术散

【来源】《太平惠民和剂局方》

【组成】炒扁豆 30 克，人参 10 克，白术 10 克，茯苓 10 克，陈皮 10 克，怀山药 15 克，莲子肉 12 克，薏苡仁 20 克，砂仁 10 克，桔梗 10 克，炙甘草 6 克。

【功效】健脾利湿，化浊通窍。

【用法】水煎服，每日一剂。

【方解】方中以四君子汤补气健脾；白扁豆、薏苡仁健脾利湿；山药、砂仁行气补脾；桔梗载药上行。

【按语】耳窍积液粘稠量多者，可加藿香、佩兰以芳香化湿；积液清稀而量多，宜加泽泻、桂枝以温化水湿。

4. 邪毒滞留，气血瘀阻证

【症状】耳内胀闷堵塞感日久不愈，甚则如物阻隔，听力减退加重，舌质淡暗，或有瘀点，脉细涩。检查见耳鼓膜内陷明显，动度减轻，混浊。听力呈传音性聋，鼓室压图多为 B 型。

【方一】①通气散加②通窍活血汤

【来源】《医林改错》

【组成】①柴胡 10 克，香附 10 克，川芎 10 克，赤芍 3 克；②川芎 3 克，桃仁 6 克，红花 9 克，麝香 0.15 克，老葱 6 克，白芷 12 克，石菖蒲 9 克，全蝎 5 克，地龙 9 克。

【功效】行气活血，通窍开闭。

【用法】水煎服，每日一剂。

【方解】通气散中柴胡为少阳主药，气味轻清，升提气机，有引经和开窍双重作用；川芎入肝经，内上达巅顶，为血中之气药；香附入肝胆经，气香能散，味苦能降，为气中之血药。通窍活血汤中用桃仁、红花、赤芍、川芎活血化瘀；老葱、麝香辛香走窜之力雄厚，能通窍；生姜、大枣补益气血以扶正。

【按语】病久者，可加黄芪以行气活血开窍。

五、耳鸣与耳聋

【概述】

耳鸣是指患者自觉耳中鸣响而周围环境中并无相应的声源。可发生于单侧，也可发生于双侧，有时患者自觉鸣声来自头颅内部，可称为"颅鸣"或"脑鸣"。耳聋指不同程度的听力减退，程度轻者也称重听；重者全然不闻外声，表现为耳鸣耳聋，耳鸣耳聋可以是单独出现，也可同时出现，可单耳发病，也可双耳发病。耳鸣可以为间歇性，也可以为持续性。耳聋轻者听音不清，重者完全失去听力。

耳鸣耳聋有虚实之分，实证多由外感六淫之邪，脏腑实火，痰饮瘀血，上扰蒙蔽清窍所致；虚证多由脏腑虚损，清窍失养所致。其主要病理机制有外感风热，或情志失调，气郁化火火蒙蔽清窍；情志抑郁，气滞血瘀；暴力损伤，瘀血内停；肾精亏损失养。总之，耳鸣耳聋与肝胆脾肾的关系更为密切，清代名医叶天士指出"本虚失聪治在肾，邪干闭窍治在胆"。

【治疗】

1. 风热侵袭证

【症状】突起耳鸣，如吹风样，听力下降，或伴有耳胀闷感。全身可伴有发热恶寒、鼻塞、头痛、舌质红、苔薄黄、脉浮数等风热表证。

【方一】银翘散

【来源】《温病条辨》

【组成】金银花 20 克，牛蒡子 12 克，连翘 15 克，桔梗 10 克，荆芥穗 10 克，薄荷 10 克，豆豉 10 克，芦根 12 克，淡竹叶 10 克，甘草 6 克。

【功效】疏风清热，宣肺通窍。

【用法】水煎服，每日一剂。

【方解】方中金银花、连翘清热解毒；桔梗、牛蒡子、薄荷、荆芥穗、豆豉驱风散邪，清利头目；芦根、淡竹叶、甘草清热生津。全方具有轻清宣，解毒消肿之功。

【按语】蝉衣、石菖蒲疏风通窍；无咽痛、口渴可去牛蒡子、淡竹叶、芦根；伴鼻塞、流涕者可加苍耳子、白芷；头痛者加蔓荆子。

【方二】 蔓荆子散

【来源】《东垣十书》

【组成】蔓荆子10克，杭菊花10克，桑叶10克，杏仁10克，前胡10克，茯苓10克，木通10克，升麻10克，石菖蒲10克，甘草10克。

【功效】疏风散邪，宣肺通窍。

【用法】水煎服，每日一剂。

【方解】方中蔓荆子、甘菊花、升麻轻清上浮，疏散风热，清利头目；生地、赤芍、麦冬养阴凉血；木通、赤茯苓、桑白皮清热利水祛湿；前胡既可助桑白皮化痰利水，又可助蔓荆子宣散。综观全方，疏风清热凉血及利水祛湿而排脓巧妙结合可达治疗目的。

【按语】风盛者，加荆芥、防风，加强驱风散邪之力。

2. 肝火上扰证

【症状】耳鸣如闻潮声或风雷声，耳聋时轻时重，多在情志抑郁或恼怒之后耳鸣耳聋加重。全身伴口苦，咽干，面红目赤，尿黄便秘，夜寐不宁，胸胁胀痛，头痛或眩晕，舌红苔黄，脉弦数有力等肝火上炎之证。

【方一】 龙胆泻肝汤

【来源】《医宗金鉴》

【组成】胆草10克，栀子10克，黄芩10克，柴胡10克，泽泻10克，车前子10克，生地15克，当归10克。

【功效】清肝泻热，开郁通窍。

【用法】水煎服，每日一剂。

【方解】方中龙胆草、栀子、黄芩苦寒直折，清泻肝胆；柴胡疏肝解郁；车前子、泽泻、木通利湿清热，导热下行；生地、当归养阴清热，养血活血；甘草调和诸药。石菖蒲通窍。全方共奏清肝泻热、开郁通窍。

【按语】本方用于肝火轻者。

【方二】 龙胆泻肝汤基础上加大黄、芦荟、青黛

【来源】《医宗金鉴》

【组成】胆草10克，栀子10克，黄芩10克，柴胡10克，泽泻10克，车前子10克，生地15克，当归10克，大黄8克，芦荟12克，青黛10克。

【功效】清肝泻热，开郁通窍。

【用法】水煎服，每日一剂。

【方解】方中龙胆草、栀子、黄芩苦寒直折，清泻肝胆；柴胡疏肝解郁；车前子、泽泻、木通利湿清热，导热下行；生地、当归养阴清热，养

血活血；甘草调和诸药，加大黄、芦荟、青黛增加清热解毒之力。

【按语】本方用于肝火盛者。

3. 痰火郁结证

【症状】耳鸣耳聋，耳中胀闷，头重头昏，或见头晕目眩。全身伴见胸脘满闷，咳嗽痰多，舌红，苔黄腻，脉滑数。

【方一】清气化痰丸

【来源】《丹溪心法附余》

【组成】黄芩10克，栀子20克，桔梗10克，法半夏10克，陈皮12克，生甘草6克，薄荷10克，生姜5克，连翘15克，茯苓15克，丹皮15克，赤芍15克。

【功效】化痰清热，散结通窍。

【用法】水煎服，每日一剂。

【方解】方中胆南星、瓜蒌仁化痰清热；半夏燥湿化痰；茯苓健脾渗湿；黄芩苦寒清热；陈皮、枳实行气解郁；杏仁降气化痰。诸药合用，化痰清热，散结通窍。

【按语】临症可加石菖蒲开郁通窍。

【方二】加味二陈汤

【来源】《医宗金鉴》

【组成】半夏15克，陈皮15克，茯苓12克，甘草6克，黄连10克，黄芩10克，薄荷10克，生姜10克。

【功效】清火化痰，和胃降浊。

【用法】水煎服，每日一剂。

【方解】二陈汤祛湿化痰，黄连、黄芩清热祛湿，茯苓祛湿化痰，和胃降浊。

【按语】加竹茹清热化痰止呕。

4. 气滞血瘀证

【症状】耳鸣耳聋，病程可长可短。全身可无明显其他症状，或有爆震史，舌质暗红或有瘀，脉细涩。

【方一】通窍活血汤

【来源】《医林改错》

【组成】赤芍3克，川芎3克，桃仁6克，红花9克，麝香0.15克，老葱6克，白芷12克，石菖蒲9克，全蝎5克，地龙9克。

【功效】活血化瘀，行气通窍。

【用法】水煎服，每日一剂。

【方解】桃仁、红花、赤芍、川芎活血化瘀；麝香、老葱辛香走窜，行气通窍；生姜、大枣调和营卫。

【按语】可加丹参、香附等以加强行气活血之功。

【方二】桃红四物汤

【来源】《医宗金鉴》

【组成】桃仁 10 克，红花 12 克，生地 10 克，川芎 10 克，白芍 10 克，当归 10 克。

【功效】活血通络，行气止痛。

【用法】水煎服，每日一剂。

【方解】桃仁、红花活血化瘀，四物汤养血活血。

【按语】可加丹参、木香、香附等以加强行气活血之功。

5. 肾精亏损证

【症状】耳鸣如蝉，安静时尤甚，听力逐渐下降。全身伴见头昏眼花，腰膝酸软，虚烦失眠，夜尿频多，舌红少苔，脉细弱或细数等肾虚之象。

【方一】耳聋左慈丸

【来源】《重订广温热论》

【组成】熟地黄 15 克，淮山药 12 克，山萸肉 12 克，牡丹皮 10 克，泽泻 10 克，茯苓 12 克，五味子 6 克，磁石 20 克，石菖蒲 10 克。

【功效】补肾填精，滋阴潜阳。

【用法】水煎服，每日一剂。

【方解】方中熟地黄、山药、山茱萸、茯苓、丹皮、泽泻滋阴补肾；磁石重镇潜阳；五味子收敛阴精；石菖蒲开郁通窍。

【按语】阳虚者加仙灵脾、仙茅，阴阳双调。

【方二】杞菊地黄丸

【来源】《医级》

【组成】枸杞 12 克，菊花 15 克，熟地 124 克，山药 12 克，山茱萸 12 克，丹皮 9 克，茯苓 9 克，泽泻 9 克。

【功效】滋阴补肾。

【用法】水煎服，每日一剂。

【方解】熟地、山萸肉、山药、枸杞滋肾填精，补肝益脾；茯苓健脾渗湿，泽泻清泻肾火，丹皮清肝肾之热，菊花清肝明目。

【按语】此方用于阴虚甚者。

6. 气血亏虚

【症状】耳鸣耳聋，每遇疲劳之后加重。全身伴倦怠乏力，声低气怯，面色无华，食欲不振，脘腹胀满，大便溏薄，心悸失眠，舌质淡红，苔薄白，脉细弱等气血不足之象。

【方一】归脾汤
【来源】《济生方》
【组成】人参 10 克，白术 10 克，茯神 6 克，炙甘草 6 克，黄芪 30 克，龙眼肉 10 克，酸枣仁 30 克，木香 10 克。
【功效】健脾益气，养血通窍。
【用法】水煎服，每日一剂。
【方解】方中党参、黄芪、白术、甘草健脾益气；当归、龙眼肉养血；酸枣仁、茯神、远志养心安神；木香理气。生姜、大枣调和营卫。共奏益气养血之功。
【按语】耳聋伴有心悸失眠者疗效尤佳。

【方二】益气聪明汤
【来源】《证治准绳》
【组成】蔓荆子 10 克，黄芪 12 克，党参 12 克，黄柏 10 克，白芍 10 克，炙甘草 6 克，升麻 10 克，葛根 10 克。
【功效】健脾益气升阳。
【用法】水煎服，每日一剂。
【方解】黄芪、党参益气健脾，升麻、葛根、蔓荆子健脾升阳，黄柏、白芍益气聪明。
【按语】可加丹参、香附等以加强行气活血之功。

六、先天性耳前瘘管

【概述】

先天性耳前瘘管是一种最常见的先天耳畸形，好发于女性，多单侧发病，也可为双侧，瘘管漏口多位于耳轮脚前，另一端为盲端。该病为胚胎时期形成耳廓的鳃弓丘样结节融合不良或鳃沟封闭不全所致。一般无自觉症状，继发感染时出现局部肿痛流脓。检查可见单侧或双侧耳轮脚前可见瘘管漏口，另一端为盲端。瘘管深浅、长短不一，还可呈分枝状，常深入耳廓软骨内。反复感染后可形成囊肿、脓肿，破溃后则形成脓瘘或瘢痕。本病不感染邪毒则无碍健康，感染邪毒后及时正确的治疗亦可获得痊愈，若感染邪毒后失治误治，则可致瘘管口流脓不止，甚则疤痕形成。

中医称该病为耳瘘、耳漏、耳前瘘及耳瘘管感染等，以耳门上方等部位有小孔，或渗液、红肿为特点。该病多由先天禀赋不足，耳前发育不良，遗生瘘管所致，若瘘管遭遇风热邪毒侵袭则出现红肿流脓。

【治疗】

1. 风热外袭证

【症状】瘘管口及周围红肿，触痛，可有黄色脓液流出，小儿可有发热等全身症状，舌尖红，苔薄黄，脉数。

【方一】五味消毒饮

【来源】《医宗金鉴》

【组成】金银花 20 克，野菊花 20 克，蒲公英 15 克，紫花地丁 12 克，天葵子 10 克，

【功效】疏风清热，解毒排脓。

【用法】水煎服，每日一剂。

【方解】银花、地丁、公英、野菊花、紫背天葵均有清热解毒、消痈散结之功。

【按语】热盛者可加黄连，血热者加丹皮、赤芍，脓成排泄不畅者加穿山甲、皂刺。

2. 正虚邪恋证

【症状】瘘管口长期渗液不止，脓质稀薄，局部微肿微痛；全身可见面色无华，少气乏力，舌淡，苔白，脉沉细。

【方一】托里消毒散

【来源】《医宗金鉴》

【组成】黄芪 20 克，皂刺 12 克，金银花 15 克，甘草 6 克，桔梗 10 克，白芷 10 克，川芎 10 克，当归 12 克，白芍 12 克，白术 10 克，茯苓 10 克，党参 12 克。

【功效】扶正祛邪，托毒排脓。

【用法】水煎服，每日一剂。

【方解】黄芪扶正托毒排脓为主药，用量宜大；人参、白术、茯苓、甘

草益气健脾化浊；当归、川芎、芍药养血活血；二花、桔梗、白芷、皂刺可排脓消肿。

【按语】可加丹参、香附等以加强行气活血之功。

七、耳廓假性囊肿

【概述】

　　耳廓假性囊肿指耳廓软骨夹层内的非化脓性浆液性囊肿。多发于一侧耳廓的外侧前面上部，内有浆液性渗出液，形成囊肿样隆起，又名耳廓浆液性软骨膜。本病多发于 20～50 岁成年人，男性多于女性数十倍。病因尚未明确，可能与耳廓受到某些机械刺激如硬枕压迫、无意触摸或耳廓外伤等引起局部微循环障碍所致。囊肿小者可无自觉症状，大者可有耳廓胀感、波动感、灼热感及痒感，一般无痛感。

　　中医耳鼻咽喉科学称之为耳壳流痰，或称为耳壳痰包。本病是由于脾虚痰浊凝聚耳壳而成。脾失健运，水湿内停，复因耳壳受到挤压、冻伤等，致使脉络受损，经气痹塞，湿浊凝聚耳壳所致。

【治疗】

　　1. 痰浊凝聚证

　　【症状】多偶然发现耳壳凹面隆起，隆起大小不一，按之如囊，日久不肖，无痛，有微痒及胀感，全身症状不明显，舌淡红，苔白或腻，脉缓滑。

　　【方一】**导痰汤**

　　【来源】《和剂局方》

　　【组成】半夏 10 克，陈皮 10 克，茯苓 10 克，甘草 6 克，枳实 15 克，胆南星 10 克。

　　【功效】健脾祛湿，化痰散结。

　　【用法】水煎服，每日一剂。

　　【方解】陈皮、半夏燥湿祛痰，茯苓健脾利湿，枳实、制南星涤痰散结，甘草、大枣益气健脾助运化。

　　【按语】可加僵蚕、浙贝母增强祛痰散结之力；局部胀麻者加地龙疏风散结；局部灼热者加栀子、黄芩清热散结；局部皮色暗红者加桃仁、川芎、当归化瘀散结。

2. 邪毒侵袭证

【症状】局部疼痛，灼热拒按；检查见耳壳局部局限性隆起，皮色红，按之较硬，穿刺可见脓血性液体；可伴畏寒发热，尿黄便结，舌红，苔黄，脉数。

【方一】 仙方活命饮
【来源】《外科发挥》
【组成】金银花20克，天花粉15克，当归12克，赤芍15克，乳香10克，没药10克，穿山甲6克，皂刺10克，贝母10克，陈皮10克，防风6克，白芷10克，生甘草6克。
【功效】清热解毒，消肿散结。
【用法】水煎服，每日一剂。
【方解】二花、甘草清热解毒，陈皮、乳香、没药、归尾、赤芍活血行气消肿，贝母、花粉、白芷、防风化痰除湿、散结消肿，穿山甲、皂刺溃脓破坚。
【按语】便秘者加生大黄、芒硝通腑泻热。

八、急、慢性化脓性中耳炎

【概述】

急、慢性化脓性中耳炎是中耳黏膜的化脓性炎症，病变部位主要位于鼓室，但中耳其他各部也常可受累。该病可分为急性和慢性两种，急性化脓性中耳炎致病菌主要为肺炎葡萄球菌、流感嗜血杆菌、溶血性链球菌、葡萄球菌等，致病菌主要通过咽鼓管或鼓膜外伤侵入中耳引起感染。慢性化脓性中耳炎多因急性化脓性中耳炎反复发作或治疗不当，迁延不愈而成。

中医学称该病为脓耳，以耳内疼痛或不痛，鼓膜穿孔，耳内流脓，听力下降为主要临床表现。中医学认为脓耳发病外因多为风热湿邪侵袭，内因多与肝、胆、脾、肾等脏腑功能失调有关。风热外袭或风寒化热，邪毒结聚耳窍而为病；脾虚湿困，湿毒困结耳窍而致脓耳缠绵；久病肾虚，邪毒乘虚侵袭或滞留，腐蚀骨质而成胆脂瘤，或成脓耳变证。

【治疗】

1. 风热外侵证

【症状】起病急，耳痛逐渐加重、听力下降，继之耳内流脓；全身伴有发热、恶寒、头痛、鼻塞、流涕、舌红、苔薄黄、脉浮数等风热表证；检查可见鼓膜色鲜红，鼓膜正常标志不清，或见鼓膜小穿孔及搏动性溢脓；听力检查多为轻度传导性耳聋。

【方一】 蔓荆子散

【来源】《东垣十书》

【组成】蔓荆子 10 克，生地黄 12 克，赤芍 10 克，甘菊 12 克，桑白皮 10 克，木通 10 克，麦冬 10 克，升麻 10 克，前胡 10 克，炙甘草 6 克，赤茯苓 10 克。

【功效】疏风散热、解毒消肿。

【用法】水煎服，每日一剂。

【方解】方中蔓荆子、甘菊花、升麻轻清上浮，疏散风热，清利头目；生地、赤芍、麦冬养阴凉血；木通、赤茯苓、桑白皮清热利水祛湿；前胡既可助桑白皮化痰利水，又可助蔓荆子宣散。综观全方，疏风清热凉血及利水祛湿而排脓巧妙结合可达治疗目的。

【按语】鼓膜小穿孔及搏动性溢脓，可加黄连、半枝莲、白花蛇舌草清热解毒。

2. 肝胆火盛证

【症状】耳内疼痛加剧，耳鸣耳聋，脓多而黄稠或带血色，脓出痛减；全身见有发热、口苦咽干、便秘、尿赤、舌红苔黄腻、脉弦数等证。小儿可见高热、啼哭、烦躁不安、拒食等；检查见鼓膜红赤饱满，或鼓膜有穿孔，脓液黄稠，量多；听力检查为传导性耳聋。

【方一】 龙胆泻肝汤

【来源】《医宗金鉴》

【组成】胆草 10 克，栀子 10 克，黄芩 10 克，柴胡 10 克，泽泻 10 克，车前子 10 克，生地 15 克，当归 10 克。

【功效】清肝泻火、解毒排脓。

【用法】水煎服，每日一剂。

【方解】龙胆草、黄芩、栀子清泻肝胆三焦之火，柴胡入肝以疏肝解郁，生地、当归清热活血，车前子、木通、泽泻渗湿泻热，

【按语】小儿脓耳，热毒内陷，高热烦躁者，可酌加钩藤、蝉衣之类；出现神昏、抽搐者加服安宫牛黄丸、紫雪丹等。小儿脏腑娇嫩，用药切忌过于苦寒以防损伤正气。

【方二】 仙方活命饮

【来源】《外科发挥》

【组成】金银花 20 克，天花粉 15 克，当归 12 克，赤芍 15 克，乳香 10 克，没药 10 克，穿山甲 6 克，皂刺 10 克，贝母 10 克，陈皮 10 克，防风 6 克，白芷 10 克，生甘草 6 克。

【功效】清热解毒，活血消肿。

【用法】水煎服，每日一剂。

【方解】方中金银花、天花粉、生甘草清热解毒；当归、赤芍活血散结；乳香、没药散瘀止痛；穿山甲、皂刺活络消肿；贝母、陈皮化痰散结；防风、白芷祛风止痛。全方具有清热解毒，活血消肿功效。

【按语】本方适用于火热炽盛脓成未溃者。

3. 脾虚湿困证

【症状】耳内流脓缠绵日久，脓液清稀，量较多，无臭味，听力下降；全身可有头晕、头重或周身乏力，面色少华，纳差，大便溏薄，舌质淡，苔白腻，脉缓弱；检查可见鼓膜多有中央性大穿孔，通过穿孔部可窥及鼓室，或可见肉芽、息肉；听力检查多呈传导性聋。

【方一】 托里消毒散

【来源】《医宗金鉴》

【组成】黄芪 20 克，皂刺 12 克，金银花 15 克，甘草 6 克，桔梗 10 克，白芷 10 克，川芎 10 克，当归 12 克，白芍 12 克，白术 10 克，茯苓 10 克，党参 12 克。

【功效】健脾渗湿，补托排脓。

【用法】水煎服，每日一剂。

【方解】党参、黄芪、白术、茯苓、甘草健脾益气利湿，使脾气得复，水湿得运而湿浊化解；当归、川芎、白芍养血活血；金银花、白芷、桔梗、皂刺解毒排脓；酌加冬瓜仁、薏苡仁、车前草等加强利湿作用，诸药合用使气血足，正气盛，邪毒除。

【按语】可加木香、三棱加强行气活血之力。

4. 肾元亏损证

【症状】耳内流脓不畅，量不多，耳脓秽浊或呈豆腐渣样，有恶臭气味，日久不愈，反复发作，听力明显减退；全身可见头晕，神疲，腰膝酸软，舌淡红，苔薄白或少苔，脉细弱；检查可见鼓膜边缘部或松弛部穿孔，有灰白色或豆腐渣样脓液；乳突 CT 检查多示有骨质破坏或有胆脂瘤阴影。

【方一】 六味地黄丸

【来源】《小儿药证直诀》

【组成】熟地黄 15 克，山茱萸 12 克，茯苓 15 克，丹皮 12 克，山药 12 克，泽泻 10 克。

【功效】补肾培元，祛腐化湿。

【用法】水煎服，每日一剂。

【方解】以熟地、怀山药、山芋肉补肝肾、健脾胃，入丹皮、泽泻、茯苓使该方补而不腻。

【按语】本方用于肾阴虚者。耳聋甚者加石菖蒲、苍耳子等通窍聪耳，虚烦不眠耳鸣甚者加珍珠母、磁石安神息鸣。

【方二】 肾气丸

【来源】《金贵要略》

【组成】干地黄 15 克，山药 12 克，山茱萸 12 克，泽泻 10 克，茯苓 10 克，牡丹皮 12 克，桂枝 10 克，炮附子 3 克。

【功效】温补肾阳。

【用法】水煎服，每日一剂。

【方解】六味地黄丸滋补肾阴，加肉桂、附子以补水中之火，鼓舞肾气，通过水火互补，阴阳协调，则肾气自健，肾气自振，正切阴生于阳、阳生于阴之理。

【按语】本方用于肾阳虚者。

九、耳源性颅内外并发症

【概述】

因中耳、乳突在解剖上的特殊性，急慢性化脓性中耳炎及乳突炎极易向邻近及远处组织扩散，引起各种并发症，称为"耳源性并发症"。其中最常见的并发症是胆脂瘤型中耳炎，骨疡型中耳炎次之，单纯型中耳炎较少，多由于脓液引流不畅、骨质破坏严重、机体抵抗力差、致病菌毒力强等因素引起。感染扩散途径有通过破坏或缺损的骨壁、解剖通道或未闭骨缝及血行途径。根据出现并发症的部位分为颞骨、颅内和颅外 3 大类，较常见的颅外并发症有耳后骨膜下脓肿、迷路炎、耳源性面瘫等；颅内并发症有乙状窦血栓性静脉炎、硬脑膜外脓肿、化脓性脑膜炎、脑脓肿等。耳后附骨痛患者觉耳痛较剧，伴高热和全身不适等症状；脓耳面瘫患者自觉面肌功能减退或消失，不能提额皱眉、闭眼、鼓腮、吹口哨漏气，口涎外流，不能自收；脓耳眩晕患者自觉眩晕阵发性发作，恶心呕吐，喜闭目静卧，活动时或每遇刺激时眩晕发作。

中医学称耳源性颅内、外并发症为脓耳变证，是指由脓耳变生的病证，多因脓耳邪毒炽盛，或治疗不当，邪毒久蕴，腐蚀骨质，脓汁流窜，邪毒扩散而成。

【治疗】

（一）耳后附骨痈

1. 热毒壅盛证

【症状】脓耳病程中，耳流脓突然减少，耳内及耳后疼痛加剧。发热、头痛、口苦咽干，舌质红，苔黄厚，脉弦数或滑数；检查外外耳道后上壁塌陷，有污秽脓液或肉芽，鼓膜穿孔，耳后完骨红肿压痛，甚将耳廓推向前方，数天后肿处变软波动，穿溃溢脓。

【方一】龙胆泻肝汤
【来源】《医宗金鉴》
【组成】胆草10克，栀子10克，黄芩10克，柴胡10克，泽泻10克，车前子10克，生地15克，当归10克。
【功效】泻火解毒，祛腐排脓。
【用法】水煎服，每日一剂。
【方解】方中胆草、栀子、黄芩、柴胡清泻肝肺火热；泽泻、木通、车前子清利小便，引热外出；生地、当归滋阴养血，祛邪而不伤正。
【按语】壮热者加二花、连翘、蒲公英、紫花地丁等加强清热解毒作用；痛甚加乳香、没药以行气活血止痛；脓成未溃者加穿山甲、皂刺以消肿溃坚。

【方二】仙方活命饮
【来源】《外科发挥》
【组成】金银花20克，天花粉15克，当归12克，赤芍15克，乳香10克，没药10克，穿山甲6克，皂刺10克，贝母10克，陈皮10克，防风6克，白芷10克，生甘草6克。
【功效】清热解毒，活血消肿。
【用法】水煎服，每日一剂。

【方解】方中金银花、天花粉、生甘草清热解毒；当归、赤芍活血散结；乳香、没药散瘀止痛；穿山甲、皂刺活络消肿；贝母、陈皮化痰散结；防风、白芷祛风止痛。全方具有清热解毒，活血消肿功效。

【按语】本方适用于肿甚或脓肿溃破者。

2. 气血亏虚，余毒滞耳证

【症状】脓耳日久，耳后流脓，反复发作，缠绵不愈，或兼头晕乏力，面色苍白，唇舌淡，脉细；检查耳后痈肿溃破，溃口经久不愈，形成瘘道，脓稀色白，疮口暗淡。

【方一】托里消毒散

【来源】《医宗金鉴》

【组成】黄芪 20 克，皂刺 12 克，金银花 15 克，甘草 6 克，桔梗 10 克，白芷 10 克，川芎 10 克，当归 12 克，白芍 12 克，白术 10 克，茯苓 10 克，党参 12 克。

【功效】补益气血，托毒排脓。

【用法】水煎服，每日一剂。

【方解】党参、白术、茯苓、炙甘草、黄芪、白芍、当归、川芎等补益气血，双花清解余毒，桔梗、白芷、皂刺排脓。

【按语】若疮口暗淡，脓液清稀者加薏苡仁、白扁豆、车前子等健脾渗湿；若脓稠排出不畅者加蒲公英、桔梗、野菊花等清热解毒排脓。

【方二】补中益气汤

【来源】《东垣十书》

【组成】黄芪 30 克，党参 15 克，白术 10 克，当归 12 克，柴胡 9 克，升麻 9 克，陈皮 10 克，甘草 6 克。

【功效】健脾益气，升举升阳。

【用法】水煎服，每日一剂。

【方解】方中黄芪、党参、白术、甘草益气健脾补中；当归补血，陈皮理脾行气；升麻、柴胡升阳举陷。

【按语】本方用于气血不足者。

（二）脓耳面瘫

1. 热毒壅盛，蒸灼脉络证

【症状】口眼㖞斜，耳内流脓，耳痛剧烈；全身发热头痛，口苦咽干，尿赤便秘，舌红苔黄，脉弦滑数；检查鼓膜充血，穿孔，流脓稠厚味臭，完骨有叩压痛。

【方一】 ①龙胆泻肝汤合②牵正散

【来源】 ①《医宗金鉴》②《杨氏家藏方》

【组成】 ①胆草 10 克，栀子 10 克，黄芩 10 克，柴胡 10 克，泽泻 10 克，车前子 10 克，生地 15 克，当归 10 克；②桃仁 10 克，红花 10 克，全蝎 10 克。

【功效】 清热解毒，活血通络。

【用法】 水煎服，每日一剂。

【方解】 龙胆泻肝汤清肝胆火热而解毒；可加桃仁、红花、全蝎以活血通络，合牵正散以祛风通络。

【按语】 疼痛剧烈者，加乳香、没药活血止痛。

2. 气血亏虚，湿毒阻络证。

【症状】 耳内流脓日久，渐发生面瘫，初起者面部运动失灵，迟缓不收，日久患侧肌肤麻木，肌肉萎僻；全身见肢倦无力，食少便溏，唇舌淡白，苔白腻，脉细弱或涩；检查见鼓膜松弛部或边缘性穿孔，流脓污秽味臭，有肉芽或息肉。

【方一】 ①托里消毒散合②牵正散

【来源】 ①《医宗金鉴》②《杨氏家藏方》

【组成】 ①黄芪 20 克，皂刺 12 克，金银花 15 克，甘草 6 克，桔梗 10 克，白芷 10 克，川芎 10 克，当归 12 克，白芍 12 克，白术 10 克，茯苓 10 克，党参 12 克；②桃仁 10 克，红花 10 克，全蝎 10 克。

【功效】 托毒排脓，祛瘀通络。

【用法】 水煎服，每日一剂。

【方解】 托里消毒散托毒排脓，牵正散祛瘀通络。

【按语】 脓多者加薏苡仁、冬瓜仁、车前草等利湿排脓。

【方二】 补阳还五汤

【来源】 《医林改错》

【组成】 黄芪 120 克，当归尾 3 克，赤芍 5 克，地龙 3 克，川芎 3 克，红花 3 克，桃仁 3 克。

【功效】 益气活血通络。

【用法】 水煎服，每日一剂。

【方解】 方中重用生黄芪，大补脾胃之元气，令气旺血行，瘀去络通，为君药。当归尾长于活血，且有化瘀而不伤血之妙，是为臣药。川芎、赤芍、桃仁、红花助当归尾活血祛瘀，地龙通经活络，均为佐药。本方的配伍特点是大量补气药与少量活血药相配，使气旺则血行，活血而不伤正，共奏补气活血通络之功。

【按语】本方用于面瘫日久，气血亏虚，脉络瘀阻者。

（三）脓耳眩晕

1. 肝胆湿热，风扰耳窍证

【症状】眩晕耳痛剧烈，恶心呕吐，动则加重，耳内流脓黄稠，伴耳鸣耳聋；全身伴见口苦咽干，急躁易怒，尿赤便秘或发热、头痛、目赤，舌红苔黄脉弦数。

【方一】①龙胆泻肝汤合②天麻钩藤饮

【来源】①《医宗金鉴》②《杂病证治新义》

【组成】①胆草 10 克，栀子 10 克，黄芩 10 克，柴胡 10 克，泽泻 10克，车前子 10 克，生地 15 克，当归 10 克；②天麻 9 克，钩藤 12 克，石决明 18 克，栀子 9 克，黄芩 9 克，川牛膝 12 克，杜仲 9 克，益母草 9 克，桑寄生 9 克，夜交藤 9 克，朱茯神 9 克。

【功效】清热泻火，解毒熄风。

【用法】水煎服，每日一剂。

【方解】①方中胆草、栀子、黄芩、柴胡清泻肝肺火热；泽泻、木通、车前子清利小便，引热外出；生地、当归滋阴养血，祛邪而不伤正。②本方为治疗兼有热象的肝阳上亢，肝风内动证的常用方。方中天麻、钩藤平肝熄风清热为君；石决明平肝潜阳；牛膝补肝肾，引血下行共为臣；山栀子、黄芩清热；杜仲、桑寄生补肝肾；益母草活血；夜交藤养心安神、通络；茯苓宁心安神，健脾补中。上药合用，共凑平肝熄风，养阴清热之效。

【按语】脾胃虚寒者慎用本方。

2. 脾虚湿困，蒙蔽耳窍证

【症状】眩晕反复发作，头重胀，耳鸣，耳内流脓缠绵难愈，脓液腐臭；全身伴胸闷恶心，痰涎多，倦怠无力，纳少便溏，面色萎黄，舌淡红，苔白润，脉缓弱或濡滑。

【方一】①托里消毒散合②半夏白术天麻汤

【来源】①《医宗金鉴》②《医学心悟》

【组成】①黄芪 20 克，皂刺 12 克，金银花 15 克，甘草 6 克，桔梗 10 克，白芷 10 克，川芎 10 克，当归 12 克，白芍 12 克，白术 10 克，茯苓 10 克，党参 12 克；②半夏 10 克，白术 10 克，天麻 10 克，茯苓 10 克，橘红 10 克，甘草 6 克，生姜 2 片，大枣 5 枚。

【功效】健脾祛湿，涤痰止眩。

【用法】水煎服，每日一剂。

【方解】托里消毒散健脾益气，托毒排脓；半夏白术天麻汤燥湿、涤痰、息风。两方合用共奏健脾祛湿、涤痰止眩之功；

【按语】湿盛者可加泽泻、薏苡仁、石菖蒲以加强利湿化浊的作用。

3. 肾经亏损，邪蚀耳窍证

【症状】眩晕时发，耳鸣耳聋，耳内流脓经久不愈，脓液污秽味臭或如豆腐渣样；全身可伴见精神萎靡，腰膝酸软，健忘多梦，舌淡红或红绛，脉细弱或细数。

【方一】六味地黄丸
【来源】《小儿药证直诀》
【组成】熟地黄 15 克，山茱萸 12 克，泽泻 15 克，丹皮 12 克，山药 12 克，泽泻 10 克。

【功效】补肾培元，祛邪排毒。

【用法】水煎服，每日一剂。

【方解】以熟地、怀山药、山芋肉补肝肾、健脾胃，入丹皮、泽泻、茯苓使该方补而不腻。

【按语】于偏阴虚者。酌加石决明、生牡蛎等以滋阴潜阳止眩，加蒲公英、二花、皂刺等以祛邪排脓

【方二】肾气丸
【来源】《金匮要略》
【组成】干地黄 15 克，山药 12 克，山茱萸 12 克，泽泻 10 克，茯苓 10 克，牡丹皮 12 克，桂枝 10 克，炮附子 3 克。

【功效】温补肾阳。

【用法】水煎服，每日一剂。

【方解】六味地黄丸滋补肾阴，加肉桂、附子以补水中之火，鼓舞肾气，通过水火互补，阴阳协调，则肾气自健，肾气自振，正切阴生于阳、阳生于阴之理。

【按语】本方用于偏阳虚者。

（四）黄耳伤寒

1. 热在营血证

【症状】耳内流脓臭秽，突然脓液减少，耳痛剧烈，头痛如劈，项强，呕吐，憎寒壮热，心烦躁扰，但神志尚清，舌质红绛，少苔或无苔，脉细数。

【方一】清营汤

【来源】《温病条辨》

【组成】犀角6克，生地黄10克，玄参10克，竹叶心10克，麦冬10克，丹参10克，黄连10克，金银花10克，连翘10克。

【功效】清营凉血，泻热解毒。

【用法】水煎服，每日一剂。

【方解】方中犀角咸寒主清心营；黄连苦寒清心；生地、玄参、麦冬清热滋阴；银花、连翘、竹叶清热解毒；丹参凉血透络清郁热。诸药合用共奏泻热解毒而清营凉血之功。

【按语】此症型应配合西医治疗。

2. 热入心包证

【症状】耳内流脓臭秽，耳痛、头痛剧烈，高热不退，颈项强直，呕吐，嗜睡，神昏谵语，舌质红绛，少苔或无苔，脉细数。

【方一】清宫汤送服安宫牛黄丸、至宝丹或紫雪丹等

【来源】《温病条辨》

【组成】玄参心10克，莲子心6克，竹叶卷心10克，麦冬12克，连翘12克，犀角尖6克。

【功效】清心开窍。

【用法】水煎服，每日一剂。

【方解】清宫汤专清心包邪热，犀角清心热；玄参、莲子心、麦冬清心养液；竹叶、连翘清心透热，以使心包邪热向外透达；热盛者加竹沥、瓜蒌等；安宫牛黄丸、至宝丹或紫雪丹均为清心开窍之成药，具有醒神志之效，可酌情选三丹之一。

【按语】此症型应配合西医治疗。

3. 热盛动风证

【症状】耳内流脓臭秽，耳痛、头痛剧烈，高热，手足躁动，甚则神志昏迷，筋脉拘急，四肢抽搐，颈项强直，或肢软偏瘫，舌质红绛而干，脉弦数。

【方一】羚角钩藤汤

【来源】《通俗伤寒论》

【组成】羚羊角 4.5 克，钩藤 9 克，桑叶 6 克，菊花 9 克，生地 15 克，白芍 9 克，川贝 12 克，竹茹 15 克，茯神 9 克，甘草 3 克。

【功效】清热解毒，凉肝熄风。

【用法】水煎服，每日一剂。

【方解】羚羊角、钩藤凉肝息风解痉；桑叶、菊花轻清宣透；生地、白芍、甘草滋阴柔肝缓急；贝母、竹茹清热化痰；茯神宁心安神；

【按语】热盛可加石膏、知母；便秘加大黄、芒硝；口干、舌红绛加水牛角、丹皮、紫草凉血解毒；如有抽搐可选全蝎、地龙、蜈蚣以息风止痉；痰涎盛者加服安宫牛黄丸。

十、听神经瘤

【概述】

听神经瘤是耳神经外科最常见的良性肿瘤，多单侧发病，多见于女性，好发年龄为 30~50 岁。早期表现为缓慢发生的耳鸣、听力减退、眩晕、步态不稳等耳蜗与前庭功能障碍的症状，亦可发生突发性耳聋；中晚期可出现患侧面部感觉异常和麻木、角膜反射迟钝和消失等；肿瘤阻塞脑脊液循环可引起头痛、恶心呕吐等颅内高压症；肿瘤压迫小脑可出现患侧手足精细运动障碍；压迫脑干可出现肢力减弱、肢体麻木、感觉减退等。

中医学将本病称为听脉瘤，是痰瘀壅阻耳脉，滋生赘物所致，表现为缓慢进行性耳鸣耳聋，或伴有头晕，耳深部疼痛，耳面部感觉异常。本病的发生以内因为主，肾虚、血瘀、痰浊则是其发病的基本病因病理。在其发病过程中，往往虚实错杂，相互为因而成。肾精为听觉之本，中年肾精渐衰，正不胜邪，则易流结听脉而为病，故肾虚精亏是其发病之本；痰瘀结滞是其发病之标。

【治疗】

1. 痰浊结滞证

【症状】耳鸣耳聋，逐渐加重，鸣声嗡嗡，眩晕头重，颜面、舌前、咽部感觉迟钝或麻木；全身见身体困倦，纳呆便溏，舌淡胖，有齿痕，苔白腻，脉弦滑或细濡。

【方一】涤痰汤

【来源】《济生方》

【组成】半夏 10 克，南星 10 克，橘红 10 克，枳壳 10 克，茯苓 10 克，人参 10 克，菖蒲 15 克，竹茹 10 克，甘草 6 克。

【功效】涤痰化浊，散结通窍。

【用法】水煎服，每日一剂。

【方解】方中以制南星、半夏涤痰化浊，散结滞；陈皮、枳实、茯苓燥湿化痰；人参健脾益气，以绝生痰之源；石菖蒲、竹茹化湿降浊，通窍聪耳，生姜温中化痰，甘草调和药性。

【按语】本方用于痰浊轻者。

【方二】海藻玉壶汤

【来源】《医宗金鉴》

【组成】海藻 10 克，昆布 10 克，海带 10 克，半夏 10 克，陈皮 10 克，青皮 10 克，连翘 10 克，象贝 10 克，当归 10 克，川芎 10 克，独活 10 克，甘草 6 克。

【功效】涤痰化浊。

【用法】水煎服，每日一剂。

【方解】海藻、昆布、海带理气散结，半夏、陈皮、象贝健脾化痰，青皮理气化痰，当归、川芎养血活血。

【按语】本方用于痰浊盛者。

2. 气血瘀阻证

【症状】耳鸣耳聋，逐渐加重，鸣声高尖，耳内疼痛或刺痛，颜面痉挛、麻木，胸胁闷胀或刺痛，妇女月经失调，经色暗红，舌暗，或有瘀点，脉细涩。

【方一】血府逐瘀汤

【来源】《医林改错》

【组成】川芎 5 克，桃仁 12 克，红花 9 克，赤芍 6 克，柴胡 3 克，桔梗 5 克，枳壳 6 克，牛膝 9 克，当归 9 克，生地 9 克，甘草 6 克。

【功效】活血化瘀，通络散结。

【用法】水煎服，每日一剂。

【方解】方中当归、桃仁、红花、川芎活血化瘀；生地、赤芍、枳实、牛膝活血行气，通经散结；桔梗宣畅肺气而宽胸，柴胡既行气散结，又载药上达耳窍；甘草调和药性。

【按语】病久可加三棱、莪术、穿山甲、水蛭等助化瘀散结消瘤之力。

3. 肾虚痰瘀证

【症状】耳渐鸣渐聋，甚或耳全聋，耳鸣如蝉，眩晕，步态不稳，颜面麻木，抽搐，甚或面瘫，舌前味觉、咽、角膜反射减退或消失，耳痛、头痛，精神不振，健忘失眠，腰膝酸软，舌淡暗而胖，苔白，脉细弱。

【方一】①左归丸合②海藻玉壶汤

【来源】①《景岳全书》②《医宗金鉴》

【组成】①熟地黄 10 克，炒山药 10 克，山茱萸 10 克，枸杞子 10 克，川牛膝 10 克，制菟丝子 10 克，鹿角胶 6 克，龟板胶 6 克；②海藻 10 克，昆布 10 克，海带 10 克，半夏 10 克，陈皮 10 克，青皮 10 克，连翘 10 克，象贝 10 克，当归 10 克，川芎 10 克，独活 10 克，甘草 6 克。

【功效】益精补肾，祛瘀化痰。

【用法】水煎服，每日一剂。

【方解】左归丸补益肾精，填髓充耳；海藻玉壶汤化痰散结，活血通脉以祛痰消瘤，二方相伍，既能益精补肾而培本，又能化痰散结而消瘤。

【按语】本方需长期使用才能获效。

【方二】①知柏地黄丸合②柴胡清肝汤

【来源】《医宗金鉴》

【组成】①地黄 24 克，山萸肉 12 克，山药 12 克，知母 12 克，黄柏 12 克，茯苓 9 克，泽泻 9 克，丹皮 9 克；②生地 10 克，当归 10 克，赤芍 10 克，川芎 10 克，柴胡 10 克，黄芩 10 克，栀子 10 克，花粉 10 克，防风 10 克，牛蒡子 10 克，连翘 10 克，甘草 6 克。

【功效】滋阴降火，解毒散结。

【方解】前方滋阴降火，后者解毒散结。

【用法】水煎服，每日一剂。

【按语】用于治疗精虚及阴，阴虚火旺，痰瘀互结，耳鸣耳聋，眩晕，恶心呕吐，头痛较甚，低热或潮热，舌红苔薄黄腻，脉细数者。

十一、酒渣鼻

【概述】

酒渣鼻为中老年人外鼻常见的慢性皮肤损伤，以鼻尖及鼻翼处皮肤红斑和毛细血管扩张为其特征，通常伴有痤疮。本病可能与嗜酒及喜食辛辣刺激性食物、胃肠道疾病及便秘、内分泌紊乱，月经不调、毛囊蠕形螨寄生等有关。本病按病程及病理变化分为三期。一期又称红斑期，表现为外鼻皮肤潮红，皮脂腺开口扩大，分泌物增加，使皮肤呈油状，饮酒、进餐、冷热刺激或情绪紧张时加重。二期又称丘疹脓疱期，外鼻皮肤潮红持续不退，皮肤毛细血管渐显扩张，常并发丘疹和脓疱疮，日久皮肤逐渐增厚，呈桔皮样。三期又称鼻赘期，外鼻皮肤呈分叶状肿大，外观似肿瘤，称鼻赘。

酒渣鼻在中医文献中又称酒糟鼻、酒效鼻。本病多由于喜食辛辣、滥服温燥补益药物及湿热犯肺而致痰热郁肺为其主要病因病机。初期多属痰热为患，病位多在肺、脾胃。日久热壅血瘀。如《外科大成》"酒渣鼻者，先由肺经血热内蒸，次遇风寒外束，血瘀凝结而成，故先赤而后黑也"。

本病比较顽固，在治疗的同时，调理饮食和情绪有利于病情好转，避免复发。

【治疗】

1. 痰热郁肺证

【症状】外鼻皮肤潮红，皮脂腺开口扩大，分泌物增加，全身见口臭、口渴，便秘，尿黄。舌质红，苔黄，脉滑数。

【方一】黄芩汤

【来源】《医宗金鉴》

【组成】黄芩10克，栀子15克，桑白皮10克，麦冬10克，赤芍10克，桔梗10克，薄荷10克，甘草6克，荆芥穗10克，连翘10克。

【功效】清肺泻热、祛痰化湿。

【用法】水煎服，每日一剂。

【方解】方中黄芩、山栀子、桑白皮、甘草清肺热而解毒；连翘、薄荷、防风疏散风热；桔梗上行入肺，载药直达病处。

【按语】临症可加地肤子、黄柏以加强清热利湿之力。

2. 血热凝结证

【症状】外鼻皮肤潮红持续不退，皮肤毛细血管渐显扩张，日久皮肤逐渐增厚，皮脂腺结缔组织增生，外鼻皮肤呈分叶状肿大。舌质红，脉数。

【方一】四物消风饮

【来源】《外科证治》

【组成】 生地黄 20 克，当归 10 克，赤芍 10 克，川芎 10 克，荆芥 10 克，薄荷 10 克，柴胡 10 克，黄芩 10 克，甘草 6 克。

【功效】 清肺泻胃，凉血化瘀。

【用法】 水煎服，每日一剂。

【方解】 方中以当归、川芎、白芍、生地、玄参凉血活血，养阴润燥；黄芩、知母、野菊花、桑白皮清泻肺脾郁热；蝉蜕、白癣皮、地肤子疏风散邪止痒。

【按语】 临症可加地肤子、黄柏以加强清热利湿之力。

十二、鼻前庭炎

【概述】

鼻前庭炎是指鼻前庭皮肤的弥漫性炎症。以鼻前庭及其附近皮肤红肿、糜烂、渗液、结痂、灼痒，或皲裂为主要特征。分为急、慢性两种，小儿多见。鼻前庭炎为鼻前庭皮肤弥漫性炎症，主要发病原因有急慢性鼻炎、鼻窦炎或鼻腔异物的分泌物刺激；长期有害粉尘的刺激以及其他如挖鼻致皮肤损伤继发感染等。急性期鼻孔内微痛，局部皮肤潮红、肿胀，触痛，重者皮肤糜烂，表面盖有薄痂皮，严重时可扩展至上唇皮肤。慢性期鼻前庭皮肤瘙痒、干燥，有异物感，伴灼热、触痛，局部皮肤增厚，鼻毛脱落。

本病病机为肺经素有蕴热，又因复受风热邪毒所袭，或患鼻病，邪毒乘虚侵袭，外邪引动肺热，上灼鼻窍为病。或饮食不节，脾失健运，湿浊内停，湿郁化热，熏灼鼻孔肌肤而为病。或因小儿脾胃虚弱，易积食化热，疳热上攻所致。或病久阴血内耗，邪热留恋不去，阴虚血燥生风，虚热内生，虚热反复上蒸鼻窍而为病。

【治疗】

首先要治疗引起本病的原发病，如鼻腔、鼻窦的病变。其次，避免有害物刺激，减少挖鼻等不良习惯。

1. 肺经蕴热，邪毒外袭证

【症状】 鼻前庭及附近皮肤灼热干燥，微痒微痛，皮肤出现粟粒样小丘，浅表糜烂，流黄水，周围皮肤潮红或皲裂，鼻毛脱落。症重者可见头痛发热、咳嗽气促，便秘，舌质红，苔黄，脉数。小儿可见啼哭躁扰，搔抓鼻部，甚至血水淋漓。

【方一】黄芩汤

【来源】《医宗金鉴》

【组成】黄芩 10 克，栀子 15 克，桑白皮 10 克，麦冬 10 克，赤芍 10 克，桔梗 10 克，薄荷 10 克，甘草 6 克，荆芥穗 10 克，连翘 10 克。

【功效】疏风散邪，清热泻肺。

【用法】水煎服，每日一剂。

【方解】方中黄芩、栀子、桑白皮、甘草清泻肺热而解毒；连翘、薄荷、荆芥穗疏散风热外邪；赤芍清热凉血；麦冬清热养阴；桔梗清肺热，载诸药直达病所。

【按语】若大便秘结者，加入瓜蒌仁、生大黄；热毒壅盛、掀热痛甚者，可加黄连、丹皮，以清热解毒，凉血止痛；红肿甚者，加大青叶、板蓝根。

2. 脾胃失调，湿热郁蒸证

【症状】鼻前孔及附近皮肤反复糜烂，红肿，常溢脂水或结黄浊厚痂，瘙痒。小儿可兼有腹胀，大便溏薄，啼哭易怒。舌苔黄腻，脉滑数。

【方一】萆薢渗湿汤

【来源】《疡科心得集》

【组成】萆薢 10 克，薏苡仁 30 克，黄柏 10 克，赤茯苓 10 克，牡丹皮 10 克，泽泻 10 克，滑石 20 克，夏枯草 15 克。

【功效】清热燥湿，解毒和中。

【用法】水煎服，每日一剂。

【方解】方中黄柏、萆薢、滑石、泽泻、通草清热祛湿而解毒；茯苓、薏苡仁除湿和中；丹皮清热凉血。

【按语】若湿热盛者，加黄连、苦参、土茯苓以助清热燥湿之力；痒甚者，加荆芥、防风、白鲜皮、地肤子以祛风除湿止痒；病情缠绵，反复发作者，加黄芪、白术、金银花以扶正解毒。

【方二】参苓白术散

【来源】《太平惠民和剂局方》

【组成】炒扁豆 30 克，人参 10 克，白术 10 克，茯苓 10 克，陈皮 10 克，怀山药 15 克，莲子肉 12 克，薏苡仁 20 克，砂仁 10 克，桔梗 10 克，炙甘草 6 克。

【功效】健脾消积除湿。

【方解】四物汤健脾益气，扁豆、莲子肉、薏苡仁、砂仁健脾渗湿，桔梗、甘草清利头目。

【用法】 水煎服，每日一剂。

【方解】 方中以四君子汤补气健脾；白扁豆、薏苡仁健脾利湿；山药、砂仁行气补脾；桔梗载药上行。

【按语】 本方用于小儿脾弱，腹胀便溏者。

3. 阴虚血燥，鼻窍失养证

【症状】 鼻前庭及其附近皮肤瘙痒、灼热、干痛，或伴口干咽燥，面色萎黄，大便干燥，舌质红，少苔，脉细数等症。检查见鼻前庭皮肤粗糙、增厚或皲裂，或有少许脓痂或鳞屑样干痂，鼻毛脱落。

【方一】 四物消风饮

【来源】 《外科证治》

【组成】 生地黄 20 克，当归 10 克，赤芍 10 克，川芎 10 克，荆芥 10 克，薄荷 10 克，柴胡 10 克，黄芩 10 克，甘草 6 克。

【功效】 滋阴润燥，养血熄风。

【用法】 水煎服，每日一剂。

【方解】 方中以四物汤来养血活血、养阴润燥，以扶正；黄芩、甘草清热解毒；荆芥、薄荷、柴胡疏风散邪止痒。

【按语】 若鼻部肌肤干燥、皲裂甚，加玄参、麦冬、首乌之类以助滋阴养血；痒甚加蝉衣、防风、全蝎以祛风止痒；肌肤色红、干燥、疼痛，加金银花、野菊花以解毒祛邪。

十三、鼻疖

【概述】

鼻疖是指发生在鼻前庭或鼻尖部的毛囊、皮脂腺或汗腺的局限性急性化脓性炎症，以鼻尖、鼻翼、鼻前庭部皮肤红肿疼痛，呈粟粒状突起，有脓点为特点。本病多因挖鼻、拔鼻毛使鼻前庭皮肤损伤所致。机体抵抗力低时易患本病，金黄色葡萄球菌为主要致病菌。表现为局部红肿热痛，呈局限性隆起，有时伴有低热和全身不适，颌下或颏下淋巴结肿大、压痛。鼻疖若处理不当，炎症可向周围扩散，可引起上唇或面颊部蜂窝组织炎，细菌或血栓可顺血流感染至海绵窦，则可引起海绵窦血栓性静脉炎，甚至形成硬脑膜脓肿、脑膜炎及脑脓肿等严重并发症。

中医的鼻疔即鼻疖，又称白丁、鼻柱痈等。中医认为鼻疖失治，邪毒壅盛，正气虚弱，以致邪毒内陷，可转为疔疮走黄之逆证。多因挖鼻，拔鼻毛损伤鼻前庭皮肤，邪毒外袭，火毒上攻鼻窍，熏蒸肌膜而成。本病若处理不当，邪毒内陷，可转成疔疮走黄之重症。

【治疗】

本病治疗分为三期，疖未成熟，以消炎为主；疖已成熟，可切开引流；已溃破者，以清洁换药为主。同时，不同时期中医辨证也不同，配合中药辨证施治以促进疖肿的尽快消退。

1. 邪毒外袭，火毒上攻证

【症状】外鼻部局限性潮红，继则渐次隆起，状如粟粒，渐长如椒目，周围发硬，掀热微痛。3～5天后，疮顶现黄白色脓点，顶高根软。或伴头痛、发热、全身不适等症，舌质红，苔白或黄，脉数。

【方一】五味消毒饮

【来源】《医宗金鉴》

【组成】金银花20克，野菊花20克，蒲公英15克，紫花地丁12克，天葵子10克，

【功效】清热解毒，消肿止痛。

【用法】水煎服，每日一剂。

【方解】银花、地丁、公英、野菊花、紫背天葵均有清热解毒、消痈散结之功。

【按语】若疼痛较甚，加归尾、赤芍、丹皮以助活血止痛；若脓成不溃者，加穿山甲、皂角刺以助消肿溃脓。

【方二】①五味消毒饮合②黄连解毒汤

【来源】①《医宗金鉴》②《外台秘要》

【组成】①金银花20克，野菊花20克，蒲公英15克，紫花地丁12克，天葵子10克；②黄连10克，黄芩12克，黄柏12克，栀子12克。

【功效】解毒消肿。

【用法】水煎服，每日一剂。

【方解】二者合用有清热解毒，消肿止痛之功。

【按语】本方用于病情比较重者。

2. 火毒炽盛，内陷营血证

【症状】疮头紫暗，顶陷无脓，根脚散漫，鼻肿如瓶，目胞合缝，局部

红肿灼痛，头痛如劈。可伴有高热、烦躁、呕恶、神昏谵语、痉厥、口渴、便秘等症，舌质红降，苔厚黄燥，脉洪数。

【方一】 ①黄连解毒汤合②犀角地黄汤
【来源】 ①《外台秘要》②《备急千金要方》
【组成】 ①黄连 10 克，黄芩 12 克，黄柏 12 克，栀子 12 克；②犀角 10 克，生地 10 克，赤芍 10 克，丹皮 12 克。
【功效】 泻热解毒，清营凉血。
【用法】 水煎服，每日一剂。
【方解】 黄连解毒汤泻火解毒，犀角地黄汤清营凉血，二方合用，以苦寒泻热，凉血解毒。
【按语】 本证多采用中西医结合治疗。

【方二】 生脉散
【来源】 《内外伤辨惑论》
【组成】 人参 10 克，麦冬 10 克，五味子 6 克。
【功效】 益气养阴。
【用法】 水煎服，每日一剂。
【方解】 人参益气，麦冬养阴，五味子酸涩收敛，共奏益气养阴之功。
【按语】 本方用于病程日久，气阴耗伤，脉象虚弱者。

十四、急性鼻炎

【概述】

急性鼻炎是由病毒感染引起的鼻腔黏膜急性炎症性疾病，俗称"伤风"或"感冒"。本病以鼻塞、流涕、喷嚏为主要症状，一年四季均可发病，又以冬季为多见。主要致病菌为病毒，各种呼吸道病毒均可成为致病菌。当机体由于各种诱因而抵抗力下降，鼻黏膜的防御功能遭到破坏时，上述病毒即侵入机体而发病，其病理为鼻黏膜急性炎症。

中医文献对本病论述多散载于"伤风""嚏""流涕""鼻塞"等病证范畴内。本病多因气候变化，寒热不调，或生活起居不慎，过度疲劳，风邪侵袭鼻窍而为病，又有风寒、风热之分。若风寒之邪外袭，皮毛受邪，肺失宣肃，风寒上犯，壅塞鼻窍而为病。风热之邪，从口鼻而入，首先犯肺；或因风寒之邪束表，郁而化热犯肺，肺气不宣，风热上犯鼻窍，鼻失宣畅而为病。

【治疗】

本病治疗原则以支持疗法和对症治疗为主。中医将本病分为风寒和风热两型来治疗。

1. 外感风寒证

【症状】鼻塞声重，喷嚏频作，流涕清稀，头痛，恶寒发热，舌淡红，苔薄白，脉浮紧。检查见鼻黏膜淡红肿胀，鼻内积有清稀涕液。

【方一】通窍汤

【来源】《古今医鉴》

【组成】麻黄 10 克，白芷 15 克，防风 15 克，羌活 12 克，藁本 12 克，细辛 3 克，川芎 12 克，升麻 10 克，葛根 12 克，苍术 10 克，川椒 10 克，甘草 6 克。

【功效】辛温解表，散寒通窍。

【用法】水煎服，每日一剂。

【方解】方中用麻黄、防风、羌活、藁本疏风散寒解表；川芎、白芷、细辛疏散，风寒通窍；升麻、葛根辛甘发散，解表升阳；苍术发汗行湿；甘草调和药性。川椒大热，不利表散，可去而不用。

【按语】素有气虚者可加党参、黄芪益气。

【方二】荆防败毒散

【来源】《摄生众妙方》

【组成】荆芥 10 克，防风 10 克，柴胡 10 克，前胡 10 克，川芎 12 克，枳壳 12 克，羌活 10 克，独活 10 克，茯苓 10 克，桔梗 10 克，甘草 6 克。

【功效】疏风散邪，宣肺通窍。

【用法】水煎服，每日一剂。

【方解】方中荆芥、防风、生姜、川芎辛温发散风寒；前胡、柴胡宣肺疏畅气机；桔梗、枳壳、茯苓理气化痰利水；羌活、独活祛风寒、除湿邪；人参扶正祛邪，体实者可减去。

【按语】素有气虚者可加党参、黄芪益气。

2. 风热犯鼻证

【症状】鼻塞较重，鼻流粘稠黄涕，鼻痒气热，喷嚏时作，发热，头痛，微恶风，口渴，咽痛，咳嗽痰黄，舌质红，苔薄黄，脉浮数。检查见鼻黏膜色红肿胀，鼻内有黄涕。

【方一】 银翘散

【来源】《温病条辨》

【组成】金银花 20 克，牛蒡子 12 克，连翘 15 克，桔梗 10 克，荆芥穗 10 克，薄荷 10 克，豆豉 10 克，芦根 12 克，淡竹叶 10 克，甘草 6 克。

【功效】疏风清热，宣肺通窍。

【用法】水煎服，每日一剂。

【方解】方中金银花、连翘疏风清热、消肿通窍；薄荷、荆芥、牛蒡子、淡竹叶、桔梗、淡豆豉助主药疏风清热、宣肺通窍；芦根生津护阴，而解口渴；甘草调和诸药而解毒。

【按语】若头痛较甚者，加蔓荆子、菊花以清利头目；咳嗽痰黄，加前胡、瓜蒌以宣肺止咳化痰。

【方二】 桑菊饮

【来源】《温病条辨》

【组成】桑叶 15 克，菊花 12 克，桔梗 10 克，连翘 15 克，杏仁 10 克，薄荷 10 克，芦根 10 克，甘草 6 克。

【功效】疏风散邪，清利头目。

【用法】水煎服，每日一剂。

【方解】本方用桑叶、菊花、薄荷疏风散邪，宣透风热，杏仁、桔梗、甘草轻宣肺气，祛痰止咳；连翘、芦根清热生津。

【按语】咽部红肿疼痛者，加板蓝根、射干以清热解毒利咽。

十五、慢性鼻炎

【概述】

慢性鼻炎是鼻腔黏膜和黏膜下层的慢性炎症性疾病。临床表现以鼻腔黏膜肿胀、分泌物增多、无明确致病微生物感染、病程反复发作为特征。本病病因复杂，相关因素众多。局部因素包括急性鼻炎治疗不彻底，鼻中隔偏曲阻碍鼻腔通气引流，增加鼻黏膜反复发生感染机会；慢性鼻窦炎分泌物长期刺激；周围感染性病灶以及鼻腔用药不当。长期反复吸入粉尘或有害化学气体，环境温度和湿度的急剧变化均可导致本病。

中医认为，本病多因正气虚弱，伤风鼻塞反复发作，余邪未清而致。其病机多与肺、脾二脏功能失调及气滞血瘀有关。伤风鼻塞反复不愈，邪热伏肺不去，壅结鼻窍，鼻失宣通而致病；或久病体弱，耗伤肺气，肺气虚弱，邪毒留滞鼻窍而为病；饮食劳倦，病后失养，损伤脾胃，脾虚失运，湿浊滞留鼻窍而为病，伤风鼻塞失治，外邪屡犯鼻窍，邪毒久留不去，鼻窍气血运行不畅，发为鼻窒。

【治疗】

对于慢性单纯性鼻炎，以药物治疗为主，根除病因，恢复鼻腔通气功能。而对于慢性肥厚性鼻炎，若下鼻甲对减充血剂不敏感者可以考虑中西医结合或手术治疗。

1. 肺经蕴热、壅塞鼻窍证

【症状】鼻塞呈间歇性或交替性。鼻涕色黄量少，鼻气灼热。全身见口干、咳嗽痰黄，舌尖红，苔薄黄，脉数。检查见鼻黏膜充血，下鼻甲肿胀，表面光滑，柔软有弹性。

【方一】黄芩汤

【来源】《医宗金鉴》

【组成】黄芩 10 克，栀子 15 克，桑白皮 10 克，麦冬 10 克，赤芍 10 克，桔梗 10 克，薄荷 10 克，甘草 6 克，荆芥穗 10 克，连翘 10 克。

【功效】清热散邪，宣肺通窍。

【用法】水煎服，每日一剂。

【方解】方中以黄芩、栀子、桑白皮、甘草清泻肺热而解毒；连翘、薄荷、荆芥疏风清热通鼻窍；赤芍清热凉血；麦冬清热养阴。桔梗清肺热载诸药直达病所；诸药合用，清热泻肺、宣通鼻窍。

【按语】可加银花、苍耳子通鼻窍。

2. 肺脾气虚，邪滞鼻窍证

【症状】鼻塞呈间歇性，或交替性，涕白而粘，遇冷加重。可伴有倦怠乏力，少气懒言，恶风自汗，咳嗽痰稀，易患感冒，纳差便塘，头重头昏，舌淡苔白，脉浮无力或缓弱。检查见鼻黏膜及鼻甲淡红肿胀。

【方一】温肺止流丹

【来源】《辨证录》

【组成】人参 10 克，荆芥 10 克，细辛 3 克，诃子 10 克，甘草 6 克，桔梗 10 克，鱼脑石 15 克。

【功效】补益肺脾，散邪通窍。

【用法】水煎服，每日一剂。

【方解】人参、甘草、诃子补肺敛气；细辛、荆芥疏散风寒；桔梗、鱼脑石散结除涕。

【按语】本方用于肺气虚为主者。

【方二】补中益气汤

【来源】《东垣十书》

【组成】黄芪 30 克，党参 15 克，白术 10 克，当归 12 克，柴胡 9 克，升麻 9 克，陈皮 10 克，甘草 6 克。

【功效】健脾益气，升阳通窍。

【用法】水煎服，每日一剂。

【方解】方中黄芪、党参、白术、甘草益气健脾补中；当归补血，陈皮理脾行气；升麻、柴胡升阳举陷。

【按语】本方用于脾气虚为主者。

3. 邪毒久留，血瘀鼻窍证

【症状】鼻塞较甚或持续不减，语声重浊或有头胀头痛，嗅觉减退。舌质暗红或有瘀点，脉弦或弦涩。检查见鼻黏膜暗红肥厚，鼻甲肥大质硬，表面凹凸不平。

【方一】通窍活血汤

【来源】《医林改错》

【组成】赤芍 3 克，川芎 3 克，桃仁 6 克，红花 9 克，麝香 0.15 克，老葱 6 克，白芷 12 克，石菖蒲 9 克，全蝎 5 克，地龙 9 克。

【功效】行气活血，化瘀通窍。

【用法】水煎服，每日一剂。

【方解】桃仁、红花、赤芍、川芎活血化瘀，疏通血脉。麝香、老葱通阳开窍；黄酒温通血脉。全方合用，有行气活血、化瘀通窍之功。

【按语】本方用于虚象不显者。

【方二】当归芍药散

【来源】《五官科学》

【组成】芍药 15 克，当归 10 克，川芎 10 克，白术 10 克，茯苓 10 克，泽泻 10 克，地龙 10 克，黄芩 6 克，菊花 6 克，辛荑花 6 克，薄荷 6 克，甘草 6 克。

【功效】调和气血，行滞化瘀。

【用法】水煎服，每日一剂。

【方解】本方以当归、赤芍、川芎养血调肝活血；以白术健脾运湿，配茯苓、泽渗、车前子泄湿浊，牛膝引药下行，如此肝脾两调，活血利水并进，药后常瘀血去，肿渐消。

【按语】本方用于兼有虚象者。

十六、萎缩性鼻炎

【概述】

萎缩性鼻炎是一种以鼻黏膜萎缩或退行性变为其病理特征的慢性炎症。发病缓慢，病程较长。临床上有原发性和继发性两种，前者病因不明，后者可继发于慢性鼻炎、鼻窦炎脓性分泌物的长期刺激，高浓度有害粉尘及气体的长期刺激，不适当的鼻腔手术所致的鼻黏膜的广泛损伤，特殊传染病对鼻黏膜的损害等。

中医认为，本病的病因与燥邪、阴虚、气虚等有关，主要病机是津伤而致鼻窍失养，多因气候干燥，多尘、高温下工作，燥热伤肺，上灼鼻窍，耗伤津液，鼻窍失养，发为鼻槁；久病伤阴，肺阴不足，肺虚及肾，肺肾阴虚，津液不能上承于鼻，鼻失滋养，虚火上炎，灼伤鼻窍黏膜；久病体弱，饮食失节，劳倦内伤，损伤脾胃，脾弱失运，气血生化不足，鼻失濡养；脾不化湿，湿蕴生热，湿热熏蒸鼻窍，发为鼻槁。

【治疗】

西医对本病目前无特效疗法，局部治疗可采用鼻腔冲洗、鼻内用药及手术治疗；全身治疗可补充维生素 A、B、C、D、E 及微量元素如铁、锌等。中医治疗本病多以滋阴润燥、健脾化浊、活血生新为主要治则。

1. 燥邪犯肺证

【症状】鼻内干燥，灼热疼痛，涕痂带血。咽痒干咳，舌尖红，苔薄黄少津，脉细数。检查见鼻黏膜充血干燥、或有痂皮。

【方一】清燥救肺汤
【来源】《医门法律》
【组成】杏仁 10 克，桑皮 10 克，枇杷叶 10 克，石膏 20 克，阿胶 10 克，麦冬 10 克，麻仁 10 克，人参 10 克，甘草 6 克。
【功效】清燥润肺，宣肺散邪。
【用法】水煎服，每日一剂。
【方解】方中以桑叶、石膏清宣肺经燥热；麦冬、人参、阿胶、火麻仁养阴生津润燥；杏仁、枇杷叶宣肺散邪；甘草调和诸药。

【按语】可加麦冬、天冬、生地养阴润燥。

2. 肺肾阴虚证

【症状】鼻干较甚，鼻衄，嗅觉减退，咽干燥，干咳少痰，腰膝酸软，手足心热，舌红少苔，脉细数。检查见鼻黏膜色红干燥，鼻甲萎缩，或有脓涕痂皮，鼻气腥臭。

【方一】百合固金汤

【来源】《医方集解》

【组成】百合 12 克，熟地 9 克，生地 9 克，当归 9 克，白芍 6 克，甘草 3 克，桔梗 6 克，玄参 3 克，贝母 6 克，麦冬 9 克。

【功效】滋养肺肾，生津润燥。

【用法】水煎服，每日一剂。

【方解】方中以熟地、生地、百合、麦冬、玄参滋养肺肾之阴，生津润燥；白芍、当归养血益阴；贝母、桔梗清肺而利咽喉；甘草调和诸药。

【按语】本方偏于肾阴虚所致病者。

【方二】养阴清肺汤

【来源】《重楼玉钥》

【组成】生地 15 克，玄参 10 克，麦冬 15 克，白芍 10 克，丹皮 10 克，贝母 10 克，薄荷 10 克，甘草 15 克。

【功效】养阴清肺，生津润燥。

【用法】水煎服，每日一剂。

【方解】方中生地、玄参、麦冬、白芍养阴清肺润燥，丹皮凉血解毒，贝母清热散结，薄荷宣肺利咽，甘草调和诸药。

【按语】本方偏于肺阴虚所致病者。

3. 脾气虚弱证

【症状】鼻内干燥，鼻涕黄绿腥臭，头痛头昏，嗅觉减退。常伴有纳差腹胀，倦怠乏力、面色萎黄，大便时溏，唇舌淡白，苔白，脉缓弱。检查见鼻内肌膜色淡，干萎较甚，鼻腔宽大，涕痂积留。

【方一】补中益气汤

【来源】《东垣十书》

【组成】黄芪 30 克，党参 15 克，白术 10 克，当归 12 克，柴胡 9 克，升麻 9 克，陈皮 10 克，甘草 6 克。

【功效】健脾益气，祛湿化浊。

【用法】水煎服，每日一剂。

【方解】方中黄芪、党参、白术、甘草益气健脾补中；当归补血，陈皮理脾行气；升麻、柴胡升阳举陷。

【按语】鼻涕黄绿腥臭、痂皮多者，加薏苡仁、土茯苓、鱼腥草以清热祛湿化浊；纳差腹胀，加砂仁、麦芽助脾运化。

本病属慢性疾患，若久病不愈，则易夹瘀，故根据"瘀血不去，新血不生"的理论，可在辩证用药时，酌加活血化瘀之品，如丹参、归尾、鸡血藤、桃仁、红花、赤芍、水蛭、穿山甲等，以助活血通络，化瘀生肌；嗅觉不灵者，可选加辛夷花、苍耳子、鹅不食草、薄荷等以宣发肺气，芳香通窍；涕痂腥秽者可加藿香、佩兰芳香化浊。

十七、急性鼻窦炎

【概述】

急性鼻窦炎是耳鼻咽喉科的常见病、多发病之一，多继发于急性鼻炎，以鼻塞、流脓涕、头痛及嗅觉改变为主要症状，是鼻窦黏膜的急性卡他性或化脓性炎症。急性鼻窦炎多继发于急性鼻炎，致病菌多为化脓性球菌。过度疲劳、受寒受湿、营养不良、维生素缺乏、生活与工作环境不洁等引起全身抵抗力下降，是诱发本病的常见原因；特应性体质、全身性疾病均可诱发本病。

该病属中医急鼻渊范畴，以鼻流浊涕、头痛、鼻塞、嗅觉减退等为主要症状。急鼻渊的发生多因外邪侵袭，引动肺、脾胃、胆之病变而发病。饮食不节，嗜食辛辣炙煿或肥甘厚味，致胃热内生，循经上蒸，窦窍肌膜受损，化腐成脓而成本病；肝胆互为表里，肝胆热盛，循经犯脑迫鼻，灼腐窦窍肌膜，煎炼津液可成鼻渊。

【治疗】

1. 肺经风热证

【症状】鼻塞，鼻涕量多而白粘或黄稠，嗅觉减退，头痛，兼有风热表证可见发热恶风，汗出，或咳嗽，痰多，舌质红，舌苔薄白，脉浮数；检查见鼻黏膜充血肿胀，尤以中鼻甲为甚，中鼻道或嗅沟可见粘性或脓性分泌物。头额、眉棱骨或颌面部叩痛或压痛。

【方一】银翘散

【来源】《温病条辨》

【组成】金银花 20 克，牛蒡子 12 克，连翘 15 克，桔梗 10 克，荆芥穗 10 克，薄荷 10 克，豆豉 10 克，芦根 12 克，淡竹叶 10 克，甘草 6 克。

【功效】疏风清热，宣肺通窍。

【用法】水煎服，每日一剂。

【方解】双花、连翘辛凉透邪，清热解毒；荆芥、薄荷、牛子、淡豆豉辛凉宣散，解表祛邪；桔梗、甘草宣肺气，祛痰排脓。

【按语】鼻涕量多可酌加蒲公英、鱼腥草、瓜蒌等；鼻塞甚者可酌加苍耳子、辛夷等。

【方二】苍耳子散

【来源】《济生方》

【组成】白芷 30 克，薄荷 10 克，辛黄花 15 克，苍耳子 8 克。

【功效】疏风清热，芳香通窍。

【用法】水煎服，每日一剂。

【方解】白芷、薄荷疏风清热，辛黄花、苍耳子芳香通窍。

【按语】加黄芩、菊花、连翘、葛根清热解毒，使风热之邪从表而解。

2. 胆腑郁热证

【症状】鼻涕稠浊，量多，色黄或黄绿，或有腥臭味，鼻塞，嗅觉减迟，头痛剧烈，可兼有烦躁易怒、口苦、咽干、小便黄赤，舌质红，舌苔黄或腻，脉弦数；检查见鼻黏膜充血肿胀，中鼻道、嗅沟或鼻底可见有粘性或脓性分泌物，头额、眉棱骨或颌面部可有叩痛或压痛。

【方一】龙胆泻肝汤

【来源】《医宗金鉴》

【组成】胆草 10 克，栀子 10 克，黄芩 10 克，柴胡 10 克，泽泻 10 克，车前子 10 克，生地 15 克，当归 10 克。

【功效】清泻胆热，利湿通窍。

【用法】水煎服，每日一剂。

【方解】方中龙胆草、黄芩、栀子清泻肝胆实火，泽泻、木通、车前子清热利湿，柴胡疏调肝气，生地、当归凉血养血柔肝，甘草调和药性。

【按语】脓涕多者加皂刺、公英。

【方二】当归龙荟丸

【来源】《河间六书》

【组成】当归 10 克，龙胆草 15 克，栀子 15 克，黄连 10 克，黄柏 10 克，大黄 10 克，芦荟 10 克，青黛 3 克，木香 10 克。

【功效】清泄肝胆之火。

【用法】水煎服，每日一剂。

【方解】龙胆草清热平肝，黄连、黄柏、芦荟、栀子清热解毒燥湿，当归养血活血，木香行气活血。

【按语】兼有头痛较剧伴便秘者用此方。

3. 脾胃湿热证

【症状】鼻塞重而持续，鼻涕黄浊而量多，嗅觉减退，头昏头重，全身或见倦怠乏力，胸脘痞闷，纳呆食少，小便黄赤，舌质红，苔黄腻，脉滑数；检查见鼻黏膜红肿，尤以肿胀更甚，中鼻道、嗅沟或鼻底见有粘性或脓性分泌物，颌面、额头或眉棱骨压痛或压痛。

【方一】甘露消毒丹

【来源】《温热经纬》

【组成】滑石 30 克，茵陈 20 克，木通 10 克，黄芩 10 克，连翘 20 克，石菖蒲 10 克，白蔻仁 20 克，藿香 10 克，薄荷 12 克。

【功效】清热利湿，化浊通窍。

【用法】水煎服，每日一剂。

【方解】藿香、石菖蒲、白豆蔻、薄荷芳香化浊，行气醒脾；滑石、茵陈、黄芩、连翘、木通清热利湿；贝母、射干止咳利咽。

【按语】鼻塞甚者酌加苍耳子、辛夷等；头痛者酌加白芷、川芎、菊花等。

【方二】黄芩滑石汤

【来源】《温病条辨》

【组成】黄芩 12 克，滑石 20 克，木通 10 克，茯苓 10 克，猪苓 12 克，大腹皮 10 克，白叩仁 10 克。

【功效】清脾泻热，利湿祛浊。

【用法】水煎服，每日一剂。

【方解】黄芩、滑石、木通清热利湿，茯苓、猪苓、大腹皮、白叩仁化湿祛浊，行气醒脾。

【按语】鼻塞甚者酌加苍耳子、辛夷等；头痛者酌加白芷、川芎、菊花等。

十八、慢性鼻窦炎

【概述】

慢性鼻窦炎是鼻窦黏膜的慢性卡他性或化脓性炎症，多由急性鼻窦炎反复发作未彻底治愈而迁延所致，以双侧发病或多窦发病常见。病因及致病菌与急性化脓性鼻窦炎相似，特应性体质与本病关系亦甚为密切。单侧或双侧间歇性或持续性鼻塞、流脓涕；头痛，多为钝痛、闷痛，痛有定处，发作有一定的时间规律；嗅觉减退或丧失；视力障碍；全身可伴有乏力，头昏、健忘，注意力不能集中等。

本病属于中医学的慢鼻渊范畴，以鼻流浊涕、鼻塞、头痛经久不愈为主症的一种鼻科疾病，病程较长，缠绵难愈。多因痰浊阻肺，肺宣降失司，水津不布，聚为痰浊，上壅窦窍成为本病；肺经蕴热，失于清肃，邪聚窦窍，留而不去发为本病；肺脾气虚，清阳不升，窦窍失养，无力逐邪外出，邪滞窦窍，日久不去，成为本病；肾阳亏虚，窦窍失于温煦而成本病；气血瘀阻，窦窍肌膜日渐增厚，日久不愈而为本病。

【治疗】

1. 痰浊阻肺证

【症状】鼻流白粘涕，量多，鼻塞，头昏；检查见鼻腔肌膜色淡红；咳嗽痰多，胸闷，舌淡红，苔白腻，脉滑。

【方一】二陈汤

【来源】《太平惠民和剂局方》

【组成】陈皮12克，制半夏10克，茯苓12克，生甘草6克。

【功效】宣肺化痰，祛浊通窍。

【用法】水煎服，每日一剂。

【方解】方中半夏、茯苓燥湿化痰；陈皮、甘草理气和中。

【按语】可加白芷、厚朴、苍术等加强化浊祛痰之力，加辛夷、苍耳子、石菖蒲等宣通鼻窍。

2. 肺经蕴热证

【症状】涕黄量少，鼻塞；检查见鼻肌膜红肿，中鼻道有脓涕，可有头痛、咽痒、咳嗽，吐少量黄痰等；舌红，苔薄黄，脉数有力。

【方一】辛夷清肺饮

【来源】《医宗金鉴》

【组成】辛夷花 12 克，生甘草 6 克，石膏 15 克，知母 12 克，栀子 12 克，黄芩 10 克，枇杷叶 10 克，升麻 10 克，百合 10 克，麦冬 12 克。

【功效】宣肺清热，解郁通窍。

【用法】水煎服，每日一剂。

【方解】方中以辛夷宣畅肺气，散邪通窍；升麻、枇杷叶、黄芩、山栀子、石膏、知母清热泄肺；百合、麦冬润肺养阴；甘草调和诸药。

【按语】黄涕量多可加鱼腥草、皂刺等清肺排脓；鼻塞甚可加苍耳子、白芷等宣肺通窍；咽痒咳嗽可加贝母、玄参、桑白皮等清肺利咽。

3. 肺气虚寒证

【症状】间歇性鼻塞，鼻涕粘白，嗅觉减退，头昏头胀；全身可见气短乏力，语声低微，自汗畏风寒，咳嗽痰多，舌质淡，苔薄白，脉缓弱；检查见鼻黏膜淡红肿胀，中鼻甲肥大或息肉样变，中鼻道可见有粘性分泌物。

【方一】温肺止流丹

【来源】《辨证录》

【组成】人参 10 克，荆芥 10 克，细辛 3 克，诃子 10 克，甘草 6 克，桔梗 10 克，鱼脑石 15 克。

【功效】温补肺脏，散寒通窍。

【用法】水煎服，每日一剂。

【方解】人参、甘草、诃子补肺敛气；细辛、荆芥疏散风寒；桔梗、鱼脑石散结除涕。

【按语】临床应用时可加辛夷花、苍耳子、白芷以芳香通窍；若头额冷痛可酌加羌活、白芷、川芎等；若畏寒肢冷、遇寒加重者可酌加防风、桂枝等；若鼻涕多者，可酌加半夏、陈皮、薏苡仁等；若喷嚏、流清涕者，可酌加黄芪、白术、防风等。

4. 脾气虚弱证

【症状】鼻涕白粘或黄稠，量多，头昏重，嗅觉减退，鼻塞较重；全身可见食少纳呆，腹胀便溏，肢困乏力，面色萎黄，或头闷胀；舌淡胖，苔薄白，脉细弱。

【方一】参苓白术散

【来源】《太平惠民和剂局方》

【组成】炒扁豆 30 克，人参 10 克，白术 10 克，茯苓 10 克，陈皮 10

克，怀山药 15 克，莲子肉 12 克，薏苡仁 20 克，砂仁 10 克，桔梗 10 克，炙甘草 6 克。

【功效】健脾利湿，益气通窍。

【用法】水煎服，每日一剂。

【方解】人参、白术、茯苓、甘草补脾益气；山药、扁豆、薏苡仁、砂仁健脾渗湿；桔梗开宣肺气，祛痰排脓。

【按语】若鼻涕浓稠量多者，可酌加陈皮、半夏、枳壳、瓜蒌等；若鼻塞甚者，可酌加苍耳子、辛夷花。

5. 肾阳虚衰证

【症状】鼻涕清稀，量多不止，鼻塞，嗅觉减退，鼻痒，喷嚏时作，每遇风冷则症状加重；检查见鼻腔肌膜肿胀色淡，鼻道有较多清涕，全身见形寒肢冷，精神萎靡，夜尿频多，舌淡，苔白，脉沉细无力。

【方一】肾气丸

【来源】《金贵要略》

【组成】干地黄 15 克，山药 12 克，山茱萸 12 克，泽泻 10 克，茯苓 10 克，牡丹皮 12 克，桂枝 10 克，炮附子 3 克。

【功效】温补肾阳，散寒通窍。

【用法】水煎服，每日一剂。

【方解】方中六味地黄汤滋肾健脾，以资化源；附子、肉桂温肾壮阳；牛膝、车前子补肾利水。

【按语】涕多难止者，可加金樱子、五味子等补肾固摄；鼻塞不通者加辛夷、苍耳子等宣通鼻窍。

6. 气血瘀阻证

【症状】鼻涕白粘或黄稠，鼻塞较甚，头昏沉闷痛，痛无定时，迁延不愈，检查见鼻腔肌膜暗红增厚，鼻道内积有脓涕，窦腔肌膜增厚明显，舌暗红或有瘀点，脉细涩。

【方一】通窍活血汤

【来源】《医林改错》

【组成】赤芍 3 克，川芎 3 克，桃仁 6 克，红花 9 克，麝香 0.15 克，老葱 6 克，白芷 12 克，石菖蒲 9 克，全蝎 5 克，地龙 9 克。

【功效】活血化瘀，解毒除渊。

【用法】水煎服，每日一剂。

【方解】方中以桃仁、红花、川芎、赤芍活血化瘀，疏通脉络，以导滞通窍；以麝香芳香通窍，老葱、姜枣调和营卫。

【按语】若白粘涕多者，可加薏苡仁、泽泻、茯苓化湿除渊；黄色脓涕多者加藿香、丝瓜络、车前草、黄芩以清热化湿；鼻塞甚者加服苍耳子散。

十九、鼻出血

【概述】

鼻出血是耳鼻咽喉科临床常见症状之一，可由单纯鼻腔、鼻窦疾病引起，也可由某些全身性疾病所致，以前者为多见，表现为间歇性反复出血或持续性出血。轻者鼻涕带血，重者可大量出血而休克，反复出血可导致贫血。本病的病因分为局部病因和全身病因两类。局部因素主要有鼻窦外伤，鼻腔鼻窦炎症，鼻中隔偏曲、糜烂、溃疡，鼻、鼻窦、鼻咽部恶性肿瘤；全身病因凡引起动脉压或静脉压增高、凝血功能障碍或血管张力改变的全身性疾病均可发生鼻出血。出血量大者可自觉全身乏力、心慌、出冷汗等。反复出血易致贫血或加重其他全身性疾病的症状。

本病属中医学"鼻衄"，范畴，根据病因和症状不同尚有不同的命名，如伤寒鼻衄、时气鼻衄、虚劳鼻衄、经行鼻衄、红汗、鼻洪、鼻大衄等。鼻衄可分为虚证和实证两大类。实证多因肺经热盛、胃热炽盛、肝火上逆、心火亢盛等致火热气逆，迫血妄行而致；虚证多因阴虚火旺或气不摄血而致。

【治疗】

1. 肺经风热证

【症状】鼻中出血，点滴而下，色鲜红，量不甚多，鼻腔干燥、灼热感，多伴有鼻塞涕黄，咳嗽痰少，口干身热，舌质红，苔薄白而干，脉数或浮数。

【方一】桑菊饮

【来源】《温病条辨》

【组成】桑叶15克，菊花12克，桔梗10克，连翘15克，杏仁10克，薄荷10克，芦根10克，甘草6克。

【功效】疏风清热，凉血止血。

【用法】水煎服，每日一剂。

【方解】本方为疏风清热之剂。

【按语】临症可加丹皮、白茅根、栀子炭、侧柏叶等凉血止血之品；

【方二】 黄芩汤

【来源】《医宗金鉴》

【组成】黄芩 10 克，栀子 15 克，桑白皮 10 克，麦冬 10 克，赤芍 10 克，桔梗 10 克，薄荷 10 克，甘草 6 克，荆芥穗 10 克，连翘 10 克。

【功效】清肺泻热、祛痰化湿。

【用法】水煎服，每日一剂。

【方解】方中黄芩、山栀子、桑白皮、甘草清肺热而解毒；连翘、薄荷、防风疏散风热；桔梗上行入肺，载药直达病处。

【按语】本方用于肺经热盛者。

2. 胃热炽盛证

【症状】鼻中出血，量多，色鲜红或深红，鼻黏膜色深红而干，多伴有口渴引饮，口臭，或齿龈红肿、糜烂出血，大便秘结，小便短赤，舌质红，苔黄厚而干，脉洪数或滑数。

【方一】 凉膈散

【来源】《太平惠民和剂局方》

【组成】芒硝 10 克，大黄 10 克，栀子 15 克，黄芩 10 克，连翘 10 克，薄荷 10 克，甘草 10 克。

【功效】清胃泻火，凉血止血。

【用法】水煎服，每日一剂。

【方解】黄芩、栀子清热泻火；薄荷、连翘疏解外邪；竹叶清热利尿，引热下行；大黄、芒硝、甘草利膈通便。全方清上泻下，火热清，则鼻衄止。

【按语】大便通利可去芒硝。

【方二】 犀角地黄汤

【来源】《备急千金要方》

【组成】犀角 10 克，生地 10 克，赤芍 10 克，丹皮 12 克。

【功效】清胃泻火，凉血止血。

【方解】犀角清胃泻火，生地、赤芍、丹皮凉血活血。

【用法】水煎服，每日一剂。

【按语】大便燥结者加大黄、瓜蒌仁以通腑泻热。

3. 肝火上逆证

【症状】鼻衄暴发，量多，血色深红，鼻黏膜色深红；常伴有头痛头晕，耳鸣，口苦咽干，胸胁苦满，面红目赤，烦躁易怒，舌质红，苔黄，脉弦数。

【方一】 龙胆泻肝汤

【来源】《医宗金鉴》

【组成】胆草 10 克，栀子 10 克，黄芩 10 克，柴胡 10 克，泽泻 10 克，车前子 10 克，生地 15 克，当归 10 克。

【功效】清肝泻火，凉血止血。

【用法】水煎服，每日一剂。

【方解】方中龙胆草、栀子、黄芩清肝，生地、当归养血调肝，佐柴胡疏肝解郁，车前子、木通、泽泻利湿清热，甘草调和诸药。

【按语】鼻衄甚者加羚羊角、代赭石清肝降逆止血，便秘者加大黄、芒硝泻火通便。

4. 心火亢盛证

【症状】鼻血外涌，血色鲜红，鼻黏膜红赤；伴有面赤，心烦失眠，身热口渴，口舌生疮，大便秘结，小便黄赤，舌尖红，苔黄，脉数；甚则神昏谵语，舌质红绛，少苔，脉细数。

【方一】 泻心汤

【来源】《金匮要略》

【组成】大黄 12 克，黄芩 12 克，黄连 10 克。

【功效】清心泻火，凉血止血。

【用法】水煎服，每日一剂。

【方解】大黄、黄芩、黄连苦寒直折，清心泻火。

【按语】可加白茅根、侧柏叶、茜草等加强凉血止血之功；心烦不寐可加生地、木通、莲籽心以清热养阴，引热下行。

5. 阴虚火旺证

【症状】鼻出血量不多，时作时止，鼻黏膜色淡红而干嫩；伴口干少津，头晕眼花，耳鸣，五心烦热，健忘失眠，腰膝酸软，或颧红盗汗，舌红少苔，脉细数。

【方一】 知柏地黄汤

【来源】《医宗金鉴》

【组成】地黄 24 克，山萸肉 12 克，山药 12 克，知母 12 克，黄柏 12 克，茯苓 9 克，泽泻 9 克，丹皮 9 克。

【功效】滋阴降火，凉血止血。

【用法】水煎服，每日一剂。

【方解】方中地黄滋补肾阴，山萸肉、山药补肝肾益脾气；知母、黄柏清虚火；茯苓、泽泻、丹皮泻脾肾。

【按语】可加旱莲草、阿胶等滋补肝肾、养血；加耦节、仙鹤草、白芨等收敛止血。

【方二】 **胶艾四物汤**

【来源】《太平惠民和剂局方》

【组成】生地 10 克，川芎 10 克，白芍 10 克，当归 10 克，阿胶 10 克，艾叶 10 克，甘草 6 克。

【功效】滋阴养血止血。

【用法】水煎服，每日一剂。

【方解】四物汤滋阴养血，阿胶、艾叶养血止血，甘草调和诸药。

【按语】对虚寒性出血疗效尤佳。

6. **脾不统血证**

【症状】鼻衄常发，渗渗而出，色淡红，量或多或少，鼻黏膜色淡；全身症见面色无华，少气懒言，神疲倦怠，食少便溏，舌淡苔白，脉缓弱。

【方一】 **归脾汤**

【来源】《济生方》

【组成】人参 10 克，白术 10 克，茯神 6 克，炙甘草 6 克，黄芪 30 克，龙眼肉 10 克，酸枣仁 30 克，木香 10 克。

【功效】健脾益气，摄血止血。

【用法】水煎服，每日一剂。

【方解】本方气血双补，兼养心脾，脾旺，生化有源，统血摄血之权自复。

【按语】可加阿胶以补血养血；加白芨、仙鹤草以收敛止血。

二十、鼻息肉

【概述】

鼻息肉是鼻腔和鼻窦黏膜的常见慢性疾病，以极度水肿的鼻黏膜在鼻道形成息肉为临床特征。息肉可单发或多发，单侧或双侧发病，但多数为多发性及双侧性。该病各年龄组均可发病，多见于成年人，男女比例约为

2∶1。本病病程长，单纯内治效果不理想，可尽早行鼻息肉摘除术，术后有复发倾向，不易恶变。

中医学对鼻息肉的记载较早，鼻息肉病名，首见于《灵枢·邪气藏府病形》："若鼻息肉不通"，是指以鼻塞为主，鼻内可见光滑柔软，状如葡萄或鲜荔枝肉样的赘生物为特征的鼻病。本病的发生乃寒湿凝聚，留结鼻窍和湿热蕴积蒸结鼻窍所致。

【治疗】

1. 寒湿凝聚证

【症状】 鼻塞、嗅觉障碍及头痛等症状进行性加重，鼻流清稀或白粘涕；检查可见鼻腔内单个或多个表面光滑质软，半透明，灰白色或淡黄色，状如葡萄或鲜荔枝肉样的新生物，无触痛，触之不易出血；易感冒，舌质淡，苔白腻，脉虚滑。

【方一】 ①参苓白术散合②玉屏风散

【来源】 ①《太平惠民和剂局方》 ②《丹溪心法》

【组成】 ①炒扁豆30克，人参10克，白术10克，茯苓10克，陈皮10克，怀山药15克，莲子肉12克，薏苡仁20克，砂仁10克，桔梗10克，炙甘草6克；②黄芪15克，防风10克，白术9克。

【功效】 温肺健脾，祛湿通窍。

【用法】 水煎服，每日一剂。

【方解】 方中黄芪、党参、山药、莲子肉补益肺脾之气；白术、茯苓、扁豆、薏苡仁、健脾渗湿；防风走表祛风；桔梗载药上行，宣肺利气；砂仁和胃醒脾，甘草益气和中，诸药共奏健脾益肺，祛湿通窍之功。

【按语】 如鼻塞重加辛夷、苍耳子等宣通鼻窍；喷嚏流涕者加五味子、乌梅等收敛止涕。

【方二】 温肺止流丹

【来源】 《辨证录》

【组成】 人参10克，荆芥10克，细辛3克，诃子10克，甘草6克，桔梗10克，鱼脑石15克。

【功效】 温化寒湿，散邪通窍。

【用法】 水煎服，每日一剂。

【方解】 人参、甘草、诃子补肺敛气；细辛、荆芥疏散风寒；桔梗、鱼脑石散结除涕。

【按语】 湿邪明显者，加羌活、白术加强驱风除湿之功。

2. 湿热蕴积证

【症状】 鼻塞、嗅觉障碍及头痛等症状进行性加重，鼻流黄涕，质稠；检查见鼻肌膜色红，息肉色淡色，鼻道见脓涕，舌质红，苔黄腻，脉滑数。

【方一】 辛夷清肺饮

【来源】《医宗金鉴》

【组成】 辛夷花12克，生甘草6克，石膏15克，知母12克，栀子12克，黄芩10克，枇杷叶10克，升麻10克，百合10克，麦冬12克。

【功效】 清热利湿，祛浊散结。

【用法】 水煎服，每日一剂。

【方解】 方中黄芩、栀子清宣肺热；石膏、知母清利脾胃之热；辛夷、枇杷叶宣肺通窍；甘草、升麻解毒驱邪；百合、麦冬养阴生津。

【按语】 息肉大者，可加车前子、浙贝母、海藻等助祛湿散结；脓涕多者加桔梗、鱼腥草、败酱草等。

二十一、急性咽炎

【概述】

急性咽炎系咽部黏膜及黏膜下组织和淋巴组织的急性炎症，多由急性鼻炎向下蔓延所致，也有开始即发生于咽部者，病变常波及整个咽腔，多发于秋冬或冬春之交。急性咽炎可以是病毒通过飞沫和密切接触而传染，也见于细菌感染和环境因素。

本病常有外感病史或反复咽痛病史。急性咽炎以咽痛，吞咽加重为主；慢性咽炎则有三种表现，即以咽干、咽部微痛及灼热感为主；或以咽痒、刺激性咳嗽为主；或以咽部异物感、痰附感为主，常作"吭喀"动作。

急、慢性咽炎属中医喉痹范畴，本病的发生多因风邪侵袭，或肺、胃热盛所致；或因脏腑虚损、虚火上炎、或血瘀痰结所致。具体表现为外邪侵袭，上犯咽喉；或肺胃热盛，上攻咽喉；或肺肾阴虚，虚火上炎；或脾胃虚弱，咽喉失养；或脾肾阳虚以及痰凝血瘀而发为喉痹。

【治疗】

本病治疗以祛除病因及局部用药为主，肥厚性咽炎者可配合应用激光、微波等治疗。中医根据发病缓急，以辨证治疗为主。

1. 外邪侵袭，上犯咽喉

(1) 风寒外袭证

【症状】 咽部微痛，吞咽不利。全身有恶寒发热，鼻流清涕，头痛无汗，周身不适，咳嗽痰稀，舌淡，苔薄白，脉浮紧。检查见咽黏膜色淡，或微充血，稍肿。

【方一】六味汤

【来源】《喉科秘旨》

【组成】 荆芥 10 克，防风 10 克，桔梗 10 克，僵蚕 10 克，薄荷 10 克，甘草 6 克。

【功效】 疏风散寒，宣肺利咽。

【用法】 水煎服，每日一剂。

【方解】 方中以荆芥、防风、薄荷疏散风邪；桔梗、甘草宣肺利咽；僵蚕祛风痰，利咽喉。

【按语】 痰多者，可加苏叶、杏仁、前胡；鼻塞流涕者，可加苍耳子、辛夷花、白芷。

【方二】荆防败毒散

【来源】《摄生众妙方》

【组成】 荆芥 10 克，防风 10 克，柴胡 10 克，前胡 10 克，川芎 12 克，枳壳 12 克，羌活 10 克，独活 10 克，茯苓 10 克，桔梗 10 克，甘草 6 克。

【功效】 疏风散邪，宣肺通窍。

【用法】 水煎服，每日一剂。

【方解】 方中荆芥、防风、生姜、川芎辛温发散风寒；前胡、柴胡宣肺疏畅气机；桔梗、枳壳、茯苓理气化痰利水；羌活、独活祛风寒、除湿邪；人参扶正祛邪，体实者可减去。

【按语】 正气不足者，加党参、黄芪、玉竹以扶正祛邪。

(2) 风热外袭证

【症状】 咽痛较重，吞咽后加重。全身见发热重，恶寒轻，头痛，咳嗽，痰黄，舌红苔薄黄脉浮数。检查见咽部黏膜急性充血、肿胀、咽后壁淋巴滤泡红肿，颌下淋巴结肿大。

【方一】疏风清热汤

【来源】《中医耳鼻喉科学》广州中医学院。

【组成】 荆芥 10 克，防风 10 克，牛蒡子 10 克，甘草 6 克，金银花 15 克，连翘 10 克，桑白皮 10 克，赤芍 10 克，桔梗 10 克，黄芩 10 克，天花粉 10 克，玄参 10 克，浙贝母 12 克。

【功效】疏风清热，解毒利咽。

【用法】水煎服，每日一剂。

【方解】方中荆芥、防风疏风解毒；金银花、连翘、黄芩、赤芍清热解毒；牛子、桔梗、甘草散结解毒，清利咽喉；玄参、浙贝、天花粉、桑白皮清肺化痰。

【按语】本方适用于病情较重者。

【方二】银翘散

【来源】《温病条辨》

【组成】金银花 20 克，牛蒡子 12 克，连翘 15 克，桔梗 10 克，荆芥穗 10 克，薄荷 10 克，豆豉 10 克，芦根 12 克，淡竹叶 10 克，甘草 6 克。

【功效】疏风清热，解毒消肿。

【用法】水煎服，每日一剂。

【方解】方中金银花、连翘清热解毒；桔梗、牛蒡子、薄荷、荆芥穗、豆豉驱风散邪，清利头目；芦根、淡竹叶、甘草清热生津。全方具有轻清宣，解毒消肿之功。

【按语】本方适用于病情较轻者。

2. 肺胃热盛证

【症状】咽部疼痛较重，吞咽困难。全身见发热，口渴喜饮、便秘尿赤，舌红苔黄，脉洪数等里实热证。检查见咽黏膜红肿明显，咽后壁淋巴滤泡充血肿胀，颌下淋巴结肿大，压痛。

【方一】清咽利膈汤

【来源】《外科正宗》

【组成】连翘 15 克，栀子 15 克，黄芩 10 克，薄荷 10 克，牛蒡子 10 克，防风 10 克，荆芥 10 克，玄明粉 12 克，金银花 10 克，玄参 10 克，大黄 10 克，桔梗 10 克，黄连 10 克，甘草 6 克。

【功效】清热解毒，消肿利咽。

【用法】水煎服，每日一剂。

【方解】方中荆芥、防风、薄荷疏风解表散邪；金银花、连翘、黄芩、黄连、栀子泻火解毒；玄参、牛子、桔梗、甘草利咽消肿止痛；生大黄、玄明粉泄热通便。

【按语】临证可加板蓝根利咽消肿。

3. 肺肾阴虚，虚火上炎证

【症状】咽干、痒、灼热疼痛，午后重，干咳少痰。全身见手足心热，舌红少苔，脉细数。检查见咽黏膜暗红色，或咽黏膜干燥、萎缩、少津。

【方一】养阴清肺汤
【来源】《重楼玉钥》
【组成】生地15克，玄参10克，麦冬15克，白芍10克，丹皮10克，贝母10克，薄荷10克，甘草15克。
【功效】滋养阴液，降火利咽。
【用法】水煎服，每日一剂。
【方解】方中生地、玄参、麦冬、白芍养阴清肺润燥，丹皮凉血解毒，贝母清热散结，薄荷宣肺利咽，甘草调和诸药。
【按语】肺阴虚者。若喉底颗粒增多者，可酌加桔梗、香附、郁金、合欢花等以行气活血、解郁散结。

【方二】六味地黄汤
【来源】《小儿药证直诀》
【组成】熟地黄15克，山茱萸12克，泽泻15克，丹皮12克，山药12克，泽泻10克。
【功效】滋阴降火，清利咽喉。
【用法】水煎服，每日一剂。
【方解】方用熟地黄、山茱萸滋补肾阴，泽泻，丹皮泄浊、茯苓、淮山药健脾益气以滋生化之源。
【按语】本方用于治疗肾阴虚者。

4. 脾胃虚弱，咽喉失养证

【症状】咽喉哽哽不利，或痰附感，或咽干微痛，饮食无妨，遇劳、受凉、多言诸症加重，口干而不欲多饮。全身见面色萎黄，倦怠懒言，腹胀便溏，舌淡红，边有齿印，苔薄白，脉细弱。检查见咽部黏膜淡红微肿，咽后壁淋巴滤泡增生，附有白粘痰液。

【方一】补中益气汤
【来源】《东垣十书》
【组成】黄芪30克，党参15克，白术10克，当归12克，柴胡9克，升麻9克，陈皮10克，甘草6克。
【功效】益气健脾，升清利咽。

【用法】水煎服，每日一剂。

【方解】方中黄芪、党参、白术、甘草益气健脾补中；当归补血，陈皮理脾行气；升麻、柴胡升阳举陷。

【按语】夹湿者，加山药、扁豆、薏苡仁健脾化湿。

5. 脾肾阳虚，咽失温养证

【症状】咽部异物感、哽哽不利，痰涎稀白。全身见面色苍白，形寒肢冷，腰膝酸软，腹胀纳呆，下利清谷，舌淡，苔白，脉沉细弱。检查见咽黏膜淡红。

【方一】附子理中丸

【来源】《阎氏小儿方论》

【组成】人参10克，白术15克，甘草10克，干姜10克，附子3克。

【功效】补益脾肾，温阳利咽。

【用法】水煎服，每日一剂。

【方解】人参、白术益气健脾；干姜、附子温补脾肾之阳；甘草调和诸药。

【按语】若腰膝酸软冷痛者，加枸杞子、杜仲、牛膝等；咽部不适，痰涎清稀量多者，加半夏、陈皮、茯苓等；若腹胀纳呆者，加砂仁、木香等。

【方二】附桂八味丸

【来源】《金匮要略》

【组成】干地黄15克，山药12克，山茱萸12克，泽泻10克，茯苓10克，牡丹皮12克，桂枝10克，炮附子3克。

【功效】温补肾阳，引火归元。

【用法】水煎服，每日一剂。

【方解】方中以熟地、山茱萸、山药滋补肝肾；丹皮、泽泻、茯苓利水渗湿；桂枝、附子温补肾阳，微微生火，以生肾气。

【按语】阴虚燥热者慎用本方。

6. 痰凝血瘀，结聚咽喉证

【症状】咽部异物感，痰附感，咽微痛，咽干不欲饮，吞咽不利，喜清嗓，易恶心。全身见胸闷不舒，舌暗红或有瘀点，苔白或微黄，脉弦滑。检查见咽黏膜暗红，咽后壁淋巴滤泡增生，或融合成片，咽侧索肥厚。

【方一】贝母瓜蒌散

【来源】《医学心悟》

【组成】贝母15克，瓜蒌15克，天花粉10克，茯苓10克，橘红10克，桔梗10克。

【功效】祛痰化瘀，散结利咽。

【用法】水煎服，每日一剂。

【方解】方中贝母、瓜蒌清热化痰润肺；橘红理气化痰；桔梗宣利肺气、清利咽喉；茯苓健脾利湿。

【按语】可加赤芍、丹皮、桃仁活血祛瘀散结；若咽喉不适，咳嗽痰粘，可加杏仁、紫菀、款冬花、半夏等。

【方二】 清气化痰丸

【来源】《丹溪心法附余》

【组成】黄芩10克，栀子20克，桔梗10克，法半夏10克，陈皮12克，生甘草6克，薄荷10克，生姜5克，连翘15克，茯苓15克，丹皮15克，赤芍15克。

【功效】清热化痰，散结利咽。

【用法】水煎服，每日一剂。

【方解】方中胆南星清热化痰为主，黄芩、瓜蒌仁助胆南星清热化痰之力，以枳实、陈皮行气消痰，茯苓健脾消痰，杏仁宣肺下气，半夏燥湿化痰；加夏枯草及海浮石降火软坚散结。

【按语】本方主要是清热化痰，临证可增加活血化瘀之红花、桃仁。

二十二、急性扁桃体炎

【概述】

急性扁桃体炎是腭扁桃体的急性非特异性炎症，常伴有不同程度的咽黏膜和淋巴组织炎症。急性扁桃体炎主要致病菌为乙型溶血性链球菌，葡萄球菌、肺炎双球菌和腺病毒也可引起本病。本病起病急，局部及全身症状较重，咽痛剧烈，全身常有恶寒、高热，幼儿可有抽搐、呕吐或昏睡。

慢性扁桃体炎多由急性扁桃体炎反复发作或因扁桃体隐窝引流不畅演变而成。病人常有咽痛，易感冒及急性扁桃体炎发作史，平时自觉症状较少，可有咽内发干、发痒、异物感、刺激性咳嗽等轻微症状。

中医将本病称之为乳蛾，急性发作者，多为风热之邪乘虚外袭，火热邪毒搏结喉核而致；若病久体弱，脏腑失调，邪毒久滞喉核，易致病程迁延，发复发作。具体包括风热外袭，肺经有热；邪热传里，肺胃热盛；肺肾阴虚，虚火上炎；脾胃虚弱，喉核失养以及痰瘀互结，凝聚喉核等。

【治疗】

1. 风热外侵，肺经有热

【症状】病初起咽喉干燥灼热，疼痛逐渐加重，吞咽疼痛明显。全身可见发热，微恶风，头痛，咳嗽，舌红苔黄，脉浮数等风热表证。检查见扁桃体表面黏膜充血红肿，可波及前线弓，扁桃体实质无明显肿大。

【方一】疏风清热汤

【来源】《中医耳鼻喉科学》广州中医学院主编

【组成】荆芥10克，防风10克，牛蒡子10克，甘草6克，金银花15克，连翘10克，桑白皮10克，赤芍10克，桔梗10克，黄芩10克，天花粉10克，玄参10克，浙贝母12克。

【功效】疏风清热，利咽消肿。

【用法】水煎服，每日一剂。

【方解】方中以荆芥、防风疏风解表，使邪从表解；金银花、连翘、黄芩、赤芍清热解毒；玄参、浙贝、花粉、桑白皮清肺化痰；牛蒡子、桔梗、甘草散结解毒，清利咽喉。

【按语】热象重者，可加山栀子、黄连增加清热解毒之力。

2. 邪热传里，肺胃热盛

【症状】咽喉疼痛剧烈，咽喉红肿，吞咽疼痛，咽干，有灼热感。全身可见高热，口渴引饮，咳嗽痰黄稠，口臭，腹胀，便秘，尿黄，舌红，苔黄厚，脉洪大而数等肺胃热盛的表现。检查见扁桃体红肿，表面有黄白色脓点，或互相融合成片，颌下淋巴结肿大压痛。

【方一】清咽利膈汤

【来源】《外科正宗》

【组成】连翘15克，栀子15克，黄芩10克，薄荷10克，牛蒡子10克，防风10克，荆芥10克，玄明粉12克，金银花10克，玄参10克，大黄10克，桔梗10克，黄连10克，甘草6克。

【功效】清热解毒，消肿利咽。

【用法】水煎服，每日一剂。

【方解】荆芥、防风、薄荷疏散表邪；栀子、黄芩、连翘、金银花、黄连泻火解毒；桔梗、甘草、牛蒡子、玄参解毒利咽；大黄、玄明粉通腑泻热。

【按语】若咳痰黄稠，可加射干、瓜蒌、贝母清化热痰而散结。

【方二】普济消毒饮

【来源】《东垣试效方》

【组成】黄连 10 克，黄芩 10 克，玄参 10 克，柴胡 10 克，桔梗 10 克，连翘 10 克，板蓝根 15 克，马勃 10 克，牛蒡子 15 克，僵蚕 10 克，升麻 12 克，人参 10 克，陈皮 10 克，薄荷 10 克，甘草 6 克。

【功效】清热解毒，消肿利咽。

【用法】水煎服，每日一剂。

【方解】黄连、黄芩清热泻火，祛上焦热毒，牛蒡子、连翘、薄荷、僵蚕辛凉疏散头面风热；玄参、马勃、板蓝根清热解毒，配桔梗、甘草清利咽喉，陈皮理气而疏散壅滞。升麻、柴胡疏散风热，并引诸药上达头面，诸药配伍共收清热泻火解毒之功。

【按语】持续高热，加石膏、天竹黄以清热泻火、除痰利咽。

3. 肺肾阴虚，虚火上炎

【症状】咽部干燥，微痒，微疼，哽哽不利，午后症状明显。全身见午后颧红，手足心热，干咳少痰，失眠多梦，头晕耳鸣，腰膝酸软，舌红少苔，脉细数。检查见扁桃体肥大或干瘪，表面不平，色潮红，挤压扁桃体，隐窝口有黄白色分泌物从口溢出。

【方一】百合固金汤

【来源】《医方集解》

【组成】百合 12 克，熟地 9 克，生地 9 克，当归 9 克，白芍 6 克，甘草 3 克，桔梗 6 克，玄参 3 克，贝母 6 克，麦冬 9 克。

【功效】滋养肺肾，清利咽喉。

【用法】水煎服，每日一剂。

【方解】百合、生地、熟地、麦冬、玄参滋养肺肾，清热利咽生津；当归、白芍养血和阴；贝母、桔梗清肺利咽；甘草调和诸药。诸药合用，肺肾得养，阴液充足，虚火自降。

【按语】虚火显著者，加知母、青蒿清降虚火。

4. 脾胃虚弱，喉核失养。

【症状】咽痒，异物感，咳嗽痰多。全身见胸脘痞满，易恶心呕吐，神疲乏力，口淡不渴，舌质淡，苔白腻，脉缓弱。检查见扁桃体淡红或淡暗，肥大，溢脓白粘。

【方一】六君子汤

【来源】《校注妇人良方》

【组成】人参 10 克，白术 10 克，茯苓 10 克，炙甘草 6 克，陈皮 12 克，半夏 12 克。

【功效】健脾和胃，祛湿利咽。

【用法】水煎服，每日一剂。

【方解】方中以人参、白术、茯苓、炙甘草益气健脾；半夏、陈皮燥湿化痰。

【按语】湿邪重者，加厚朴、枳壳宣畅气机；若喉核肿大不消加浙贝、生牡蛎以化痰散结。

5. 痰瘀互结，凝聚喉核

【症状】咽干涩不利，或刺痛胀痛，痰粘难咯，发复发作。全身症状不明显，舌质暗有瘀点，苔白腻，脉细涩。检查见喉关暗红，喉核肥大质韧，表面凹凸不平。

【方一】①会厌逐瘀汤合②二陈汤

【来源】①《医林改错》②《太平惠民和剂局方》

【组成】①桃仁 12 克，红花 12 克，甘草 6 克，桔梗 12 克，生地 10 克，当归 12 克，玄参 12 克，柴胡 12 克，枳壳 12 克，赤芍 10 克；②陈皮 12 克，制半夏 10 克，茯苓 12 克，生甘草 6 克。

【功效】活血化瘀，祛痰利咽。

【方解】会厌逐瘀汤方中以桃仁、红花、当归、赤芍、生地活血祛瘀；柴胡、枳壳行气理气；桔梗、玄参、甘草清利咽喉。辅以二陈汤祛痰利咽。

【按语】扁桃体暗红，质硬不消，加昆布、莪术；复感热邪，溢脓黄稠，加黄芩、蒲公英、车前子等。

二十三、白喉

【概述】

白喉是由白喉杆菌感染引起的急性传染病，其主要临床特点是咽、喉，或鼻、气管、支气管等部位黏膜的感染性炎性红肿，上附难以撕脱的污浊的伪膜，吸气性呼吸困难，以及全身中毒衰弱症状，多发于 5 岁以下儿童。

　　白喉是一种急性传染病，属中医时行疫症之一。主要通过空气飞沫直接传播，亦可通过手巾、食具、玩具、书报等间接传播，常见于秋冬至冬春季节，易形成地方性流行。本病是由疫毒外袭所致，主要病机特点为疫毒犯肺，或火毒炽盛；或疫毒伤阴以及疫毒凌心等。

【治疗】

　　中医治疗本病早期以发表解毒为主，中期以清热解毒消肿为主，后期以扶正祛邪为主。

1. 疫毒犯表证

　　【症状】　咽痛，声音嘶哑。恶寒，发热，头痛，全身不适，舌质红，苔薄白或薄黄，脉浮数。检查见咽喉微红肿，喉核有白点白膜。

　　【方一】　除温化毒汤

　　【来源】　《白喉治法抉微》

　　【组成】　桑叶10克，葛根10克，薄荷10克，川贝母12克，甘草6克，木通6克，竹叶10克，金银花12克，苦丁香10克，麝香3克。

　　【功效】　疏风清热，解毒利咽。

　　【用法】　水煎服，每日一剂。

　　【方解】　方中桑叶、葛根、薄荷疏风清热解表；银花、生地、川贝、枇杷叶养阴清肺解毒；竹叶、木通清热利水，引热下行，甘草清热解毒。

　　【按语】　可加牛膝以解白喉疫毒。

2. 火毒炽盛证

　　【症状】　咽痛较剧，声嘶，口臭。伴高热口渴，面红，便秘，尿赤，舌红苔黄，脉洪数。检查见咽部及喉核红肿、白膜满布，其甚或漫延至口腔及鼻、喉。

　　【方一】　龙虎二仙汤

　　【来源】　《时疫白喉捷要》

　　【组成】　龙胆草15克，生地黄12克，生石膏30克，犀角3克，牛蒡子10克，板蓝根15克，知母12克，玄参12克，马勃12克，木通6克，黄连6克，焦栀子15克，黄芩10克，僵蚕10克，大青叶12克，粳米10克，甘草6克。

　　【功效】　泻火解毒，祛邪消肿。

　　【用法】　水煎服，每日一剂。

　　【方解】　该方是由白虎汤、犀角地黄汤、普济消毒饮等加减而成。白虎汤清热解毒，犀角地黄汤清热凉血，普济消毒饮解毒消肿止痛，三方和用，共奏解毒止痛消肿之功。

【按语】便秘加大黄，小便短赤加泽泻、车前子；口渴甚加天冬，发热甚加连翘、金银花。

3. 疫毒伤阴证

【症状】初起咽喉微痛，吞咽时加重，咽干舌燥而不欲饮，干咳无痰，咽喉异物感。伴有低热、头昏、神疲、倦怠乏力，舌质红，苔薄白或薄黄少津，脉细数无力。检查见喉核有白点或白膜融合成野片状，色灰白污秽，咽喉微红肿。

【方一】养阴清肺汤

【来源】《重楼玉钥》

【组成】生地15克，玄参10克，麦冬15克，白芍10克，丹皮10克，贝母10克，薄荷10克，甘草15克。

【功效】养阴清肺，解毒祛邪。

【用法】水煎服，每日一剂。

【方解】方中以生地、玄参滋水而清胃热；麦冬、川贝清肺热而化痰；白芍、丹皮平肝热而泻火；甘草和中而清热；薄荷引诸药上行以利咽喉。

【按语】可加土牛膝以解白喉疫毒，且引热下行。

4. 疫毒凌心证

【症状】咽喉疼痛，声嘶，烦躁不安，心悸怔忡，神疲乏力，面色苍白，口唇发绀，四肢厥冷，汗出如珠，脉细欲绝或结代。检查见咽喉间白腐物满布，延及喉部及气道，阻碍呼吸。

【方一】三甲复脉汤

【来源】《温病条辨》

【组成】干地黄15克，生白芍10克，麦冬10克，生牡蛎15克，阿胶10克，生鳖甲15克，生龟板15克，炙甘草6克。

【功效】益气养心，解毒复脉。

【用法】水煎服，每日一剂。

【方解】方中炙甘草、人参、大枣补气强心；地黄、阿胶、麦冬补阴血以养心；桂枝、生姜温通心阳；龟板、鳖甲、牡蛎滋阴潜阳安神。

【按语】可加土牛膝以解白喉疫毒，且引热下行，并宜重用人参、炙甘草益气养阴复脉。